燕赵医学研究丛书

燕赵医家

窦材窦默针灸精要

主编 王艳君 孙东云 祝 婕

全国百佳图书出版单位
中国中医药出版社
·北京·

图书在版编目（CIP）数据

燕赵医家窦材窦默针灸精要 / 王艳君，孙东云，祝
婕主编 . —北京：中国中医药出版社，2021.6
（燕赵医学研究丛书）
ISBN 978-7-5132-7029-8

Ⅰ . ①燕⋯　Ⅱ . ①王⋯ ②孙⋯ ③祝⋯　Ⅲ . ①针灸疗
法—中医临床—经验—中国—现代　Ⅳ . ① R246

中国版本图书馆 CIP 数据核字（2021）第 115528 号

中国中医药出版社出版

北京经济技术开发区科创十三街 31 号院二区 8 号楼
邮政编码　100176
传真　010-64405721
河北新华第二印刷有限责任公司印刷
各地新华书店经销

开本 787×1092　1/16　印张 13.25　字数 298 千字
2021 年 6 月第 1 版　2021 年 6 月第 1 次印刷
书号　ISBN 978-7-5132-7029-8

定价　68.00 元
网址　www.cptcm.com

服 务 热 线　010-64405720
购 书 热 线　010-89535836
维 权 打 假　010-64405753

微信服务号　zgzyycbs
微商城网址　https://kdt.im/LIdUGr
官 方 微 博　http://e.weibo.com/cptcm
天猫旗舰店网址　https://zgzyycbs.tmall.com

如有印装质量问题请与本社出版部联系（010-64405510）

序 一

　　窦材与窦默是我国中医历史上两位著名的针灸学家，也是燕赵古代针灸名家。窦材早于窦默百余年，其中窦材和窦默分别以灸法和针法著称，对后世针灸学的发展具有深远影响。

　　王艳君教授，是我的亲传弟子，也是燕赵高氏针灸学术流派第三代传承人中的杰出代表。她尊敬师长，为人谦和，治学严谨，务实创新。几年前我将总结及整理燕赵高氏针灸学术流派理论及经验的重任完全交付其完成。爱徒艳君亦不负所托，近年来总结整理并发表包括家父及我个人临床经验在内的燕赵高氏针灸流派学术论文20余篇；在《当代燕赵针灸名家学术荟萃》一书中，负责总结整理我的临床经验。尤其她主持编撰的《高玉瑃临证经验撷英》对燕赵高氏针灸学术流派的传承与推广起到了巨大作用。为此艳君付出了很多心血，作为老师，看到学生的学术成就甚为欣慰。

　　据我所知，其编撰出版的《燕赵古代医家针灸学术思想集萃》一书，全面介绍了燕赵历史上10位著名中医学家的针灸理论和临证经验，此次又撰写《燕赵医家窦材窦默针灸精要》，是对窦材及窦默学术思想和临床经验的系统整理。窦默的《针经标幽赋》及《流注通玄指要赋》文辞优美，医理深刻，受到后世医家的广泛重视，对现代医家临床应用影响较大。窦默推崇针法，而窦材力倡灸法，恰与窦默之论互相补充。将两位医家的理论著之于一书当中，一针一灸，相得益彰，由此可以看出作者对针灸学术的挚爱和构思的巧妙。

　　书中对两位医家的生平、论著、学术渊源、学术思想及其影响等各方面均进行了介绍，对两位医家的针灸学术思想进行了较为详细的探讨，并在书中增加了古法今用和心悟思考两部分内容，体现了编著者的应用体会和心得感悟，使读者不仅能够全面了解窦材、窦默两位医家的学术思想及治疗经验，还能学以致用，实在是一部不可多得的佳作。故乐为之序。

高玉瑃

2020 年 12 月 29 日

序二

　　汤药和针法、灸法是中医疗法中最为重要的组成部分。其中针法与灸法均是以经络腧穴理论为基础的中医特色外治法，综观中医学发展历史，灸法较之针法曾在较长时期内应用更为广泛。南宋时期窦材崇尚扶阳，并认为扶阳以灸法第一，丹药第二，附子第三。然而，自金元时期窦默大力倡导针法之后，灸法逐渐势微，至近代重针轻灸之现象仍甚为严重，使得灸法在某些疾病中的优势得不到体现和重视。

　　《灵枢·官能》云"针所不为，灸之所宜"，指出了针与灸在治疗疾病时各有所长。有些病宜治以针刺，而有些病则适宜灸治，两种疗法可形成良好的互补，均不可偏废。王艳君教授及其团队致力于研究和发掘燕赵地区著名古代医家的学术思想和临证经验，对燕赵地区著名古代医家有着深入的了解，曾出版《燕赵古代医家针灸学术思想集萃》一书，全面介绍了燕赵历史上极具影响力的 10 位著名中医学家的针灸理论和临床经验。此次所撰《燕赵医家窦材窦默针灸精要》，是对窦材与窦默一灸一针两位燕赵古代医家的学术思想进行更为深入的挖掘，对于传承经典、启迪后学有着重要的意义。尤其是窦材推崇重灸之法，认为凡是沉疴重症，非用重灸之法不可除之，提出"保命之法，灼艾第一"。因此，传承窦材灸法学术思想，弘扬灸法临证应用，甚为必要。

　　我与王艳君教授是上海中医药大学的校友，其治学严谨、勤于思考、为人谦和的品质给我留下了深刻的印象。在攻读博士期间，王艳君教授师从第五批国家级非物质文化遗产代表性项目代表性传承人、上海中医药大学李鼎教授，锤炼了扎实的文献功底，对于编著此书具有得天独厚的优势。

　　本书分为医家传略与学术渊源、学术思想、古法今用、心悟思考四部分内容，兼具实用性和知识性。其付梓出版将是对燕赵医学针灸专著的重要贡献，同时也将对灸法的传承创新起到一定的推广作用，故乐为之序。

中国针灸学会副会长

中国针灸学会灸疗分会主任委员

上海针灸学会会长

吴焕淦

2021 年 2 月 2 日

前言

燕赵大地人杰地灵，自古名医辈出，中医鼻祖扁鹊、灸法名家窦材、金元四大家刘元素及李东垣、针灸大家窦默、清代名医王清任等赫赫有名的医学大家均出自河北。其中宋代的窦材和金元时期的窦默分别以灸法和针法见长。窦材尊崇《内》《难》，力主温补扶阳，提出大病宜灸，强调重灸之法；窦默完善发展得气理论，阐明针刺治神之重要性，创立手指补泻十四法，丰富了针刺手法。此两位燕赵医家对后世针灸学发展产生了深远影响。

作为燕赵医学针灸学术的传承人，继承窦材和窦默的针灸学术思想，结合临床实践创新应用，既是我们编者的夙愿，更是燕赵医学发展的需要。因此，编写团队精研两位医家的原著，总结学术观点，凝练学术思想，指导临床实践，将研究心得和所思所悟编著成书，著于汗青，与同道分享。

编写团队在2017年8月编撰《燕赵古代医家针灸学术思想集萃》之时，全面梳理了燕赵历史上最具影响力的10位著名医家的针灸理论和临床经验，其中对窦材和窦默两位针灸名家著作中所蕴含的学术思想和临证医案甚感兴趣。故团队决定在上述著作编著完成后，集中智慧编写《燕赵医家窦材窦默针灸精要》，针对两位燕赵古代医家灸法和针法进行较为深入的研究，以期更好地将两位先贤的针灸思想和临证经验呈现给同道。

本书以《扁鹊心书》《针经指南》为基本内容，参考多种版本，在校勘的基础上，广泛收集两位医家的其他针灸著述，分门别类，系统编纂。对两位医家及其针灸学术思想的介绍分为"医家传略与学术渊源""学术思想""古法今用""心悟思考"四个部分进行撰写。首先介绍医家传略、主要著作及其学术渊源，继之系统介绍医家的学术思想，最后结合编者的体会撰写古法今用及心悟思考。该书遵循医家原义，较为全面地反映了两位医家针灸学术思想的渊源与影响、临证经验与应用，突出其针灸理论的指导性、针灸技术的实用性、现代应用的创新性，力求使读者通过阅读此书，能够对窦材和窦默两位医家的针灸学术思想及临证经验有全面而深入的认识。

但由于两位医家所处的年代距今已近千年，其针灸理论必然受到当时科学技术水平的限制，所提出的一些观点仍存在一定争议。为反映两位医家针灸理论与实践的原貌，我们没有回避存在争议的问题，并进行了客观的分析及思考。恳望各位中医同道本着求同存异、争鸣共识的思路，共同继承好、研究好、发展好两位医家的针灸精髓，弘扬针灸学术，再创燕赵医学的辉煌！

本书编撰工作自 2018 年 12 月正式启动，历时两载之余，期间全体编写人员精诚团结，分工合作，沟通交流，达成共识，使得本书顺利完成。首先，感谢我的恩师高玉瑃教授，其今年九十有余仍然坚持临床工作，造福广大患者，为提携学生欣然为本书作序。其次，感谢我的校友上海中医药大学吴焕淦教授给予的指导与帮助，其在繁忙的工作之余为本书撰写序言，提倡开展灸法研究。最后，感谢孙明新、赵鑫两位研究生带领全体研究生在查阅资料、文字校对等方面的辛勤付出，使得本书如期付梓出版。由于我们理论水平及临床经验所限，书中难免会存在不足，希望广大针灸同仁探讨指正。

王艳君

2021 年 6 月

目 录

| 上篇　窦材 |

｜下篇　窦默｜

上篇

窑材

第一章　医家传略与学术渊源

第一节　医家传略

一、生平简介

窦材（约 1100—1146 年），南宋真定（今河北省正定县）人。窦材生于四世业医之家，曾官任开州巡检、武翼郎，50 岁前生活于北宋，汴京沦陷后，流寓江南，在衢州（今浙江衢州市）野店行医。早年修习张仲景、王叔和、孙思邈、孙兆、初虞世、朱肱医书，临证可治小疾，但大病则疗效不佳，后遇关中老医，习得"救人秘法"，晚年鉴于医界不遵"正道"，于是将其师传授之术结合自身 40 余年临证经验，于南宋绍兴十六年（1146 年）编成《扁鹊心书》。

二、主要著述

《扁鹊心书》原书署名：古神医卢人扁鹊传，宋真定窦材重集。其在自序中称："臣苦志五十余年，悟得救人秘法，已十余年矣，向因薄宦，奔走四方，今年过不逾，常虑身填沟壑，其书失传，遂欲考订发梓"，可知本书系托名扁鹊所传。《扁鹊心书》共三卷，另附有"神方"一卷。但原刊刻的本子都散佚了，少有流传。目前所见最早版本为清代王琦于乾隆乙酉年（1765 年）印行刻本，内附清代胡珏（念庵）参论，后来多个版本均以此刻本为宗。

《扁鹊心书》上卷有论述 10 篇、灸法 3 篇；中、下卷分论内、外、妇、儿诸病证治，其中中卷载病 64 种，下卷载病 53 种及"周身各穴"；"神方"则著录其常用方药。共载医案 74 则，其中窦材医案 65 则，胡珏医案 9 则。书中所述"睡圣散"一方，为窦材创造的一种灸前麻醉法，是中药全身麻醉药方的最早记载，至今仍有重要的参考价值。

第二节　学术渊源

窦材尊崇《黄帝内经》，认为《黄帝内经》乃医家正道。其在《扁鹊心书·进医书表》言："臣闻医家正道，《内经》为真，《内经》言病最详，而无治病之法，故黄帝又与岐伯撰出《灵枢》，实为医门所最急者也。"又在《扁鹊心书·奏玉帝青辞》言："历世绵远，屡遭兵火，其神书散亡，仅存《灵枢》《素问》而已，虽不尽传宗派，是亦能救人疾苦，保人性命，但少洞彻脏腑、刳肠、涤髓之神耳。"有学者认为其是最后一位扁鹊学派的医家。

窦材重视脏腑辨证，其五脏辨证思想上承钱乙，下启张元素、李东垣，同时深受道家思想影响而重视阳气的作用，反对妄用寒凉攻下药，其温补思想尤重脾肾，是温补学派的早期代表。清代耿文光推崇窦材温补思想，其所著的《万卷精华楼藏书记》中有云"曾用其法，极有救验"。窦材临证虽针、灸、药结合，但重用灸法，对灸法理论的发展有重要贡献。

第二章　学术思想

第一节　学术观点

一、当明经络，治本求源

关于经络的起源、发展及其具体概念，一直未有广泛认可的说法。究其原因，乃传统医学的发展及理论体系的建立，受人们长期的生产、生活及医学实践的影响，同时还受到同时代其他学科的影响，且与我国传统文化（儒学、道家、佛教）等息息相关。"经络"一词的首次提出见于《说苑》中"俞柎之为医也，搦脑髓，束肓膜，炊灼九窍而定经络，死人复为生人，故曰俞柎"。但此处经络的含义后世之人并不明了，因其只言医术高超之人治疗疾病运用了经络理论，直到《黄帝内经》（现分《素问》和《灵枢》两部分）的问世，经络一词才有了更广泛的解释。其中有关经络的论述，可见于诸篇，内容广泛，其指出人体是由脏腑、四肢百骸、皮肉筋脉骨、五官九窍等组成，而经络连接沟通内外上下各部分，使各部分协调统一。如《灵枢·经别》云："夫十二经脉者，人之所以生，病之所以成，人之所以治，病之所以起。"《灵枢·脉度》言："故阴脉荣其脏，阳脉荣其腑，如环之无端，莫知其纪，终而复始。其流溢之气，内溉脏腑，外濡腠理。"《灵枢·经脉》中详细论述了经络在人体的循行及其与脏腑的络属关系、十二经与十五络的病候等，如"肺手太阴之脉，起于中焦，下络大肠……上膈属肺……是动则病肺胀满，膨膨而喘咳……是主肺所生病者，咳，上气喘喝……气盛有余，则肩背痛……气虚则肩背痛寒……大肠手阳明之脉……是动则病齿痛颈肿。是主津所生病者……气有余则当脉所过者热肿，虚则寒栗不复"等。《灵枢·经脉》言："经脉者，所以能决死生，处百病，调虚实，不可不通。"

窦材在《扁鹊心书·序》曾言中说："《灵》《素》为医家正传，后世张仲景、王叔和、孙思邈、孙兆、初虞世、朱肱，皆不师《内经》，惟采本草诸书，各以己见自成一家之技，治小疾则可，治大病不效矣……后遇关中老医……从而师之三年，师以法授我，反复参详，遂于《内经》合旨，由兹问世。"故窦材对经络的认识主要源自《黄帝内经》，其十分重视辨经络论治疾病，精简选穴处方，并创立了伤寒四经辨证。

1. 辨经论治

《扁鹊心书》以"当明经络"为首篇，足以窥见窦材对经络的重视，其言"学医不知经络，开口动手便错……百病十二经脉，可定死生"。恰如《灵枢·经别》所言："夫十二经脉者，人之所以生，病之所以成，人之所以治，病之所以起，学之所始，工之所止也，粗之所易，上之所难也。"窦材又言"盖经络不明，无以识病证之根源，究阴阳之传变"，表明如果医者不知道经络的含义，就无法识别疾病发生的根本原因，无法探究人体阴阳的变化。这与《黄帝内经》思想乃一脉相承。如《灵枢·海论》载"夫十二经脉者，内属于腑脏，外络于肢节"，《灵枢·卫气》亦云"能别阴阳十二经者，知病之所生，候虚实之所在者，能得病之高下"。故窦材言"昔人望而知病者，不过熟其经络故也"，由此可知掌握望诊，有赖于经络理论的精通。由于经络的存在，脏腑与体表才能相连，虽然不能直接窥见脏腑的病变，但若体表出现异常表现，结合已知的经络循行，便可知何脏腑阴阳出了问题，从而达到治病求本的目的。

经络循行路线可以反映本经的生理病理状况，以便辨经取穴。如"大肠手阳明之脉……其支者，从缺盆上颈贯颊，入下齿中，还出挟口，交人中，左之右，右之左，上挟鼻孔……胃足阳明之脉，起于鼻……是主血生病者……口㖞唇胗……三焦手少阳之脉……过客主人前，交颊，至目锐眦"。故窦材在《扁鹊心书》针对面瘫病曾言"此因贼风入舍于阳明之经，其脉挟口环唇，遇风气则经脉牵急，又风入手太阳经亦有此证"。阳明经循行于面部、口周、鼻旁，邪风入经，阳明经脉拘急则导致口眼歪斜，因此治疗选取足阳明经地仓穴灸治，后服八风散、三五七散，一月痊愈。而手太阳经循行于目内、外眦及面颊、鼻旁，若贼风入手太阳经，也可出现口眼歪斜，故治疗亦可选择手太阳经上相应穴位。

同时，窦材言"既讲明其经络，然后用药径达其处，方能奏效……今人不明经络，只读药性病机，故无能别病所在。漫将药试，偶对稍愈，便尔居功，况亦未必全愈。若一不对，反生他病，此皆不知经络故也"，表明只认识病机及中药药性，不识经络，临证治病反复试药，不能了解疾病发生的根源，故治疗效果不佳，甚至变生其他疾病。窦材以此强调经络在治疗疾病中的重要性。

2. 取穴精简

窦材在《扁鹊心书》中所论疾病数达百余种，其常用穴位数共计27个，以四肢及躯干的穴位较常用，每种疾病仅用1~3个穴位，其中背俞穴和募穴使用较多。《素问·阴阳应象大论》所言："从阴引阳，从阳引阴。"《难经·七十六难》所述："阴病行阳，阳病行阴。故令募在阴，俞在阳。"《灵枢·卫气》记载："气在胸者，止之膺与背俞。气在腹者，止之背俞。"这些论述都说明俞穴和募穴与脏腑之气密切相连，故临床上脏病（阴病）多用背俞穴，腑病（阳病）多用募穴，二穴亦常配合使用，以达协同之效。

窦材治疗脾病多选用胃之募穴——命关穴、中脘穴、足三里穴，而最善用命关穴。《扁鹊心书》言："命关二穴，在胁下宛中，举臂取之，对中脘向乳，三角取之。此穴属脾，又名食窦穴。能接脾脏真气，治三十六种脾病。"治疗神智病及心病，窦材常选用心之募穴——巨阙穴，心之背俞穴——心俞穴。治疗肺病，窦材则多选用肺之募穴——中府穴，肺之背俞穴——肺俞穴，以及天突穴。若疾病病位在肾，窦材则常选用小肠募穴关元穴、肾俞穴、石门穴。虚性便秘或泄泻，窦材常用神阙穴。此外，窦材认为《素问》所云之尸厥，是"由忧思惊恐，致胃气虚闭于中焦，不得上升下降，故昏冒强直"，主张仅灸中脘五十壮即可治愈。中脘为胃之募穴，八会穴之腑会，任脉、手太阳经、手少阳经、足阳明经交会穴，故治疗胃气郁闭，选用中脘穴可以通调中焦气机，气机调畅厥证自愈。又如喉痹之证，窦材认为其病乃是肺肾气虚，风寒侵袭所致，"此病轻者治肺……灸天突穴五十壮亦好"。又如《扁鹊心书·风狂》记载："此病由于心血不足，又七情六欲损伤包络，或风邪客之，故发风狂，言语无伦，持刀上屋。治法：先灌睡圣散，灸巨阙二三十壮，又灸心俞二穴各五壮，内服镇心丹、定志丸。"《扁鹊心书》中所论风狂病，是由于心血不足后复被情志所伤，或外感风邪，包络损伤所致。在治疗时，辨为心病，仅选择心之募穴巨阙穴、心之背俞穴心俞穴，俞募配穴再配合丹、丸之剂，便可治愈。由此可见，窦材仅用一二穴便可治好疾病，足见其医道精湛，取穴精简。其治病多选用任脉、膀胱经及督脉等穴，其常用腧穴详见表1。其常用穴位的主治疾病及灸法用量，详见表2。

表1 《扁鹊心书》中窦材常用穴位

所属经络	数目（个）	穴位
任脉	9	天突、巨阙、上脘、中脘、神阙、阴交、气海、石门、关元
足太阳膀胱经	7	天柱、肺俞、心俞、肝俞、脾俞、肾俞、承山
督脉	4	上星、前顶、风府、腰俞
足阳明胃经	2	地仓、足三里
足少阳胆经	2	目窗、脑空
手太阴肺经	1	中府
足太阴脾经	1	命关（食窦）
足少阴肾经	1	涌泉

表2 窦材所选穴位主治病证及常用艾灸量

穴位	主治疾病	常用灸量
关元	伤寒、阴毒、汗后发噫、肺伤寒、疽疮、喉痹、虚劳、中风、破伤风、臌胀、休息痢、霍乱、脾发潮热、消渴、着恼病、气脱死脉见、腰痛、中风人气虚中满、老人两胁痛、邪祟、神痴病、脚气、足痿病、溺血、淋证、阴茎出脓、肠痔、咳嗽、失血、肾厥、脾劳、肾劳、梦泄、骨缩病、手颤病、老人口干气喘、牙疳	五十壮、一百壮、二百壮、三百壮、五百壮、六百壮
命关（食窦）	伤寒、汗后发噫、水肿、臌胀、暴注、休息痢、呕吐反胃（左命关）、痞闷（左命关）、两胁连心痛（左命关）、着恼病、中风人气虚中满、老人两胁痛（左命关）、脾疟（左命关）、心痛（左命关）、黄疸、黑疸、噎病、老人便滑	二十壮、三十壮、五十壮、二百壮、三百壮
中脘	伤寒、劳复、内伤、霍乱、伤脾发潮热、痞闷、厥证、胃疟、心痛、咳嗽病、肾厥、痫证、妇人卒厥、惊风、慢惊吐泻	三十壮、五十壮、七十壮
石门	洗头风、牙槽风、邪祟、血崩、脐中及下部出脓水、产后虚劳、带下	三十壮、二百壮、三百壮
巨阙	风狂、邪祟、神痴病	二三十壮、五十壮、二百壮
中府	痞闷、着恼病、膏肓病	二百壮、三百壮、五百壮

续表

穴位	主治疾病	常用灸量
天突	喉痹、咳嗽病	五十壮
神阙	暑月伤食泄泻、肠澼下血	三百壮
气海	消渴、疝气	三百壮
涌泉	下注病、脚气	五十壮
上脘	邪祟	五十壮
阴交	斑疹	五十壮
肺俞	疠风	十壮、一百壮
心俞	疠风	五壮、十壮、五十壮、一百壮
肝俞	疠风	未载
脾俞	疠风	未载
肾俞	疠风	百壮
承山	下注病	五十壮
风府	头痛	未载
腰俞	寒湿腰痛	五十壮
地仓	口眼㖞斜	二十壮
足三里	下注病	五十壮
目窗	头痛	二十一壮
脑空	头痛	二十一壮

3. 伤寒四经辨证

自古以来，伤寒一直是历代医家研究的重点，其作为疾病的概念，始见于《素问·热论》："今夫热病者，皆伤寒之类也……人之伤于寒也，则为病热。"该篇简要论述了伤寒按日传经的不同症状，初步形成了始于太阳，终于厥阴的伤寒六经理论，这里的伤寒即是后世认为的广义伤寒，为一切外感热病的总称。后《难经·五十八难》进一步将伤寒进行分类，指出"伤寒有五，有中风，有伤寒，有湿温，有热病，有温病"，一般认为"伤寒有五"所指的是广义伤寒，而五种之一的伤寒即狭义伤寒。狭义伤寒是外感风寒邪气，感而即发的一类疾病，如《伤寒论·伤寒例》记载"冬时严寒，万类深藏，君子固密，则不伤于寒，触冒之者，乃名伤寒耳"，《伤寒论·伤寒例》中则言"凡伤寒之病，多从风寒得之"。《伤寒杂病论》（现认为其由《伤寒论》和《金匮要略》组成）是东汉时期张仲景借鉴《黄帝内经》《难经》等前人著作并平脉辨证所著，该书在《黄帝内经》伤寒六经的基础上，将经络与理、法、方、药相结合，发展并完善了伤寒六经辨证体系，可称为是对伤寒论治最为详细的著作，影响了后世众多医家，至今仍有效地指导着临床实践。该书所论之伤寒虽属广义伤寒的范畴，但重点论述的是狭义伤寒。

同样是传承发展于《黄帝内经》，窦材在其著作《扁鹊心书》中论述的伤寒概念似乎与前人皆不相同，其结合临床实践形成了独特的伤寒定义，即指寒邪伤人所引起的疾病，此处"寒邪"包括外来寒邪和内生寒邪。寒为阴邪，最易损伤人体阳气，故其在伤寒的诊治中十分重视扶阳，善用灸法，强调早灸、重灸。窦材还开创了伤寒四经辨证，只取太阳、阳明、太阴、少阴四经，又因少阳、厥阴二经所病，寒病最少，故不纳入。如《扁鹊心书》中记载："夫寒之中人，如太阳主皮毛，故寒邪先客此经；阳明主胃，凡形寒饮冷则伤之；太阴主脾，凡饮食失节，过食寒物则伤之；少阴主肾，寒水喜归本经也……此四证俱不宜用寒凉药也。"窦材认为外感寒邪伤及太阳经，着衣单薄、饮冷水则伤及阳明经，饮食不节、过食寒凉之物伤及太阴经，而体内寒水泛滥则伤及少阴经，此四经病均为阴病，皆不可用寒凉药进行治疗，正合《素问·至真要大论》所述"寒者热之"之意。"若少阳、厥阴主肝胆，如忧思喜怒方得伤之，寒病最少，如耳聋囊缩者，少阴也，寒热口苦，乃阳病也。"肝胆疾病一般由于忧思喜怒所伤，寒病较少，而厥阴病之耳聋囊缩当属少阴病，少阳病之往来寒热、口苦乃阳病，如其言"六脉紧大，或弦细，不呻吟，多睡，耳聋……皆阴也"，若少阳、厥阴主肝胆，则不宜将其并列入伤寒之列。其在《要知缓急》篇中曾举例："余亲见彼治一伤寒第五日，昏睡谵语，六脉洪大，以为胃中有热，以承气下之，四更即死矣。六脉之大，非洪也，乃阳气将脱……治以下药，更虚其阴，则阳无所附而死速矣。"窦材亲眼看见一伤寒第五日，昏睡谵语、六脉洪大的患者，他医认为此乃胃中有热，病在阳明，给予承气汤下之，患者四更便逝去了。窦材认为此病乃少阴病，若病少阴，不可用寒凉之药医治，若以下药治之，会导致阴虚阳无以附，阴阳离决而速死。其治类似伤寒者，善用扶阳之法，灸治后，服姜附汤，以待元气复，大汗而解。总而言之，仲景与窦材所言之伤寒概念有别，故分经各异，不可混淆。

在论治伤寒方面，窦材首先辨明阴阳，其在《扁鹊心书》中提到"伤寒六脉浮紧，呻吟不绝，足指温者，阳也……六脉紧大，或弦细，不呻吟，多睡，耳聋，足指冷，肢节痛，发黄，身生赤黑靥，时发噫气，皆阴也"，正合《素问·阴阳应象大论》所述"察色按脉，先别阴阳"。窦材用临床上最易获得的体征——足指的温度判断阴阳，值得借鉴。窦材所言之伤寒四经及治法，具体如下。"太阳见证：太阳寒水，内属膀胱，故脉来浮紧，外证头疼发热，腰脊强，惟服平胃散，至六七日，出汗而愈。盖胃气不虚，传遍经络自愈也……如本经至六七日发战者，欲作解而阳气少也，服姜附汤出汗而愈。""阳明见证：阳明燥金内属于胃，六脉浮紧而长，外证目痛发热，手足温，呻吟不绝，服当归柴胡汤、平胃散。""太阴见证：太阴湿土内属于脾，其脉弦紧，外证不呻吟，四肢不痛，身不甚热，时自汗自利，手足冷多痰唾，服保元丹、姜附汤，十日后汗出而愈。又一证发黄生紫斑，咽干燥噫气者，此名阴燥、阴黄，服钟乳粉，十日后汗出而愈。""少阴见证：少阴君火内属于肾，其脉弦大，外证肢节不痛，不呻吟，但好睡，足指冷，耳聋，口干，多痰唾，身生赤黑靥，时发噫气，身重如山，烦躁不止。急灸关元三百壮，内服保元丹、姜附汤，过十日汗出而愈。若作阳证，误服凉药，以致发昏谵语，循衣摸床，吐血脉细乃真气虚，肾水欲涸也……急灸关元三百壮，可保无虞。"

二、须识扶阳，注重脾肾

"扶阳"思想历史悠久，可上溯至《周易》《黄帝内经》成书的时代。《周易》云："大哉乾元，万物资始，乃统天；至哉坤元，万物资生，乃顺承天。"言乾统天，坤顺天，即坤为乾所统，乾三连为纯阳之卦，坤六断为纯阴之卦，故阴为阳所统。这就是后世扶阳学派"阳主阴从""阳统乎阴"的思想起源。至南宋窦材所著的《扁鹊心书》，开篇便提出"须识扶阳"，这是窦材学术思想的基础。窦材认为阴阳在人体生命活动调节中起着重要作用，是人生命体存在的根本，有阳气则生，无阳气则死。阳气衰退是导致人体疾病或死亡的根本原因，只有阳气得到了固护，疾病才能迅速痊愈。正如《扁鹊心书·须识扶阳》一章中指出"阳精若壮千年寿，阴气如强必毙伤""阴气未消终是死，阳精若在必长生"。窦材重视扶阳，尤其重视脾肾之阳，认为"人以脾为母，以肾为根""脾为五脏之母，肾为一身之根""脾肾为人一身之根蒂"，均表明要达到扶阳治病的目的，临证时就要注重温补脾肾之阳。

1. 尊崇《内经》，注重扶阳

窦材在学术上尊崇《黄帝内经》，反复申明了其作为中医经典的重要意义，认为其方为医家正传，后世医者不法《黄帝内经》，唯用本草之书，各执己见而成一家之技，治小病方可，治大病则不效。故《扁鹊心书》中提道："《灵》《素》为医家正传，后世张仲景、王叔和、孙思邈、孙兆、初虞世、朱肱，皆不师《内经》，惟采本草诸书，各以己见自成一家之技，治小疾则可，治大病不效矣……后遇关中老医，叩余所学，笑曰：汝学非是岐黄正派，特小技尔。只能调小，俟其自愈，岂能起大病哉！余即从而师之，三年，师以法授我，反复参详，遂与《内经》合旨，由兹问世，百发百中，再观六子书，真儿戏耳。"

窦材以《黄帝内经》为研究始点，认为《素问·上古天真论》中论述了人体阳气乃身体之主宰，人由生到死的过程就是阳气由强到弱的消耗过程。"年四十，阳气衰，而起居乏；五十体重，耳目不聪明矣；六十阳气大衰，阴痿，九窍不利，上实下虚，涕泣皆出矣"，由此窦材推论曰"夫人之真元乃一身之主宰，真气壮则人强，真气虚则人病，真气脱则人死"，强调真元是人的根本，其名称在《扁鹊心书》中有真气、真阳、元气、肾气等。"凡看病要审元气虚实""损其元气或元气已脱则不可治，虽灸亦无用矣"，这些论述说明阳气的盛衰是人体健康与病亡的主宰，故而住世保健与治病疗疾的根本在于保扶阳气。人体阳气充足则安康长寿，阳气衰减则体弱寿夭，甚而性命不保，阳气充盛，营卫调和，才能肌腠致密，邪不内侵，要始终以扶助人体阳气为养生疗疾的指导思想。

《扁鹊心书》延续《黄帝内经》思想，认为阴阳在人体生命活动调节中起着重要作用。人体是一个有机的整体，其内部蕴含着阴阳对立统一的关系，正如《素问·宝命全形论》曰："人生有形，不离阴阳。"而阳气为人立命之本，可温暖、保持机体生理活动的正常运行。阳气是人体生理功能和物质代谢的动力，具有温养全身组织、维护脏腑功能、抵御邪气入侵等功能。人体阳气充足则安康长寿，阳气衰减则体弱寿夭。

2. 师法道家，炼就纯阳

《扁鹊心书》中师法道家重视阳气的思想，认为疾病的发生是各种原因损伤阳气所致。"道家以消尽阴翳，炼就纯阳，方得转凡成圣，霞举飞升。故云：阳精若壮千年寿，阴气如强必毙伤。"道家认为，纯阳为仙，纯阴为鬼，人居阴阳之间，故人鬼参半。在这些追求长生不老的梦想中，重视人体阳气的修炼，就显得格外重要。而作为医者，窦材认为："为医者，要知保护阳气为本，人至晚年阳气衰，故手足不暖，下元虚惫，动作艰难。"这些都是人体阳气不足，年老肾元亏损，无法长寿的重要原因。因此，他认为："盖人有一息气在而不死，气者阳所生也，故阳气尽必死。"

窦材居世之时，人们追求长生不老之仙丹升阳，其也随社会喜好而趋势研究，从阴阳辨识着手，重视阴阳二者的关系，认为"鬼邪着人者，皆阴盛阳衰，鬼能依附阴气，故易而成病，若阳光盛者焉敢近之"。这与《黄帝内经》"正气存内，邪不可干""邪之所凑，其气必虚"之原意是一脉相承的。窦材在著述中体现出了这一特点，如引用道家之言："阴气未消终是死，阳精若在必长生"。受时代影响，其神方篇所列丹剂众多，有金液丹、保命延寿丹、大丹、中丹、四神丹、五福丹、紫金丹、全真丹、来复丹、草神丹、姜附丹、太白丹、八风丹、换骨丹、截疟丹、少阳丹、还睛丹、育婴丹18种。这些丹药皆为扶阳之方。丹药成分，除部分含雄黄、硫黄、水银、朱砂外，大部分都是附子、乌头、桂枝、肉桂、生姜、干姜、花椒等辛热温阳之品，均可补益阳气，温经通络，可用于治疗各种寒湿阳虚型病证。

窦材从《黄帝内经》等经典中，悟出《黄帝内经》重视阳气的学术思想，并从进行总结与归纳，提出保护阳气对于防病治病、延年益寿都具有重要作用与临床意义。

3. 效法钱乙，补益脾肾

窦材重脾肾的学术思想主要来自钱乙的五脏辨证理论。钱氏在继承历代医家脏腑辨证的理论基础上，首创"心主惊、肝主风、脾主困、肺主喘、肾主虚"的五脏辨证体系，并在《小儿药证直诀》中反复强调"脾胃虚衰，四肢不举，诸邪遂生""肾主，无实也"，认为脾肾是病情进展的主要因素。窦材继承了钱乙的五脏辨证思想，又尤重脾肾，强调脾肾为人身之根本，认为脾肾之阳在人体生命活动调节中起着重要作用。肾藏先天之精，肾中阳气为人一身之元阳，命门之火不衰，则人身阳气不绝，则可防病祛疾，保身长全。脾为五脏之母，脾阳旺盛，则三焦暖热，方能腐熟水谷，化生气血。若脾阳不足，则下元虚惫甚则性命不保。窦材在其所著的《扁鹊心书》中约有30种病证为脾肾阳虚，其治疗方案是以固护脾肾为原则，可见其对脾肾二脏的重视程度。窦材认为固护脾肾不仅可补火助阳，扶助人体正气，抵抗病邪的侵袭，而且可通过诊察太溪、冲阳二脉视脾肾之气的盛衰，判断病人的预后，指导后续的治疗及调护方向。

窦材不仅重视固护脾肾以扶阳疗疾，也非常重视固护脾肾之阳以住世保健，这与《黄帝内经》"治未病"的思想相合。《扁鹊心书·须识扶阳》中提出："故为医者，要知保扶阳气为本。"保扶阳气即保阳与扶阳。扶阳为治疗已经损伤的阳气的方法，而保阳则是对未伤阳气的保护。正如窦材《扁鹊心书·窦材灸法》言："脑疽发背，诸般疔疮恶毒，须灸关元三百壮以保肾气。"这种"固肾气""保阳气"的治疗思路正是"治未病"思想的体现。窦材认为年过半百可用灸法固护人体脾肾之阳，以使身体强健，可谓与《黄帝内经》中的"春夏养阳，秋冬养阴"相契合，也可见其将灸法扶阳作为养生保健的第一大法。其次，窦材治未病也尤其注重治疗时机的把握。如暑月饮食生冷太过，易伤人六腑，针对于此，窦材认为"凡暑月人多食冷物，若常服金液、全真、来复、保元等丹，自然脾胃调和，饮食不伤，但少壮人须五日一次，恐热上攻眼目也"。针对暑月易伤脾胃，窦材提出可提前服用药物以固护脾胃，避免伤及脾胃以引发他病。窦材重脾肾的思想来自钱乙的五脏辨证体系，将固护脾肾作为扶阳思想的理论基础，在治疗上注重先后天并补，以达到防病治病的目的。

4. 扶阳三法，引火归原

为了纠正时医寒凉之弊，窦材大倡扶阳之理念。经过大量的临床观察发现，阴寒之证，有轻有重，有缓有急，针对轻重缓急之不同，窦材提出"保命之法：灼艾第一，丹药第二，附子第三"。在临床上应急之时，窦材提出大病宜灸，并且认为："世有百余种大病，不用灸艾、丹药，如何救得性命，劫得病回？"临床之上，他发现"若灸迟，真气已脱，虽灸亦无用矣；若能早灸，自然阳气不绝，性命坚牢"。因此，临床上他不仅提倡灸法，更为倡导多壮灸艾，防病复发。《本草纲目》言："艾叶生则微苦太辛，熟则微辛太苦，生温熟热，纯阳也，可以取太阳真火，可以回垂绝元阳。服之则走三阴，而逐一切寒湿，转肃杀之气为融和。灸之则透诸经，而治百种病邪，起沉疴之人为康泰，其功亦大矣。"艾灸具有温经散寒、除湿补中、回阳固脱的作用，寒者热之，虚则补之，故窦材认为艾灸是保扶脾肾阳第一大法。《扁鹊心书》卷上有"黄帝灸法""扁鹊灸法""窦材灸法"三篇专论，列举了大量可运用灸法治疗的病证。在卷中和卷下所介绍的大部分病证及治验均使用灸法，并多次强调灸法治疗疾病的重要性。窦材通过灸法顾护人之先后天之本，亦深受道家思想善以丹药治病，其治病主张"灸药并用"，虽然窦材认为寻常药物不能治疗大病，但结合艾灸，其效力当倍增，并且所用方药多为温补之品，丹药最佳，可助艾灸固护之功。窦材擅用附子等辛热之药，以其温热药性，补虚助阳消阴，以助阳气回复使疾病复愈，用治一切虚寒阴证。在《扁鹊心书》中，可用含有附子的草神丹、姜附丹、霹雳丹、八风汤、八风丹、蜜犀丸、夺命丹以温壮肾阳治疗中风证，可见窦材对附子等药物的重视。除此之外，其他汤药中，也多为硫黄、附子等温补脾肾阳气之药，且用药味数少，药简而力专。《扁鹊心书》一书重视扶阳，主张"灼艾第一，丹药第二，附子第三"的保命之法的学术思想，凝结了窦材一生的临床经验和心血，对后世理解扶阳理论、弘扬扶阳学说有重要的学术价值和积极的意义。

三、住世之法，保命三诀

养生保健是人类永恒的话题，《素问·上古天真论》中就有："上古之人，其知道者，法于阴阳，和于术数，饮食有节，起居有常，不妄作劳，故能形与神俱，而尽终其天年，度百岁乃去。""天人相应"体现了中医学的整体观，大自然的环境变化可直接或间接影响人体的生命活动，古人之所以能做到延年益寿，正是因为做到了按照四时阳气的生长收藏的规律来调节起居饮食。《黄帝内经》首次提出"治未病"思想，《素问·四气调神大论》言："是故圣人不治已病治未病，不治已乱治未乱，此之谓也。"经后世历代医家的不断充实完善，逐渐形成完善的理论体系。如张仲景在《金匮要略·脏腑经络病脉证并治》中提到的"见肝之病，知肝传脾，当先实脾"，就是继承了《黄帝内经》"治未病"思想。

重视阳气的固护与调节是"治未病"的关键所在，阳气是人体物质代谢和生理功能的原动力，是人体生殖、生长、发育、衰老和死亡的决定因素。窦材认为阳气为一身之根本，以脾阳、肾阳为根，重视扶阳思想的应用，始终以扶助人体阳气为养生治病的指导思想。在《扁鹊心书·须识扶阳》中提到"阳精若壮千年寿，阴气如强必毙伤"，强调医者固护阳气的重要性，可谓与《黄帝内经》中"阳气者，若天与日，失其所，则折寿而不彰"相契合，说明阳气是生命存在的不可或缺的最为重要的因素。

艾灸是扶阳益气的第一要法。其通过扶助人体的阳气，扶正祛邪来延缓人体阳气的耗损，达到防病摄生、延年益寿的作用。窦材提出："人于无病时，常灸关元、气海、命关、中脘，更服保元丹、保命延寿丹，虽未得长生，亦可保百余年寿矣。"正如窦材在《扁鹊心书·住世之法》中举例记载："宋绍兴间，刘武军中有步卒名王超，太原人……曾遇异人，授以黄白住世之法，年至九十，精彩腴润……后因案被擒，临刑，监官问曰：汝有异术信乎？曰：无他，唯火力耳。"他自述："每夏秋之交，即灼关元千炷，久久不畏寒暑，累日不饥。至今脐下一块，如火之暖。"夏秋之交，是阳气由最盛开始转衰的时候。此时灸关元千炷，可以起到固护人体阳气而使阳气盛而不衰，具有抵御外邪的作用，达到"正气存内，邪不可干"之效，起到防治疾病、延年益寿的作用。同时，窦材在《扁鹊心书》中也对人们如何养生做出了具体说明："人至三十，可三年一灸脐下三百壮；五十，可二年一灸脐下三百壮；六十，可一年一灸脐下三百壮，令人长生不老。"书中说明人应于三十岁以后施灸保健，每三年灸脐下三百壮，到五十岁之后，每两年灸脐下三百壮，当人至六十岁以后，每年灸脐下三百壮，以达到养生延年的保健功效。同时窦材还身体力行，以亲身经历对此加以验证，自己每年常灸关元、命门等穴，"余五十时，常灸关元五百壮，即服保命丹、延寿丹，渐至身体轻健，羡进饮食。六十三时，因忧怒，忽见死脉于左手寸部，十、九动而一止，乃灸关元、命门五百壮。五十日后，死脉不复见矣。每年常如此灸，遂得老年康健。"通过艾灸和服用丹药来养生调护，于无病时以预防保健，既病后以防止传变。

1."灼艾"详述

窦材在《扁鹊心书》中提出"保命之法，灼艾第一，丹药第二，附子第三"，将艾灸列为防病摄生的首选，在灸法治未病方面有其独到的见解。书中提出应用艾灸防病摄生。在日常无病时，"一年辛苦惟三百，灸取关元功力多，健体轻身无病患，彭篯寿算更如何"；在身患疾病时，"医之治病用灸，如做饭需薪"。《本草纲目》言："艾叶生则微苦太辛，熟则微辛太苦，生温熟热，纯阳也，可以取太阳真火，可以回垂绝元阳。服之则走三阴，而逐一切寒湿，转肃杀之气为融和。灸之则透诸经，而治百种病邪，起沉疴之人为康泰，其功亦大矣。"可见灸法具有温阳补虚、祛寒通络、回阳复脉的功效，能够增强体质防治疾病，起到养生保健延缓寿命的作用。孙思邈早年"亦毁灸"，晚年应用灸法防病延年。其曰："火灸，大有奇功"，每天坚持施灸，直到九十多岁仍耳聪目明，在《备急千金要方》中积极倡导通过艾灸来养生保健，提出"膏肓灸无所不治……此灸讫后，令人阳气康盛"。崔知悌在《骨蒸病灸方》中所载灸法取穴严谨，灸药配合，对许多慢性虚劳性疾病都有很好的临床疗效。王焘在《外台秘要》中记载诸病都可通过灸法治疗，还专设灸法篇章，提倡灸疗保健。他还提及 30 岁以上灸足三里，有降逆明目的保健作用。《太平圣惠方》提到"凡人未中风时……便须急灸三里穴与绝骨穴，四处各三壮"，也表明了重视灸法的保健作用。

保健灸法历史悠久，古代又称"逆灸"，见于《诸病源候论》："河洛间土地多寒，儿喜病痉，其俗，生儿三月，喜逆灸以防之。"所谓逆，《针灸聚英》中解释曰："无病而先针灸曰逆。逆，未至而迎之也。"即在身体健康无病或疾病发展轻浅之时，预先采用艾灸的方法，激发经络之气，增强机体的抗病与应变能力。历代医家在艾灸保健方面，都有自身独到的见解。到宋代，艾灸养生的理念在窦材的手中得到了升华。通过保健灸以扶阳益气，扶助人体脾肾阳气，激发人体经络气血，从而达到未病先防、强身健体、养生保健的目的。宋代的保健灸得到了极大的发展，上自皇家贵族下到平民百姓都十分重视，宋代人也普遍认可"患者在家自行施灸"，这也促进了后世艾灸保健的普及。

窦材艾灸取穴主张少而精，其中以关元、命关使用频率最多。关元护肾气，命关顾脾气。肾为先天之本，脾胃为后天之本，一身之阳气有赖于此，艾灸扶助阳气，更是以扶助脾肾之阳为侧重。关元为一身元气之所在，属任脉，居脐下胞中，是生命之田，人体精血生命之根源，一源三歧，任、督、冲三脉发源于此，为"元阴元阳交关之所"。张介宾在《类经图翼》指出"此穴……乃男子藏精，女子蓄血之处"，提示关元为人体之根元，男子以藏精，女子主月事，能培肾固本、补益精血、调气回阳。《针灸甲乙经》指出，关元穴为"足三阴、任脉之会"，是聚气凝神之所，又为全身强壮养生之要穴。该穴是全书使用频次最多的穴位，凡由肾虚所致的疾病，如中风、臌胀、虚劳以及其他久治不愈的疾病迁延至肾，出现肾气衰败的征象，都可艾灸关元穴。命关穴也是窦材经常使用的另一穴位。在《扁鹊心书》中提到用命关穴治疗疾病有 36 处，列举了 8 则使用艾灸命关穴的医案。窦材认为人体元阳易伤，因而重视保扶阳气、温补脾肾之阳，应以"灼艾第一"。而又因命关"能接脾脏真气，治三十六种脾病。凡诸病困重，尚有一毫真气，灸此穴二三百壮，能保固不死。一切大病属脾者并皆治之……此法试之极验"，凡是经过辨证病变脏腑属于脾者皆可以通过此穴调治。在《扁鹊心书·窦材灸法》记载的 12 种属于脾的疾病中，有 10 种疾病皆可以灸命关穴。如"水肿臌胀，小便不通，气喘不卧，此乃脾气大损也，急灸命关二百壮，以救脾气，再灸关元三百壮，以扶肾水，自运消矣"，此穴还可用于水肿、泄泻、暑湿发热、中消、反胃、黄疸、内障等。命关穴虽然左右各一，但窦材在临床使用中非常注重左命关穴的使用，如"老人两胁痛，此由胃气虚积而不通……服草神、金液十日，重者灸左食窦穴""若用攻克，重伤元气立死，须灸左命关二百壮"。书中共有 12 处强调使用左侧命关穴，其中 1 处为验案记录。综观全书，灸左命关治疗的病证包括胁痛重症、脾疟重症、坏症、重伤元气以及虚劳之汗出不止等，皆属于危重症范畴。除关元与命关之外，气海穴也被经常应用和提及，气海穴属任脉。《针灸资生经》中记载："气海者，盖人之元气所生也……治脏气虚惫，真气不足，一切气疾久不瘥，皆灸之。""人以元气为本，元气不伤，虽疾不害；一伤元气，无疾而死矣。宜频灸此穴，以壮元阳，若必待疾作而后灸，恐失之晚矣。"柳公度常苦气短，故灸气海穴来延年保健，八十余岁身体康健，他说："吾养生无它术，但不使元气佐喜怒，使气海常温尔。"故常灸气海穴有益肾固精、培补元气的功效。临床上常用气海温和灸、气海隔姜灸和气海隔附子灸。灸气海养生，可每年灸之一二次，七壮至百壮，但孕妇不可灸。

　　艾灸疗法确有预防疾病、强壮补虚和延年益寿的养生功效，但运用时须以中医理论为基础，以三因制宜整体观和辨证论治为原则，明辨适宜灸治的证候和灸法禁忌。艾灸养生须根据辨证的结果，确定相应的灸穴、灸法和灸量，使治疗养生之法与病证相符，不致犯虚虚实实之忌。

　　2. "丹药"略论

　　窦材在《扁鹊心书》中提倡用保元丹、保命延寿丹等丹药。书中丹药主要成分包括硫黄、雄黄、朱砂、川乌、附子等，皆是有毒之品，药性偏性很强。徐灵胎认为："凡药之用，或取其气，或取其味……各以其所偏胜而即资之疗疾，故能补偏救弊，调和脏腑，深求其理，可自得之。"疾病的发生、发展过程就是人体阴阳的失衡，出现偏盛偏衰的结果。若有大病重疾，则是人体阴阳偏失较甚。而偏性很弱的草木不足以在大病中纠正人体阴阳的失衡，非"有毒"之品不可以纠偏，使疾病快速治愈。因此，在治大病重疾的过程中，丹药有其独特的优势。后世医家张锡纯善用生硫黄治阳虚，其认为硫黄效捷而无附子之升发之弊，谓"且自论硫黄者，莫不谓其功胜桂附"。徐灵胎亦曰："硫黄乃石中得火之精者也，石属阴而火属阳，寓至阳于至阴，故能治阴分中寒湿之邪。"《本草图新》则言硫黄："秉纯阳之精，益命门之火，热而不燥……亦救危补剂。"是以硫黄善补命门之火，是壮阳之精品，若配合附子、肉桂，尤其善于治疗肾阳极度虚衰之病证。当今肿瘤名医郑文友先生就善用硫黄治疗癌症，尤其是肝癌。此外，雄黄也是《扁鹊心书》中丹药的主要成分之一。《神农本草经》将雄黄列为中品，载曰："味苦，平，寒。"《本经逢源》中载："雄黄生山之阳，纯阳之精，入足阳明经，得阳气之正。"《本草经疏》载："雄黄……辛能散结滞，温能通行气血。"雄黄性味辛温，经气分而入血分，常应用于阳虚不动，失于气化，阴盛内寒凝滞之病证。

　　丹药常用于固护人体阳气，但在临床应用丹药的过程中，我们特别需要注意两点：一，偏性强的有毒之品如果用之恰当，可以达到"起大病于顷刻"的效果；但如果使用不当，则会杀人于无形，造成严重后果。二，应用丹药治病，应中病即止，不可过服久服。

　　3. "附子"浅说

　　附子亦是偏性很强之品，《本草备要》有云："附子……通行十二经，无所不能至。能引补气之药达下焦以复散失之元气，引补血药以滋不足之真阴，引发散药开腠理以逐在表之风寒，引温暖药达下焦以祛在里之寒湿。"《开宝本草》谓其："味辛、甘，大热，有大毒……为百药长。"孙思邈《千金翼方》有言"人年五十以上，阳气日衰，损与日至"，其在《千金翼方》中多应用附子来温阳补虚，温补脾肾之阳，治疗脾胃及肾脏疾病，并配以温里、补虚之品，使中焦之虚得补、寒得除，恢复脾胃正常的功能。同时肾为先天之本，内寓元阴元阳，附子直补坎中一阳，还具有温补肾阳之功。窦材的扶阳思想及重视脾肾阳气的理论思想，在书中通过药物的运用得以体现。全书记载的98首方剂，其中有81首均由辛热性温的药物组成，其中含附子的方剂就占26首，有全真丹、来复丹、草神丹、姜附丹、救生汤、霹雳汤、渗湿汤、附子半夏汤、术附汤、八仙丸、建中汤、还睛丹、菟丝子丸、五膈散、撮气散等。窦材常将附子与灼艾、丹药并用来治疗疾病，同时也与其他药物相组合来治疗疾病，如干姜、肉桂、花椒、吴茱萸等辛热之品。

四、大病宜灸，效有奇功

灸法防治疾病已有数千年的历史。《灵枢·官能》中言："针所不为，灸之所宜。"唐代医家孙思邈说："针而不灸，灸而不针，皆非良医也。"窦材继承发扬了前人的宝贵学术思想，提出了自己的灸法理念，其认为"燧人之法，食必用火，万代苍生得以活命"，故艾灸为补阳第一大法，将灸法作为其起沉疴、扶救危的重要手段，提出"保命之法，灼艾第一"的观念。在治病方面有"医之治病用灸，如做饭用薪"之说，而"今人不能治大病，良由不知针艾故也"，认为灸法"大有奇功"。在治疗时机上提出要早灸、多灸，以保阳气不衰而根除病证，尤其在重症中，更是提倡大量施灸治疗，把灸摆在各种治法之上。

窦材在前人的基础上扩大了灸法的主治范围。《扁鹊心书》卷中与卷下分别论述了百余种病证的辨证治疗，其中，运用灸法治疗的病证达80多种。就病种而言，既有伤寒及内科杂病，也有外、妇、儿、五官等科的疾病，内容丰富，治证众多。所治病证包括：脏器虚损之中风、虚劳、咳嗽、咯血、吐血、尿血、水肿臌胀、小便不通、砂石淋、脾泄注下、反胃、呕吐、膏肓、劳瘵、暑月发燥、失音、肠癖下血、消渴、老人气喘、大便不尽、两眼昏黑等证；伤寒四经之阳明、太阴、太阳及少阴见证；外邪炽盛之脑疽发背、附骨疽、瘰疬、破伤风、顽癣、小儿秃疮、急喉痹、痘疹黑陷等证；其他病证如气厥、疟疾、元阳虚脱等。书中记录了40余则灸法治验，如"一人患喉痹，痰气上攻，咽喉闭塞，灸天突五十壮，即可进粥，服姜附汤，一剂即愈，此治肺也"，又如"一人病痛三年余，灸中脘五十壮，即愈"，说明灸法不仅有广泛的适应证，而且有确切的疗效。书中云："凡一切大病小疾，只以此法，触类引申，效如影响。"与宋代前的灸法著作相比，《扁鹊心书》中的灸法适应范围有了明显扩大。

1. 病宜早灸，把握时机

窦材认为阳气乃化生精血、津液之本源，为人生立命的根本，同时受道家思想影响，认为"阳精若壮千年寿，阴气如强必毙伤"，又云"盖人有一息气在则不死，气者阳所生也，故阳气尽必死"。阳气的盛衰存亡决定了人身体魄的强弱与死生。无论外感六淫、内伤七情、饮食劳伤等均可导致人身阳气受损而发生疾病，所以治病立法必须重在温扶阳气。阳化气，气为阳，人无气则死，有气则生，阴盛阳伤，扶助阳气，方可以挽后生。故窦材在《扁鹊心书》中对于不少病证都反复强调早灸，其言"夫病有浅深，治有缓急。若能早灸，自然阳气不绝，性命坚牢"，而且还强调灸必及时。他说："若灸迟，真气已脱，虽灸亦无用矣。"窦材认为阳证无患，阴证害人。《扁鹊心书》曰"盖热病属阳，阳邪易散易治，不死。冷病属阴，阴邪易伏，故令人不觉，久则变为虚寒，侵蚀脏腑而死"，"且举伤寒之证，真邪相传，真气盛则病愈，邪气盛则病死；阳证无死人之理，阴证害人甚速，须加艾灸，方保无虞"。窦材认为在真气未脱之前，阳气尚足之时应尽早使用灸法，只有这样才能保住性命。反之病情严重，阳气内陷，阴阳严重失衡，阴盛则更助阴邪肆虐，故有阴胜于外而阳竭于内，或阴胜于内而迫阳外越之危重症。若灸迟，先机已失，真气若脱陷，则必死无疑，灸之亦无益，故灸法必及时实施。

综观全书，窦材将"早灸""急灸"的观点体现无疑。他认为在真气未脱之前，阳气尚足之时应尽早使用灸法，只有这样才能保住性命；相反，如果灸得太迟，此时真气已脱，那么必死无疑。实际上"早灸"的观点是"大病宜灸"观点的必要补充。在遇到"大病"，尤其是非常危急的病证之时，首先要利用灸法施治，并且要及早运用。治病注重把握时机，在疾病的早期及时施灸，以控制病情的进展，可避免阳气内陷，加重病情，这是挽救性命的重要举措。此外，该书中卷、下卷介绍病证和临床验案时，"急灸"一词被频繁使用。如"阴毒"之证，须急灸关元，"若迟则气脱，虽灸亦无益矣"；"虚劳"之病"早尚易治，迟则难愈，必用火灸，方得回生"；"痞闷"一证，应"急灸命关二百壮，以保性命，迟则难救"；"气脱"之证，须早治，"迟则元气亦脱，灸亦无及矣"。这些论述都强调了在治疗时要注意把握灸治的时机。

2. 灸起沉疴，壮数宜大

重灸是"大病宜灸"学术思想的核心。所谓重灸，主要指壮数宜大。"大病宜灸"，即大病"须加艾灸，方保无虞"。所谓大病，即危难急重症。《扁鹊心书·进医书表》言："所谓大病者，一伤寒，二阴疽内蚀，三虚劳痰火，四中风，五水肿，六臌胀，七脾泄暴注，八尸厥，九久痢，十脾疟，十一喉痹，十二男女骨蒸劳热，十三小儿急慢惊风，十四痘疹黑斑缩陷。至于胎前产后百十种必死大证，世人莫能救疗，束手待毙，良可哀哉。"又在《扁鹊心书·大病宜灸》中言："世有百余种大病，不用灸艾、丹药，如何救得性命，劫得病回？"诸如伤寒、中风、水肿、心痛、肠痈、肠痔、产后虚劳、胎寒腹痛、带下、小儿午后潮热等多种大病若不用艾灸、丹药将不能保命。他认为灸法针对人体患病后三阴虚寒证，具有起死回生之效，把灼艾作为首选的急救扶阳措施。如"咳嗽病，因形寒饮冷，冰消肺气，灸天突穴五十壮。""若吐泻后，胃气大损，六脉沉细，四肢厥冷，乃真阳欲脱，灸中脘五十壮，关元三百壮，六脉复生，不灸则死也。""虚劳咳嗽潮热，咯血吐血，六脉弦紧，此乃肾气损而欲脱也，急灸关元三百壮，内服保元丹可保性命。""砂石淋，诸药不效，乃肾家虚火所凝也，灸关元三百壮。"从治疗中，可看出窦材的灸治壮数从几十壮到几百壮不等，从《扁鹊心书》全书来看，每次灸百壮以上至五百壮者，较为常见。窦材认为灸数多方能治大病、驻命根，故久病、重病大多在百壮以上，甚至达到六百壮，对于虚证、重证、寒证施灸的壮数多则百壮甚至千壮，如此方能"接续真气，力挽狂澜于无形"。此外，窦材亦指出病情轻重与艾灸壮数的直接关系。病情的轻重与人一身阳气的变化是密切相关的，阳生阴长，生化之权，皆由阳气，真阳不足，则病生矣。灸法取于火，以火性而至速，体柔而至刚，能消阴翳，可助人之阳气。而大病乃真阳大虚，非大火无以能疗。故欲治大证重疾，必须大量施灸。其在《扁鹊心书·黄帝灸法》中所列举的25个病证，有17个病证施灸量在三百壮以上；《扁鹊心书·窦材灸法》中所治疗的48个病证中，灸量达两百壮以上的就有32个。由此可见，窦材灸法的特点就是灸量大，刺激强。故《扁鹊心书》中各穴的施灸壮数较其他针灸医籍为多，一般为数十至一二百壮，而关元等穴则多达五六百壮。如"梦泄"条云："若肾气虚脱，寒精自出者，灸关元六百壮而愈。"且由书中所附医案看，运用大剂量灸法确实可用于救治一些危急重证。如"一人病休息痢已半年，元气将脱，六脉将绝，十分危笃。余为灸命关三百壮、关元三百壮，六脉已平，痢已止。"又如"消渴"条云："一人频饮水而渴不止。余曰：君病是消渴也，乃脾肺气虚，非内热也。其人曰：前服凉药六剂，热虽退而渴不止，觉胸胁气痞而喘。余曰：前证止伤脾肺，因凉药复损元气，故不能健运而水停心下也。急灸关元、气海各三百壮，服四神丹，六十日津液复生。"总之，窦材认为，只有根据疾病的具体情况，多数疾病只有大量施灸，才能"补接真气，以固性命"。而对于"人之皮肉最嫩，五百之壮，岂不焦枯皮肉乎"的质疑，窦材予以坚决否认："已死之人，灸二三十壮，其肉便焦，无血荣养故也。若真气未脱之人，自然气血流行，荣卫环绕，虽灸千壮，何焦烂之有哉？"然窦材虽提倡重灸、大灸，书中所说三五百壮，并非是一日所得，而是每天连续而成。窦材在施灸的使用上主张辨证施治，在大病和小疾中便有施治的不同，书中引用《铜人腧穴针灸图经》云"凡大病宜灸脐下五百壮"，认为此可"补接真气"和"若去风邪四肢小疾，不过三、五、七壮而已"。

此外，窦材主张艾灸取穴少而精，全书记载应用的穴位只有20余个。《扁鹊心书·周身各穴》列常用穴位26个，而在用灸法治疗的80余种病证中，所涉穴位仅有23个。在此23穴中，尤以关元、命关（即食窦）、中脘3穴使用次数最多。其中关元一穴用于30多种病证，为全书使用次数最多的一穴。除上述3穴外其余诸穴使用次数多在5次以内，可见《扁鹊心书》取穴既少且精。《扁鹊心书》不仅选穴数量少，而且在大多数病证中，多以独穴治疗，不加配伍，即使配伍，也不过二三穴。这是窦材取穴精少的又一特点。就取穴范围而言，《扁鹊心书》选穴以脾、肾、任脉居多，依旧以温补阳气、补益脾肾为要务，强调了脾、肾在灸法中的关键性与重要性。所列灸法中，扶阳当以肾阳为首，其次为脾阳、心阳及其他脏腑之阳。"肾为一身之根蒂，先天之真源，本牢则不死。""脾为五脏之母，后天之本，属土，生长万物者也。"人身阳气，赖此生发，在施灸时，首先考虑扶助脾肾之阳，故选穴时着重考虑脾肾二脏，以关元、命关为常用。其在书中所载30多种病证中，都用到了关元穴，为全书使用次数最多的穴位。艾灸关元穴，温通经络，行气活血，补益阳气，使肾中精气盛而体日壮。而命关穴能"接脾脏真气，治三十六种脾病"，主治"一切大病属脾者"，于此处施灸可增长后天之精。命关、关元同取，则共奏补脾固肾，先后天互生，调气回阳之效。他在《扁鹊心书·窦材灸法》中强调："伤寒惟此二证（太阴、少阴）害人甚速……然此二证若不早灸关元以救肾气，灸命关以固脾气，则难保性命。"书中用灸命关、关元治愈的病例也有很多，如"一人病伤寒，至六日微发黄，一医与茵陈蒿汤，次日更深黄色，偏身如栀子，此太阴证，误服凉药致肝木侮脾。余为灸命关五十壮，服金液丹而愈。"又如"余治一伤寒，亦昏睡谵语，六脉弦大，余曰：脉大而昏睡，定非实热，乃脉随气奔也，强为之治。用烈火灸关元穴，初灸病人觉痛，至七十壮遂昏睡不痛，灸至三鼓，病人开眼，思饮食，令服姜附汤。至三日后，方得元气来复，大汗而解。"由此可见，该2穴为《扁鹊心书》中的保命要穴。

窦材施灸辨证精准，使用灵活。其将灸法列于众治疗方法之前，可见其对灸的重视程度。其在医案中凡用到灸，施灸穴位少，灸量大，可谓效专力宏，即使危重病也常用灸法。少则五十壮，多则上百，越是危证、重病灸量越大，如消渴"正法先灸关元二百壮"。灸法危难时刻应用，能起到力挽狂澜的作用，但窦材也不是一味用灸，如痹病"若轻者不必灸"。总之，窦材临证不是均施以重灸，而是辨证论治，找到症结的源头，既准又狠，毫不留情地拔掉病根。

3. 陈寒痼疾，灸必着肤

窦材在《扁鹊心书》中所列举的灸法皆为直接灸（又叫明灸、着肤灸）。直接灸是指把艾炷直接放在皮肤上而施灸的一种方法，古代称为"着肉灸"。肺主一身之表，主皮毛，主卫气，主肃降。外邪袭人首先犯肺，肺卫足则邪不伤人，肺卫实则闭门留寇。直接灸可温通宣发卫气，表开则邪有出路，祛邪外出。《备急千金要方》云："炷令平正着肉，火势乃至病所也。"著名灸疗大家周楣声认为：着肉的直接灸作用持久（通过灸疮），刺激均衡，对慢性及久病具有他种疗法所不及的优势，使疾病的好转和恢复往往在不知不觉之中；而对于急性病，在急剧强烈刺激下，也每可当即生效。这一论述肯定了艾灸着肤的方法，又明确了直接灸的作用机理——使火势直达病所。此外，《外科精要》中记载灸高竹真背疽病案，先施隔蒜灸无效，乃直接灸良久方效。《针灸资生经》曰："凡着艾得灸疮，所患即瘥，若不发，其病不愈。"直接灸对穴位的刺激作用持久而均衡，不管是慢性病还是急性病，常常能效如桴鼓。其产生的疼痛能更好地激发经络感传，使火足气到，气至而速效，流脓（灸疮）则是产生疗效的关键，施灸后发疱、化脓、吸收的过程能产生免疫增强效应，可对机体产生长期的良性刺激，鼓舞正气。故对针药治之无效的顽疾，直接灸因其置于皮肤穴位上直接燃烧，故刺激性和灼痛程度较一般灸法要强烈，然而这种灼痛刺激及其产生的持续炎症正是灸法取效的关键，这才是其能治大病、救性命的真正含义。

虽然直接灸对多种病证均有较好疗效，但在临床应用中仍存在多种问题。首先，直接灸与温和灸在实验及临床应用中多有重叠之处，而同一病证选取的疗法会因病情、病位及患者体质等不同而有所变化。在选择直接灸疗法时，患者能否接受疼痛甚至灸疮等相应问题，也成为直接灸应用过程中不可回避的困难之一。其次，直接灸作用机理虽在逐步完善，但多数研究仍停留在量效研究层面，未能形成系统框架，使该疗法在临床应用中难以令患者信服，多成为辅助疗法。但值得肯定的是，直接灸在治未病及临床治疗中有着极为重要的应用价值，有关直接灸对机体影响的研究及对重大疾病相关通路的影响等或可成为今后研究的主要方向。

4. 审证求因，灸药同施

窦材常将灸药联合应用，特别是用于治疗大病、急危重症时。书后附方中丹药占近半数，98 首方剂中，除去 17 个方剂组成为寒凉药物外，其余 81 个组方中，均由附子、乌头、桂枝等大温大热药物组成。综观全书所载医案，74 则医案中有 36 则是灸药结合的案例。

《扁鹊心书》卷中记录了 64 个病种，共附验案 52 例，在治疗方法上，都选用急症艾灸，然后煮散剂，或服丸药。如《扁鹊心书·虚劳》中载："一妇人伤寒瘥后，转成虚劳……发热咳嗽，吐血少食，为灸关元二百壮，服金液、保命、四神、钟乳粉，一月全愈。"《扁鹊心书·肾厥》中记载，"一人因大恼悲伤得病，昼则安静，夜则烦愦，不进饮食……世医以死证论之"，窦材以为肾厥，病机属寒客脾肾二经，认为此病"由真气大衰，非药能治，惟艾火灸之"，选中脘、关元重灸以温补脾肾，辅以金液丹、四神丹每日送服，七日病愈。又如《扁鹊心书·中风》篇云："邪气入脏则废九窍，甚者卒中而死。入腑则坏四肢，或有可愈者。治法：先灸关元五百壮，五日便安。次服保元丹一二斤，以壮元气。再服八仙丹、八风汤则终身不发。若不灸脐下、不服丹药，虽愈不过三五年，再作必死。"窦材认为中风病机为"真气虚，为风邪所乘，客于五脏之俞"，当先艾灸关元扶助肾气本源，再配合口服汤药以巩固，灸药并用。治疗臌胀，当"先灸命关百壮，固住脾气，灸至五十壮，便觉小便长，气下降。再灸关元三百壮，以保肾气，五日内便安。服金液丹、草神丹，减后……瘥后常服全真丹、来复丹"，可见艾灸丹药共施，效验神速，愈后以药物进行防护，防其反复。

《扁鹊心书》卷下，共涉及 53 个病种，以外、妇、儿、老年及五官科疾病为主。如其中"手颤病"，窦材认为"四肢为诸阳之本，阳气盛则四肢实，实则四体轻便。若手足颤摇，不能持物者，乃真元虚损也。常服金液丹五两，姜附汤自愈。若灸关元三百壮，则病根永去矣"。综观《扁鹊心书》卷下的 53 个病种，其治疗方法多以服药为主，其中也包括一些清解之品，并配合针刺、艾灸等方法。这说明病情特殊，治疗方法也不能千篇一律，而是要灵活掌握。

综观全书，窦材较多地使用了灸、丹药、汤药，还有散剂，遇有合适证型，还用刺血疗法。这提示我们在临床工作中不应拘泥，而是要根据不同病情，针、灸、药或是中西医相结合，选择适宜的方法来应对疾病。

5. 创用睡圣散

古代的灸法大多直接灸于皮肤表面，患者大多因为疼痛不易接受。窦材别出心裁，首创了麻醉施灸，创立了睡圣散，并先于自身上试用有效后方给病人使用。睡圣散主要成分为曼陀罗花和火麻花。曼陀罗花辛、温、有毒，有平喘止咳、镇痛、解痉的功效。火麻花有止痛、镇痉、麻醉等功效。两者配伍有镇静安神、麻醉止痛之功。窦材将两味药共研为末，经过亲自实践"饮须半酣"，"昏昏如醉，割疮、灸火不觉苦痛"，证实其疗效可靠。

让病人于灸前用茶酒服下，服后即昏睡，这种药力大约持续艾灸五十壮的功夫，醒后可以再服再灸。该方减轻施灸时的疼痛效果极佳，使得施灸能够顺利完成。同时，《扁鹊心书》中也对睡圣散的主治及安全性也有文字的记载，认为此散："主治诸风及寒湿脚气，惊痫脱肛等证……割疮、灸火不觉苦痛……服之并无伤害。"如《扁鹊心书·邪祟》云："一妇人病虚劳，真气将脱，为鬼所着，余用大艾火灸关元，彼难忍痛，乃令服睡圣散三钱，复灸至一百五十壮而醒。又服又灸，至三百壮，鬼邪去，劳病亦瘥。"该方除用于减轻施灸时的痛苦，还可用于癫狂之人及小儿不能配合施灸者。这种昏睡状态下施灸是窦材的一项重要发明，开创了麻醉施灸的先河。

五、要知缓急，五等虚实

"夫病有浅深，治有缓急。"各类疾病因其病位之深浅、病程之长短、证之虚实、病性之寒热、病情之兼夹不同，治疗也不尽相同。正如《素问·至真要大论》言："气有多少，病有盛衰，治有缓急，方有大小。"其意是依据患者正气之强弱和病情之轻重来判定急治或缓图，再以此指导选方之大小与药量之轻重。又如《素问·标本病传论》言："谨察间甚，以意调之，间者并行，甚者独行。"意即必须谨慎观察疾病的轻重浅深，细心辨别标本先后，进行适当治疗。在一般情况下，病势轻微，应"治病求本"或"标本兼治"；在特殊情况下，病势严重，既可单治其本，也可独治其标，不必拘泥于"急则治标，缓则治本"。因此，窦材认为体察病情，用药缓急合当，乃医家第一要着，对于疾病病势的把握至关重要。在临床中，认真分析病势，了解病情的轻重缓急，能够决定治疗措施的先后，而且有助于正确推测疾病的预后；掌握疾病发生演变的趋势，有助于在病机分析的基础上洞察疾病发展的全过程，制定出贯穿疾病全过程的权衡之法。

1. 体察病情，明辨缓急

《素问·玉机真脏论》载："凡治病，察其形气色泽，脉之盛衰，病之新故，乃治之，无后其时。"《素问·五常政大论》言："病有久新，方有大小。"这些论述皆表明治病必先诊察形体盛衰，气之强弱，色之润枯，脉之虚实，病之新久，然后制定大小适宜的方剂，及时治疗，不能错过病势的时机。窦材认为疾病需明确病机，方可施治有序。如其在《扁鹊心书·要知缓急》中写道："余观京师名医吕实者，亦熟此法，但不早用，惟先用温平药调治，及至危笃，方议灼艾丹附等事，多不效，乃曰：此天命也。殊不知救挽已迟，脏器败绝，虽灵丹妙药，无能为矣。余亲见彼治一伤寒第五日，昏睡谵语，六脉洪大，以为胃中有热，以承气下之，四更即死矣。六脉之大，非洪也，乃阳气将脱，故见此耳。治以下药，更虚其阴，则阳无所附而死速矣。若先于脐下灸三百壮，固住脾肾之气，内服保元丹、敛阳丹，饮姜附汤，过三日，自然汗出而愈。"吕氏治伤寒病，因其未能准确把握疾病的病机，将阳脱之证辨为胃实热之证，导致病人阳无所附而速死。窦材提出对于此病当先以脐下重灸，固护脾肾之气，再配合内服回阳救逆之品，三日便可汗出而愈。仔细分析病情后窦材指出，"发昏谵语，全似阳证，若时投以承气，岂得不死？故耳聋不呻吟，身生赤黑靥，十指冷至脚面，身重如山，口多痰唾，时发躁热者，皆少阴证也。仲景以耳聋系之少阳，谵语归之阳明，用柴胡、承气辈误人不少。夫但知少阳脉循胁络耳，却不思耳窍属肾，以耳聋归少阳，此仲景所未到之处也。"

2. 方证相对，药证相得

临床对于病势的诊治早在《黄帝内经》就提出了原则。《素问·至真要大论》说"微者调之，其次平之，盛者夺之"，即轻微的病需要调理，较重的病要进行平复，亢盛的病必须劫夺，并据病势轻重制定大小适宜的方剂。故《素问·至真要大论》中说："有毒无毒，所治为主，适大小为制也。"无可讳言，针刺治疗也需要遵此而采取相应措施。如病势轻的要浅刺，用针宜少；病势重的可深刺，用针宜多。随病情变化调整气机，治疗才会适当。故《灵枢·卫气失常》说："病间者浅之，甚者深之，间者少之，甚者众之，随变而调之，故曰上工。"病证是复杂多变的，治病必须凭借病象的轻重特点，选用适宜治法。《素问·至真要大论》指出："微者逆之，甚者从之。"临床见到的病证一般比较轻微而单纯，证候表现与病机性质是一致的，治疗均可逆其证象特点而治，如"寒者热之""热者寒之""实则泻之""虚则补之"等，逆其证象直折病势。概言之，病势轻重不同，治法必须慎造妥酌，应用适宜。

窦材秉承《黄帝内经》中关于病势的治疗原则并提出自己的见解，其认为医生治病第一要务乃是明确疾病性质，体察病势大小，才可合理用药施治。若未能明辨，乃庸医也。具体如书中提道，"急病而用缓药，是养杀人也。缓病而用急药，是逼杀人也"，揭示了急、慢（缓）性病治疗用药的原则区别及误用所致的后果。病有轻重，治分缓急，不可混治。急性病应用峻烈之品，即急药速战速决，免留后患。如用轻淡和缓之品，则缓不济急，养痈遗患，贻误战机，甚至致人重危，故称"养杀人也"。对慢性病，则要从容调理，药用和缓轻淡之品，积渐邀功。其时病人正气已虚，若用峻烈急药，难免伤人正气，亦可致危，因称"逼杀人也"。正如书中所评："庸医遇病，不能必其何名，亦不能必其当用何药，概以温平试之。若缓病尚可，设遇大病则为误不小，故名养杀人。若缓病投以急药，是欲速其效，殊不知攻急则变生，所谓逼杀人也。"窦材在治疗伤寒病时提道："余治一伤寒，亦昏睡谵语，六脉弦大。余曰，脉大而昏睡，定非实热，乃脉随气奔也，强为之治。用烈火灸关元穴，初灸病人觉痛，至七十壮遂昏睡不疼，灸至三鼓，病人开眼，思饮食，令服姜附汤。至三日后，方得元气来复，大汗而解。"病势有或急或缓之不同，其中缓者为本，急者为标。疾病治疗时除辨病因、病机外，务必进一步辨明病势的轻重与缓急。疾病的轻重缓急，对于一些慢性疾病的治疗，有发作期、缓解期、恢复期的不同，判断疾病的分期，可分析得出疾病当下所处的生理病理状态，及用药剂量之轻重和选药之轻重。

古人在长期医疗实践中体会到，治病在许多方面如同打仗，把针刺及遣药组方视如排兵布阵。如《灵枢·逆顺》言："兵法曰：无迎逢逢之气，无击堂堂之阵。刺法曰：无刺熇熇之热，无刺漉漉之汗，无刺浑浑之脉。"因为正当邪盛气逆之时，勉强治疗，不但邪气不能尽除，反会毁伤正气，加重病情，所以《灵枢·逆顺》还告诫说"方其盛也，勿敢毁伤"，可待邪气之盛势稍为衰退，正气开始复盛之时施治，便可奏效，此即《素问·阴阳应象大论》所说"其盛，可待衰而已"的道理。因此，针对某些周期性发作的疾病，均应在其未发作之前亟治，此时邪气较衰弱，正气相对旺盛，如能给以适当治疗，一鼓直下，可取得事半功倍的效果。故《素问·疟论》说："方其盛时必毁，因其衰也，事必大昌。"病势盛衰的施治原则，可谓"当其盛时有缓治，临其衰时可急行"，临床颇有实用价值。

总之，急治与缓图是根据疾病的发生、演变、转归的时间与病势的规律来指导选方遣药的治疗原则，在施治时，要制定出适宜于短期、中期、长期的治疗方案。如果本应急治而用缓图，或应缓图而用急治，其结果是药过病所，就会犯"急于求成，欲速则不达，图近而实远"的错误。病重药轻，犹"杯水车薪，无济于事"，而延误治疗时机。真正要运用好急治与缓图原则，必须多实践、广积累、深思考、勤总结，日久方能领悟。

3. 依据阳气，五等虚实

《扁鹊心书·五等虚实》中言："凡看病要审元气虚实，实者不药自愈，虚者即当服药，灸关元穴以固性命。若以温平药，亦难取效，淹延时日，渐成大病。"窦材认为凡病当审虚实，实者可不药而愈，虚者则宜用补阳固元之药兼灸关元以固性命，并根据阳气损伤的程度以及阳气与邪气的力量对比，在《扁鹊心书·五等虚实》篇中提出了平气、微虚、甚虚、将脱、已脱，脾肾阳气损伤所致的五种病理状态。平气是指邪气与阳气势均力敌的状态，即邪盛正不虚的状态。微虚指阳气微虚，邪气盛的状态，即邪盛正微虚的状态。甚虚指阳气大虚为主要矛盾的病理状态。将脱指阳气将脱，但尚有少许胃气的病理状态。已脱指阳气已脱，没有胃气的病理状态。即《扁鹊心书·五等虚实》中所言"平气者，邪气与元气相等，正可敌邪"，"微虚者，邪气旺，正气不能敌之"，"甚虚者，元气大衰则成大病"，"将脱者，元气将脱，尚有丝毫元气未尽，唯六脉尚有些小胃气，命若悬丝，生死立待"，"若已脱则真气已离，脉无胃气"。

4. 辨证扶阳，灸药结合

针对五种病理状态，《扁鹊心书》给出了五种不同治疗方案，通过辨证用药以及施灸治疗。平气者"只以温平药调理，缓缓而愈，如补中益气、小柴胡、八物汤是也"。微虚者，"须服辛温散邪之药，当补助元气，使邪气易伏，宜荜澄茄散、全真丹、来复丹、理中丸、姜附汤之类是也"。甚虚者，"须用辛热之药，厚味之剂，大助元阳，不暇攻病也。经云：形不足者，温之以气，精不足者，补之以味，即官桂、附子、鹿茸、河车之类是也"。将脱者，"此际非寻常药饵所能救，须灸气海、丹田、关元各三百壮，固其脾肾"。"若已脱则真气已离，脉无胃气，虽灸千壮，亦无用矣。"对于邪气与阳气势均力敌的平气状态，运用如补中益气汤等温平药调理可缓缓而愈。对于邪盛正微虚的微虚状态，法当辛温散邪补助元气，使邪气易伏，如姜附汤、荜澄茄散等。对于阳气大虚的甚虚病理状态，当用辛热厚味，温其气，补其不足，即官桂、附子、紫河车类。对于阳气将脱的病理状态，重视固护脾肾，并指出此时非药物所能治疗，治疗方法上选用艾灸气海、丹田、关元以固护脾肾。此时药石无用，急当灸其气海、丹田、关元各三百壮，以固护脾肾，若脾肾尚有一气留存，仍可扶阳延生。对于阳气已脱者，其真气已离，脉无胃气，治疗上虽灸千壮，但是病情凶险，难以救治。窦材治疗呕吐反胃重症时，常用丹药配合左侧命关穴。呕吐一症，先当审其因。轻者二陈、平胃、藿香正气一剂可定；虚者六君、理中亦易为力；重者，治以丹艾，须灸左命关二百壮，服草神丹而愈。

此外，窦材认为世间百种大病皆可用灸，曰："世有百余种大病，不用灸艾、丹药，如何救得性命，劫得病回。"临床诊疗应用艾灸也应尽早开始，以免疾病生变，"若灸迟，真气已脱，虽灸亦无用矣；若能早灸，自然阳气不绝，性命坚牢"。书中反复以病证强调治疗误失时机的后果：治阴毒，灸"若迟则气脱，虽灸亦无益矣"；治气脱，"灸迟亦无用矣"；治破伤风，"速灸关元三百壮可保，若真气脱，虽灸无用矣"；治暴注，"若危笃者……若灸迟则肠开洞泄而死"；治虚劳，"此病须早灸，迟则无益……若灸迟，真气已脱，先机已失，灸之无益，故灸必及时"。《扁鹊心书·气脱》云："急灸关元五百壮，服霹雳汤、姜附汤、金液丹久久，而愈。此证须早治，迟则元气亦脱，灸亦无及矣。"对不能忍耐施灸痛苦的，服用睡圣散，使其昏不知痛，可完成重灸。

窦材从温平药调理到灸千壮体现了药证相对、分期治疗的理念，同时强调治病当辨证施治，缓急得当，不可因胆怯而以温平之药养杀人，亦不可因缓病用急药杀人。"燧人立法，食必用火，万代苍生得以活命。"脾肾阳气损伤以误用寒凉、误用转下为主要原因。临床中应固护阳气，慎用寒凉，忌用转下以免损伤人体正气。同时，窦材明确提出了阳气损伤的五种病理状态，临床辨证依据个人体质、病机和疾病的转归不同，提出了从温平法到灸千壮的个性化治疗方案，以表明为医者当以病情为要，以保扶阳气为原则，辨证施治，药证相对，缓急得当。

六、禁戒寒凉，忌用转下

寒凉药多是味苦性寒之品，具有清热、泻火、凉血、解毒等作用，临床常用于治疗热证，但过投寒凉之剂则易耗伤阳气，对于本正气亏虚者则伤之更甚。转下即今所谓之攻下法，是指通过通便、下积、泻实、逐水，以消除燥屎、积滞、实热及水饮等实邪的一种治法，常用治形体壮实且内有实邪积聚者。窦材注重保扶人体阳气，喜用温热疗法，反对妄用寒凉之剂或攻下法，认为攻下药与寒凉药对于机体正气亏虚、形神消瘦者皆属禁忌，且因两者皆可损伤脾肾阳气，故治疗疾病时应强调辨证施治，慎用攻下法与寒凉药。窦材在《扁鹊心书》上卷中专设"禁戒寒凉"和"忌用转下"两篇，反复论证了妄用寒凉之剂或攻下法对疾病预后的危害。如《扁鹊心书·禁戒寒凉》云："邪之中人，元气盛则能当之，乃以凉药冰脱，反泄元气，是助贼害主也……若元气稍虚者，无不被凉药冰败而死。"《扁鹊心书·忌用转下》云："古人立法，若狂言妄语、逾垣上屋诸大热证，亦要论其大便如何。数日不出者，有燥屎也，方下之。若大便如常，即不可下。"此外，窦材还在其他篇中举例说明不能妄用攻下寒凉之品的案例，如"中年以上之人，口干舌燥，乃肾水不生津液也，灸关元三百壮。若误服凉药，必伤脾胃而死"。窦材反对妄用寒凉攻下之剂，强调"保扶阳气"的学术思想，从正反两方面论证了"扶阳"的重要性。

窦材禁忌寒凉、忌用转下学术思想的形成，主要受气候变化、社会环境及道家思想等因素的影响。一是气候变化。两宋时期是历史上的第三个寒冷期。史料记载，北宋太宗雍熙二年（公元985年）以后，气候急遽转寒。公元1110年太湖全部封冻，冰上可行车马，洞庭湖上的橘子全部冻死，福州的荔枝也被冻死。公元1131年至1260年，江淮一带甚至出现了漫天冰雪的奇寒景象。因此，处于此时期的窦材认为六淫邪气伤人以寒邪为多，且寒邪易于损伤人体阳气，致病情危笃。正如《扁鹊心书》所载："冷病属阴，阴邪易伏，故令人不觉，久则变为虚寒，侵蚀脏腑而死。"因此，窦材认为禁戒寒凉、忌用攻下对人体健康显得尤其重要。二是受社会环境的影响。《扁鹊心书》刊行于绍兴十六年，即公元1146年，此时《太平惠民和剂局方》影响深广，温热药物盛行，窦材或许受其影响。三是道家思想。《扁鹊心书》引用道家思想"阳精若壮千年寿，阴气如强必毙伤，阴气未消终是死，阳精若壮必长生"，可见道家"重阳精"的理论对窦材的扶阳思想有深刻影响。从他灸治的条文中亦可找到例证。如上文所述，窦材喜用关元穴，并多次提到"灸脐下数壮"。关元、脐下均为丹田所在。道家认为，丹田为先天之气汇聚之处，其养生方法之一便是引气下行，气壮丹田，充实下元，以使身体壮实。窦材重用关元穴，注重保扶脾肾阳气，与道家思想的影响不无关系。

1. 阳主温煦，禁忌寒凉

阳气是指人身之气中属阳的部分，其中阳气的温煦作用发挥着促进产热，消除寒冷，使人体温暖的作用。阳气的温煦作用对人体有重要的生理意义。如维持相对恒定的体温；温煦各脏腑、经络、形体、官窍，助其进行正常的生理活动；温煦精血津液，助其正常施泄、循行、输布，即所谓"得温而行，得寒而凝"。《素问·生气通天论》"阳气者，若天与日"，将人体之阳气类比于自然界之太阳，寓温热、升发之意。卢崇汉《扶阳讲记》载："人身立命，在于以火立极。"李念莪也认为："火者阳气也，天非此火不能发育万物，人非此火不能生养命根，是以物生必本于阳……阳气者，身中温暖之气也，此气绝则身冷而毙也。"他们皆重视阳气对人体的重要作用，认为阳气为人身立命之本，可温暖、保持机体生理活动的正常运行。人体阳气充足则安康长寿，阳气衰减则体弱寿夭，甚而性命不保。窦材根据"年四十，阳气衰而起居乏；五十体重，耳目不聪明矣；六十阳气大衰，阴痿，九窍不利，上实下虚，涕泣皆出矣"之论，进一步提出"夫人之真元乃一身之主宰，真气壮则人强，真气虚则人病，真气脱则人死"的观点。此处真气即指阳气，认为人体阳气为人一身之主宰，阳气充足则人强，阳气虚弱则人病，阳气离绝则人亡。

窦材推崇固护阳气，告诫世人慎用寒凉，以免损伤人体正气。如《扁鹊心书》言："冷病属阴，阴邪易伏，故令人不觉，久则变为虚寒，侵蚀脏腑而死。"窦材从医数载，通过大量的临床实践感悟到寒属于阴邪，阴邪易于伏行体内，临床症状较为不明显，故易损伤人体阳气而成虚寒证，损害五脏六腑使脏腑生理活动减弱，而贻害无穷。窦材恐后人不解其用意之深，后注释到："（寒凉伤人）初起不觉之证，最能害人，往往轻忽之，而一变致死者不少。"寒凉之邪因其伏而不发，故使人难以感到不适，待其发生变证时，则使患者病情加重。窦材于书中注释到："《内经》壮火食气之说，犹炎暑盛而人气乏，相火炽而真元伤，非凉药之治，亦非热药之谓，马元台不察此理，妄为注释，遗讹后学不浅。"这一论述表明窦材认为前人对壮火食气之经验固执己见，不辨证施治而擅自注解，对后世的影响有害无益。同时《扁鹊心书》云"溺于滋阴苦寒之剂，殊不知邪之中人，元气盛则能当之，乃以凉药冰脱，反泄元气，是助贼害主也。夫凉药不知害了多少人"，也表达了窦材反对医者妄用苦寒滋阴之剂。医者不知寒凉药对机体的伤害性，虽元气壮实者尚可抵抗寒凉邪气的损害，但不审虚实妄用寒凉，伤人元气，犯虚虚实实之戒，遗祸无穷。窦材指出"若元气稍虚者，无不被凉药冰败而死，脾胃有伤，焉望其生"，说明当时之世，大剂苦寒清凉之品用于元气亏虚者，伤及人的性命，损害脾胃，而脾胃为气血生化之源，脾胃损伤则气血乏源，而使患者阳尽而亡。

窦材从寒热两方面谈及寒凉之品对人体的损害。如其书中所载："人饮热汤及炙煿之物，从龆至耄，断无损人之理。《内经》言膏粱之变，只发痈疽，况膏粱发疽者，百无一二。故知热之养人，时刻不可缺也。"温热之品对机体并无损伤，虽《黄帝内经》中指出多食温热之品易导致疮痈肿毒的发生，但其发生却百无一二。由此可见温热之品对机体的温养作用至关重要。同时，书中又载："若以冷水饮人，不须三日，即为腹疼泄泻，脾虚胃败矣。"饮冷之人，不过三日，就会出现腹痛泄泻等脾胃衰败的表现。由此，窦材于《扁鹊心书》中言及："俗医大用凉剂，譬于饮人冷水，阴害黎民，良可慨也。不见当今医家，祸及子孙，甚至灭门绝后，皆学术不精之报也。"窦材痛斥当世之医，妄用苦寒之剂，不仅害人性命，同时已经是祸及其后人，如此严重的后果皆是因为医者学术不精所导致。这样的认识与观点，在当时来讲，是难能可贵，同时也是他力倡扶阳之缘由。

《扁鹊心书》载："夫四百八病，大约热者居多，寒者最少。无怪乎河间论火，丹溪之补阴也。但泥二子之书而不考究《内经》，堕于偏颇，害人特甚。"可知，窦材虽认同于众多疾病中，热病居多，且不纠责刘完素、朱丹溪用苦寒滋阴之品，但若只学习二人滋阴的学术观点而不习《黄帝内经》之旨，则过于偏颇，而使患者深受其害。窦材在《扁鹊心书》中首论伤寒，"伤寒六脉浮紧……忌服凉药，恐变为阴，害人性命……至六日发烦躁，乃阴阳换气，欲作汗也，服当归茯苓散，汗出而愈……六脉紧大，或弦细，足指冷，肢节痛……皆阴也，灸关元三百壮，服金液丹、姜附汤，过十日半月，出汗而愈"，指出伤寒之证若服寒凉药，则会使病邪深入，伤人脏腑经络，致人性命不保，而后只可通过灸法、温热药扶助人体阳气。又如《扁鹊心书·时医三错》中所言阴疽、鬼邪着人、眼生内障3病，阴疽为肾气大虚，寒邪滞经所致，本当用大补肾气之法以消阴壮阳，肾气足则脾土得阳气，肌肉乃生，同时元阳盛周流全身能遏制本病的发展，然庸医背此正法，反用凉剂，冰损元阳，致使病人脾肾虚衰而亡。鬼邪着人本为阴盛阳虚之病，治宜大补元气，并辅以育神之法，但庸医误以燥火致病，妄投凉药，致人阳气大衰而枉死。脾肾两虚所致眼生内障，法当温补脾肾，壮阳光以消阴翳，而时医不以《黄帝内经》为正法，专习一科，败伤脾肾，动即伤生。因此，临床治病中不辨病性，妄用寒凉，乃是脾肾损伤的主要原因。窦材认为寒凉药物能够损伤人的阳气，导致阴证冷病，且因阴邪易潜伏于体内，令人不觉，久则变虚寒证、阳虚证等，侵蚀脏腑，故应禁戒寒凉药物。

《扁鹊心书》指出，治疗疾病一定要究其本源，通过诊查病情了解病因，分析病机，按表里内外、不同经脉、不同脏腑区别治之，而不可一见血证或不加辨证而妄用寒凉止血之品。如《扁鹊心书·失血》曰："失血之证，世人所畏，而医人亦多缩手。其畏者为殒命之速，而成痨瘵之易。缩手者，恐不识其原，而脱体之难。不知能究其原，察其因，更观其色，辨其脉，或起于形体之劳，或成于情志之过，由于外感者易治，出于内伤者难痊。络脉与经隧有异，经隧重而络脉轻；肝脾与肺肾不同，肺肾难而肝脾易。苟不讹其治法，虽重难亦可挽回，惟在辨别其阴阳，权衡其虚实，温清补泻，各得其宜。不可畏其炎焰，专尚寒凉，逐渐消伐其生气，而致不可解者比比矣。"窦材特别强调阳气在人体中的重要作用，提倡治病应以"保扶阳气为本"，认为寒凉之品易伤人脾，泄人阳气。《扁鹊心书·窦材灸法》载："虚劳咳嗽潮热，咯血吐血，六脉弦紧，此乃肾气损而欲脱也，急灸关元三百壮，内服保元丹可保性命。若服知柏归地者，立死。盖苦寒重损其阳也。"在对肠癖下血的治疗中，窦材认为此病由饮食失节，加之肠胃有冷积之血瘀而致，若治以凉药止血则血愈凝而病不愈，故宜治以温补之法。从中可以看出，窦材之说对当时滥用寒凉有一定的警世作用，对于今天我们在临床治疗出血性疾患时仍有重要的指导意义。

2. 阳主升发，忌用转下

阳主升发意为阳主上升及阳主外发。阳主上升，即阳气以向上升发为常，其中包括肝升肺降、阳升阴降等机体的生理活动，阳主上升又使五脏六腑得以维持其正常的位置以发挥其生理功能。阳主外发是指阳气喜外散以充养皮肤腠理。阳主升发《黄帝内经》早有论述，如《素问·阴阳应象大论》言"积阳为天，积阴为地"，"清阳为天，浊阴为地"，因天人相应，所以人体内的清阳之气轻升而在上，浊阴之气重降而在下。《素问·阴阳应象大论》又载："清阳出上窍，浊阴出下窍；清阳发腠理，浊阴走五脏；清阳实四肢，浊阴归六腑。"《素问·六微旨大论》有："升已而降，降者谓天；降已而升，升者谓地。天气下降，气流于地；地气上升，气腾于天。故高下相召，升降相因，而变作矣。"这些理论都揭示阴阳的本质，即阳主升发而在上，阴主沉降而在下。可见，与自然界相似，人体之清阳上升才是常理，故临床治疗疾病时应重视气血阴阳之升降，灵活运用"升清阳，降浊阴"的方法。妄用转下之剂不仅耗伤阳气，且可使脏腑气机紊乱，从而导致疾病的发生发展。转下之品与阳主外发的生理特性相悖，故不审病之虚实，不察气机之升发肃降而擅用攻下之法为损阳耗正之误。

窦材认为苦寒攻下之品如巴豆、芒硝、大黄可伤及脏腑元气，非体质壮实且体内有燥屎、癥瘕、积聚者不可轻易使用，如《扁鹊心书》所云："非若寒苦之药，动人脏腑，泄人元气也。夫巴豆、硝黄之类能直穿脏腑，非大积大聚，元气壮实者，不敢轻用。"文中又载"然今之庸医不问虚实，动辄便行转下，以泄六腑诸气，转生他证。重则脾胃渐衰，不进饮食，肌肉消瘦而死"。当时的医者用药不辨虚实寒热，须臾便行转下之剂，通泄六腑元气，损伤脾胃之气，严重者伤及脾阳，致使患者脾胃大伤，不欲饮食，致脾胃虚衰无以运化水谷精微，脏腑经络失养，肌肉消瘦而死，由此可见，攻下之品对机体的损害犹如救焚益薪。窦材认为《黄帝内经》中无转下之言，且无纯阳积热之说，唯有沉寒痼冷之论，况阳盛之证亦须查其大便有无燥屎内结，一服转下药即可向愈，但阴证伤人则病情缠绵，不易向愈。同时，窦材针对当时于秋季服通下药以泻夏月积热的做法极为反对，强调当效法《黄帝内经》以春夏养阳，秋冬养阴，不可妄以身有热症而尽服转下之药，败伤脾胃，三焦不暖。故窦材认为，医者当于诊病疗疾时首辨寒热虚实，不可妄用攻下之法。

窦材于《扁鹊心书》载"况乎三焦暖热之能腐熟水谷，若一刻无火则肌肤冰冷，阳气尽而死矣"，可见窦材认为人身一刻也不可离开阳气，阳气衰败则会给人体带来不同程度的寒凉疾患，阳热之气耗尽可致人身无火冰败而亡。窦材认为"今人于并无以上热证，而亦概用寒凉转下，必欲尽去其热，吾不知将以何为生气，夫人身无热则阳气尽矣"，即尽管人无热症今之庸医一概用寒凉攻伐之品以尽去其热，不知乃是阳气维系一身之热，违背窦材时刻注意保护人体之阳气的理念。正如窦材在《扁鹊心书·奏玉帝青辞》所载："仲景立许多承气汤，使后人错用，致寒凉杀人于顷刻也。三承气汤恶能害人？后学不明阴阳承制之道，而妄用承气者害之耳，于仲景何尤！臣因母病，用仲景之法不效，遂成不救，痛心疾首，精究《内经》，又得皇天默授，经历十年方得灵验。凡一切大病小疾，只以此法，触类引伸，效如影响。"此言明窦材认为张仲景所设立的三承气汤本为泻实良方，然后世医者不辨阴阳气化之道，妄用三承气汤攻伐阳气，贻害无穷。窦材本人初始亦宗仲景之法治母疾患，但最终未能挽救其母，故转而潜心精研《黄帝内经》，后又逢奇遇得异人传授医术，并历经十余年临证后方悟阳气为人身之根本，此后临床多以顾护阳气为要，从而使大小疾患均得以药到病除。

3. 辨证施治，理法圆通

从《扁鹊心书》中可以看出，窦材强调诊疗疾病必须探究疾病的本原，通过了解病情，分析疾病的病因病机，按表里寒热、虚实阴阳、脏腑经络之不同分而治之。窦材虽推崇扶阳，但主张辨证施治，并不彻底的禁戒寒凉。他认为医治热病时仍要投以寒凉，但窦材着重论述不可过度，以免伤及阳气而使病情进展。窦材在治疗热病时，言及知母既能清热又不损元阳，不可妄用石膏、黄连、大黄等峻猛苦寒药物。如《扁鹊心书·斑疹》载"世俗凡遇热证，辄以凉药投之，热气未去，元气又漓，此法最不良。余每遇热证，以知母五钱煎服，热即退，元气无损，此乃秘法"，可知窦材治阳证时强调中病即止、切勿过剂的思想。窦材在治疗血证时，对于热破血行所致的出血证仍辨证地治以清热凉血止血之剂，如窦材认为小便尿血证为火热内迫血行所致乃为实证，服一剂寒凉药物就可减轻。书中的以上记载皆可体现出窦材医治疾病时主张辨证论治的核心观点。又如《扁鹊心书》中："此乃胃中积热未除，或服丹附而致，宜服黄连当归芍药汤，下脓者，如圣饼化积而愈。"服用发汗药物后便中有赤水或脓血的病证，窦材认为此为胃中积热未去或服丹药或附子所致，治疗应服寒凉药以祛湿除热，并不偏执地认为应禁戒寒凉、忌用转下，而是灵活辨证。

窦材认为"燧人立法，食必用火，万代苍生得以活命"，认为脾肾阳气损伤以妄用寒凉、误用转下为主要原因，提出固护阳气，慎用寒凉，忌用转下以免损伤人体正气。同时明确提出了阳气损伤的五种病理状态，临床辨证依据个人体质、病机和疾病的转归不同，提出了从温平法到灸千壮的个性化治疗方案，以表明为医者当以病情为要，以保扶阳气为原则，辨证施治，药证相对，缓急得当。虽然窦材力主扶阳，但我辈应看到这是针对某些时弊而言。临证治病，各有所宜，药证相符，方能桴鼓。如寒湿宜于温通，灸法自捷于汤药；若阴虚血枯之人，则温灸、热药不可妄用。我辈后人若能熟读经典，遵古而不泥古，临证以病情为要，倡导整体观念和辨证论治，方可更好的治疗患者。

第二节　古代影响

一、明辨经络，治病求本

窦材的"当明经络"思想传承发展于《黄帝内经》，深刻影响了其后世医学事业的发展。如元代朱丹溪注重辨经用药，并在其著作《丹溪心法·头痛》中详细记有"如不愈各加引经药，太阳川芎，阳明白芷，少阳柴胡，太阴苍术，少阴细辛，厥阴吴茱萸"，恰如窦材所言"既讲明其经络，然后用药径达其处，方能奏效"，如此辨经论治才可事倍功半。明代宋濂在《医家十四经发挥·序》中提及"学医道者，不可不明乎经络"。《外科大成》言："人生之有经络，尤地理之有界分，治病不知经络，犹捕盗不知界分……惟经络一明，然后知症见何经，用何经之药以治之，了然无谬。"经络理论指导下的辨经论治，不区分内外科，即使是外科，亦同理。何经循行部位出现病证，可知该经出现了问题，随后用该经的药进行医治，如此诊治疾病，则清楚明了不会出错。

二、倡用灸法，温补扶阳

窦材倡用灸法对明代张景岳注重灸法亦有重要影响。张氏认为灸法有"散寒邪、除阴毒、开郁破滞、助气回阳"之功，是扶助人体阳气的重要手段，可以弥补药物之不足。张景岳提出了应用灸疗的原则。①灸疗火气：灸疗乃为应用艾火之力，书中认为"凡灸头与四肢，必火足气到，方能愈病"，意思是说，在身体的远端由于经脉传送问题，只有火力足够，才能使灸法火热之气充分达到身体头部与四肢。②身体病证与灸壮大小：灸疗时应用艾炷的大小，要从人体素质去考虑，书中认为"手足皮薄，宜炷小数小，腹背肉厚，宜炷大壮多；凡灸脐下久冷、疝瘕癖、气块伏梁积气，宜艾炷大"，这就是说，我们灸疗之时，要观察人体质与病证的情况，才能决定选择灸炷的大小与壮数的多少，决不能机械应用。③灸法顺序：灸疗的顺序先后，对疾病的影响是非常显著的，因此书中认为"凡灸法，须先发于上，后发于下；先发于阳，后发于阴"。④灸壮多少：如"灸头面者，艾炷宜小，亦不宜多，灸手足者稍倍之，灸腹背者又倍之"，同时，由于疾病的差别，灸炷大小与次数多少，要依据每个病证的特点而制定，如书中论述不同穴位之时，就指出灸的壮数，如三壮、五壮、七壮，或是二七壮、一百壮，多者达三百壮、八百壮等。⑤治疗通穴足三里：后世把足三里称长寿穴，这是有原因的。书中认为"凡一切病，皆灸三里三壮，每日常灸，气下乃止"，说明足三里穴是治疗所有病证与保健最为有效的穴位之一。张景岳善于应用灸法治疗内外妇儿各种病证，并在中风一病中提及"凡卒年中风者，神阙最佳。中风服药，只可扶持，要收全功，艾火为良"，其编著的《景岳全书》中涉及针灸的病证共计24个，其中8个病证（疟疾、霍乱、肿胀、积聚、腰痛、口舌、眼目、脚气）

涉及针灸并用，16个病证（非风、咳嗽、呃逆、反胃、噎膈、心腹痛、胁痛、头痛、耳证、鼻证、齿牙、疝气、脱肛、癫狂痴呆、诸毒、外科）涉及单纯灸疗配合药物治疗，足证张氏重视灸法在临床上的应用。这与他擅长灸法，并与其温补的学术思想密切相关。张氏认为：灸法有"散寒邪、除阴毒、开郁破滞、助气回阳"之功，是扶助人体阳气的重要手段，可见其具有弥补药物不足之处的作用。张景岳作为温补学派的代表人物，对于窦材思想的发扬及传承起到了非常重要的作用。

三、重视辨证，缓急得当

窦材主张诊治疾病时当明确病情，依据疾病情况，确定治疗原则，即"用药缓急"，对于后世医家的治疗思路有一定影响。如金元四大家张子和治病以祛邪为先，擅长于急治；李东垣属补土派之代表，其用药特点为药味多而量轻，适宜于调理慢性内伤疾病，擅长于缓图。清代陈士铎在《石室秘录》中明确提出急治与缓图的原则："急治者，不可须臾缓也。乃外感之喘胀，气不能息之类。如直中阴寒，手足厥冷，小腹冷痛，而欲死者是也。心中卒痛，手不可按，气闷欲死者是也；缓治者，不可急而姑且缓也。如久虚之人气息奄奄，不能饮食者是。"清代温病学派中承前启后的代表人物吴瑭（鞠通）同样注重病势辨证，处方变化巧妙，用药不拘常格。吴瑭尝谓："医者全在善测病情，宜多宜少，胸有确见，然后依经训约之，庶无过差也。"综观《吴鞠通医案》《温病条辨》二书可知吴氏临证善于判断、辨别病情的轻重、进退，常依据患者病势变化及气候、时令的特点，结合自己的经验，正确把握治疗时机和方药的运用。

金元之后至明代之初，时医多不详加辨证，在这种时代背景下，张景岳提出了"阳非有余，阴常不足"的论点。《类经附翼》说："阳道常实，阴道常虚，故丹溪引日月之盈亏，以为阳常有余，阴常不足之论，而立补阴丸、大补丸等方，独惜以黄柏、知母为神丹，致家传户用。殊不知天癸未至，本由夫气，而阴气之自半，亦由乎气，是形虽在阴，而气则仍从乎阳也。"张景岳认为黄柏、知母等一类苦寒之药，易伤阳气，不可滥用。他认为阳气决定人之生死，对人体来说非常重要，"天之大宝，只此一丸红日，人之大宝，只得一息真阳，凡阳气不充，则生意不广……万物之生由乎阳，万物之死亦由乎阳，非阳能死万物，阳来则生，阳去则死矣"。由此可见，张景岳非常重视阳气在人体中的作用。罗天益慎用寒凉之品，反对滥用下法，这一思想罗氏在《卫生宝鉴·药误永鉴》中进行了深刻阐发，他强调"凡人之脾胃，喜温而恶冷"，并强调轻易使用下法的危害。如在《卫生宝鉴·卷一·方成弗约之失》中，在分析李人爱之子是脾胃气弱不能运化而致痞满，被庸医误用攻法致死一证时，曰："治病必求其本，盖李人以俳优杂剧为戏，劳神损气，而其中疲然，因时暑热，渴饮凉茶，脾胃气弱，不能运化而作痞满，以药下之，是重困也，加以不慎，又损其阳，虚而复伤，伤而复下，阴争于内，阳扰于外，魄汗未藏，四逆而起，此仲景所谓一逆尚引日，再逆促命期。"可见罗天益的学术主张与其师李杲完全一致，而且还有独到之处。

第三节　现代影响

一、明经传变，辨经论治

尽管，经络的概念很抽象，且现代医家对经络的内涵尚未达成统一的认识，但具体的经络循行、脏腑属络和经络特性所识相对一致。现代医家们在对《黄帝内经》等经典论著中有关经络思想的研究基础上，传承、创新、总结了辨经论治的治病思路，如今辨经论治也已成为现代临床不可或缺的一部分，并且广泛应用于临床各种疾病的治疗。

辨经方法具体可分为部位辨经和症状辨经。所谓部位辨经，即是根据经脉循行的路线指导辨经，可追溯于《灵枢·终始》，"病在上者下取之，病在下者高取之，病在头者取之足，病在腰者取之腘"，"病在左者取之右，病在右者取之左"。如某一部位出现异常症状，哪条经脉循行经过此处，便可能与哪条经脉有关，治疗上则针对责任经络进行针对施治，或选用该经腧穴，或加用入该经的药物，此法多以十二经脉及奇经八脉为主，这也正是"经脉所过，主治所及"的含义。又如《灵枢·经脉》"大肠手阳明之脉……其支者，从缺盆上颈贯颊，入下齿中……胃足阳明之脉，起于鼻……入上齿中"，因此上牙痛可辨为足阳明胃经，下牙痛可辨为手阳明大肠经。再如《灵枢·经脉》"胃足阳明之脉，起于鼻之交頞中，旁纳太阳之脉，下循鼻外……过客主人，循发际，至额颅……膀胱足太阳之脉……其直者，从巅入络脑，还出别下项……三焦手少阳之脉……上项系耳后，直上出耳上角，以屈下颊至颐；其支者，从耳后入耳中，出走耳前，过客主人前，交颊，至目锐眦……胆足少阳之脉，起于目锐眦，上抵头角，下耳后，循颈……其支者，从耳后入耳中，出走耳前，至目锐眦后……肝足厥阴之脉……连目系，上出额，与督脉会于巅"。因此，头痛根据部位可分为阳明头痛（前额、眉棱骨、鼻根部疼痛为主）、少阳疼痛（侧头痛为主）、太阳头痛（后枕部或连及项部疼痛为主）、厥阴头痛（颠顶或连于目系疼痛为主）。《灵枢·经脉》记载的十二经脉的"是动则病……是主……所生病……"详细描述了各经出现的症状，根据症状即可确定是何经所病。如"胃足阳明之脉……是动则病洒洒振寒，善呻，数欠，颜黑，病至则恶人与火，闻木声则惕然而惊，心欲动，独闭户塞牖而处。甚则欲上高而歌，弃衣而走，贲向腹胀，是为骭厥。是主血所生病者，狂疟"，故神智异常，尤其是狂证可着重从足阳明胃经论治。《素问·刺腰痛》也对足太阳腰痛、阳明腰痛、阳维脉腰痛等症状进行了详细描述，"少阳令人腰痛，如以针刺其皮中，循循然不可以俯仰，不可以顾"，如果患者腰痛如针刺，且不可以做俯腰、仰腰和回头的动作，便可辨为少阳经病，进行施治。

辨经论治中，部位辨经和症状辨经是相辅相成的，两者结合可更好地发挥调节治疗作用。近年来，亦有不少医家不断探索，根据经络的特性、循行路线及相关脏腑与脑的联系，正在尝试将痴呆分为督脉病证、足少阴肾经病证、肝胆经病证、太阴经病证和心经病证等进行治疗。在审视病因的基础上，辨经论治各种类型头痛效果俱佳，如梁清湖采用针灸治疗头痛 326 例，总有效率可达 95.40%。

二、灸法扶阳，治病保健

灸法作为中医传统治疗方法的重要组成部分，其扶阳的特性在《本草纲目》中对于"艾"的定义就可以看出。"艾叶苦辛，生温，熟热，纯阳之性，能回垂绝之阳，通十二经，走三阴，理气血，逐寒湿，暖子宫，以之灸火，能透诸经而除百病。"窦材重用灸法，也因应用灸法可以固护、调理人体一身之阳气，其扶阳思想与其他思想既一脉相承又相互联系，其在辨证论治中可体现于温补脾肾之阳，而在针灸施治中最能体现扶阳思想的则是灸法。窦材不仅指出当时苦寒治病的弊端，还使古代及现代医家受此启发，很好地将扶阳思想应用到疾病治疗中。现代学者发挥此理论，在临床中使用灸法治疗疾病，效如桴鼓，尤其是经常使用灸法治疗阳虚型患者，恰与其扶阳思想相对应。现代研究表明，扶阳火艾灸治疗阳虚型癌因性疲乏疗效优于单纯火疗组及常规对照组，将艾灸、特制扶阳药酒、火疗、推拿结合在一起，通过刺激督脉及足太阳经经气，可以激发人体一身之阳气，而达到温通经脉、固本培元的作用，提高癌症患者的生活质量。窦材认为"大病宜灸"，因此，在疾病治疗中动辄百壮，而灸数与人体阳气的盛衰密切相关。现代学者也开展了对于灸量的研究。此外，窦材是根据不同年龄、部位选择艾炷大小，如"凡灸大人，艾炷须如莲子，底阔三分；若灸四肢及小儿，艾炷如苍耳子大；灸头面，艾炷如麦粒大"，在临床应用时应根据患者年龄、病种、体质等情况选择大小合适的灸炷，灸治时间则以患者感觉为主，切忌为盲目追求"重灸"疗效而忽视患者感受，从而造成不必要的伤害。此外，"灸时用百壮"虽有言过的可能，但是该提法可为现代疾病治疗提供思路，如目前临床灸法治疗疾病常选穴较多，且每穴常灸 15 ～ 20 分钟，可能收不到满意的治疗效果。在今后的临床研究中可遵此思路，治疗中精选穴位且每个穴位多施灸以观察疗效。

三、急治缓图，各有所异

《扁鹊心书》中"要知缓急""五等虚实"部分蕴藏着极为丰富的治则理论，是符合"透过现象看本质""具体问题具体分析"辩证法思想的，无疑是十分科学的。现代医家汪有民教授指出急治与缓图原则，首先是给辨证提出了较高的要求。在辨证时要详审和评估病情之轻重、急缓、久暂、强弱、勇怯等病势及体质、性格的个体特异性，为确立治疗原则、选方遣药提供依据。概言之，外感病（伤寒、温病）、内伤病急性发作，体质壮盛者，脾胃强实者，纯实、纯虚、纯寒、纯热者，可考虑急治，如高烧、昏厥、血症、哮喘、呕吐、泄泻、痫症、中风、真心痛等。内伤的慢性病，外感病、急性病缓解期与恢复期，久病，体质羸瘦，脾胃虚弱，虚实寒热错杂等可考虑采取缓图的治疗原则，如结核病、慢性病毒性肝炎、慢性肾小球肾炎、慢性胃炎、慢性支气管炎等。在采取缓图时，须向患者解释清楚，疾病痊愈，有一个由量变到质变的过程，让患者对疗效不要期望过高。否则，数剂不效，患者就可能另投他医，频繁更医就会延误治疗时机，对患者不利。姜春华教授提出"截断扭转法"的治疗思想，其目的是能迅速消减病势，体现了急治的治疗原则。岳美中教授主张治疗慢性病用药宜小剂量久服，通过渐积，慢慢起效，以图促进抗病能力的再生，他形容这种治法，"如春起回温，暗然而彰"。这实际上就属于缓图的治疗原则的运用。余小萍、方祝元等主编的普通高等教育中医药类"十三五"规划教材《中医内科学》中将哮病分为发作期、缓解期。发作期又再辨证分为：寒哮，系寒痰伏肺，肺失宣降所致，选用射干麻黄汤加减；热哮，系痰热壅肺，肺失清肃所致，选用定喘汤，清热宣肺，化痰定喘；痰哮，系痰壅气道，肺失肃降所致，选用二陈汤合三子养亲汤加减；风哮，系宿有痰浊伏肺，风邪入侵，或阴虚血少，虚风内动所致，选用华盖散加减；哮病日久，必致正虚，大发作时往往邪少虚多，肺肾两亏，痰浊壅盛，甚至出现张口抬肩、面青肢冷汗出、脉浮大无根的喘脱危症。缓解期可继续辨证分为：肺虚，当补肺固卫，方用玉屏风散加减；脾虚，当健脾化痰，方用六君子汤加减；肾虚，当补肾摄纳，方用金匮肾气丸或七味都气丸加减。三种虚证往往夹杂出现，只是偏重不同，因此，哮病缓解期的治法为健脾补肾、补肺益气。喘脱危症时当扶阳固脱，镇摄肾气，留一分元气，存一分生机。为避免喘脱的出现，在缓解期症状不明显的时候，更要继续服药调理肺脾肾三脏，补益摄纳，以培本固元，增强体质，减少发作次数和发作程度。现代临床上常有"冬病夏治"一说，慢性呼吸道疾病在秋冬易发，那么在春夏的缓解期便应及时用药调理，打好基础，比如三伏贴就是"冬病夏治"的代表。除此以外，慢性病的缓解期还可以服用膏方、丸药调理，以期温和滋补，缓缓图之。

第三章　古法今用

第一节　别裁精要

病邪轻浅之时，正气尚存，此时需明辨经络脏腑之所病，若病邪迁延不愈失治勿治，或因错用寒凉药物损伤元气，演化成大病之时，则需明辨阴阳，固护先后天之本，扶助脾肾之阳，首选灸法治疗，方能扶阳固本挽救性命。

一、明经络，善辨证

窦材认为"学医不明经络，开口动手便错。盖经络不明，无以识病证之根源，究阴阳之传变"，"百病十二经脉可定死生"。《灵枢·卫气》中云："能别阴阳十二经者，知病之所生，候虚实之所在者，能得病之高下。"《灵枢·经别》中云："夫十二经脉者，人之所以生，病之所以成，人之所以治，病之所以起，学之所始，工之所止，粗之所易，上之所难也。"由此可见，窦材的明经络、知传变、识根源的辨证施治原则与《灵枢》思想一脉相承。中医学认为经络学说是中医基础理论的重要组成部分，是取穴施治的理论核心，体现着中医独特的辨证思维。十二经脉及其分支等纵横交错、入里出表、通达上下，联系了各个脏腑器官，奇经八脉沟通于十二经之间加强了经脉之间的联系，皮部、经筋联系了皮肉筋骨。因此，经络系统将脏腑、器官及皮肉筋骨等组织联结成了一个统一的有机整体，与人体生理病理变化有着密切关系。经络是气血的运行通道，气血通过经络的传注从而输布全身，以濡养脏腑组织器官，调整阴阳，使机体维持正常的生理状态。除此之外，经络同样是传注病邪的途径和病变传变的渠道。当机体受到外邪侵犯时，如《素问·缪刺论》中所载："夫邪之客于形也，必先舍于皮毛，留而不去，入舍于孙脉，留而不去，入舍于络脉，留而不去，入舍于经脉，内连五脏，散于肠胃。"外邪通过经络由表入里，由浅入深。当机体发生脏腑病变时，脏腑病变可以通过经络相互影响，使疾病进一步传变，如心火下移小肠、肺病影响大肠又累及肾等。此外，脏腑病变也可以通过经络显现于体表，在特定穴等部位反映病情，因此，进行经络辨证，可以对病情综合分析，进而可以确定疾病的病因病机、发展传变，有助于协助诊断及时进行治疗。

窦材在书中开篇即提出"当明经络"的治疗原则，对那些仅根据病变体表部位进行经络辨证的医家进行批判，认为他们只看到了浅表，不知阴阳交接、脏腑递更的规律，不能把握疾病的病因病机从而无法预判疾病的预后和发展，仅仅明白药理，广下药方，即使症状稍有缓解也很难使疾病痊愈，只治其标，不治根本，妄下治疗，甚至使人死亡。窦材在经络学说理论指导下辨证施治，不仅治病有神效而且取穴少而精，全书中用到的穴位26个：巨阙、中脘、神阙、阴交、气海、石门、关元、天柱、肺俞、心俞、肝俞、脾俞、肾俞、腰俞、涌泉、承山、足三里、中府、食窦、天突、地仓、上星、前顶、目窗、脑空、风府。在全书中所用的穴位之精更体现了其医学功底之深厚，与其他医家相比，窦材虽取穴少，但皆达到了治愈的效果。在现代临床治疗中，由于发病季节、个人体质、所处地域和就诊时疾病的发展阶段不同，辨证取穴在临床实践和提高疗效上具有十分重要的指导意义，是临床上常用的选穴、配穴依据之一。如治疗口眼歪斜辨病位在阳明经，选取地仓穴；在治疗咳嗽时，初起病机为风寒袭肺，灸天突穴，久咳不止，伤及脏腑气机，灸肺的背俞穴，若此人年老，恐肺气不足，耗伤肾气，疾病转化为虚劳，此时艾灸关元穴。由于窦材明晓疾病的发生发展和传变，对不同疾病选取同样的穴位仍可以达到治愈的效果，如《扁鹊心书》中对于虚劳、中风、腰腿骨节疼痛、破伤风、老年气喘等疾病，这些病证的病机都为肾气亏损，所以皆艾灸任脉上大补元气的关元穴。

本篇摘取《扁鹊心书》中3篇临床医案，分析其治病思想及方法，以对现代临床提供参考。

案例1 暑月伤食泄泻

凡暑月饮食生冷太过，伤人六腑。伤胃则注下暴泄；伤脾则滑泄，米谷不化；伤大肠则泻白，肠中痛，皆宜服金液丹、霹雳汤，三日而愈。不愈则成脾泄，急灸神阙百壮。神阙恐是命关之误。《难经》虽言五泄，不传治法，凡一应泄泻，皆依此法治之。

按： 文中明确论述本病起因源于暑月饮食生冷太过，而伤人六腑，无论病伤何腑，疾病初期，皆宜服金液丹、霹雳汤，三日而愈。若失治误治，迁延不愈，泄下过度，则易致气阴两伤，损伤脾胃，转成脾虚泄泻，泄泻的病因，究其根本，关键在于脾胃运化功能失调。《古今医鉴·泄泻》："夫泄泻者，注下之症也。盖大肠为传送之官，脾胃为水谷之海，或为饮食生冷之所伤，或为暑湿风寒之所感，脾胃停滞，以致阑门清浊不分，发注于下，而为泄泻也。"《景岳全书》亦云"泄泻之本，无不由于脾胃"，说明其病虽在大肠，而病之根本在脾胃。

神阙，变化莫测为神，阙指要处，穴当脐孔。是处胎生之时，连系脐带以供胎儿之营养，故又命蒂。名之神阙，是因胎儿赖此宫阙，输送营养，灌注全身，遂使胎体逐渐发育，变化莫测。神阙穴为任脉经腧穴，任脉为阴脉之海，督脉为阳脉之海，二者皆经过脐。脐又为冲脉循行之所，冲脉为十二经脉之海。故冲、任、督三脉"一源而三歧"，皆交汇于脐，故脐为经络之总枢，经气之汇海。奇经八脉纵横上下，沟通内外，所以脐与百脉相通，内联五脏六腑，外达四肢百骸。神阙为任脉上的阳穴，于督脉上的阳穴——命门相对，二穴前后相连，阴阳和合，是人体生命能源的所在地。故治脐即能调理脏腑，扶正祛邪。《铜人腧穴针灸图经》："神阙，治泄利不止，小儿奶利不绝，腹大绕脐痛，水肿鼓胀，肠中鸣状如流水声，久冷伤惫，可灸百壮。"

神阙穴除应用于暑月伤食泄泻之外，窦材还在《扁鹊心书·黄帝灸法》中用于治疗因脏腑亏损、气血不足、精神困惫之"虚劳病"，水液潴留、泛溢肌肤之"水肿病"，阴寒之邪阻于筋骨肌腠血脉之"阴疽骨蚀"，脾虚统血失司、血溢肠络而发之"肠澼下血"及胃失和降之"吐泻"。

案例2 咳嗽病

此证方书名为哮喘，因天寒饮冷，或过食盐物，伤其肺气，故喉常如风吼声，若作劳，则气喘而满。须灸天突穴五十壮，重者灸中脘穴五十壮，服五膈散，或研蚯蚓二条，醋调服，立愈。哮病遇冷则作，逢劳则甚，审治得当，愈亦不难，然少有除根者，先生此法甚妙，请尝试之。

按： 天寒饮冷、过食盐物可致病甚多，然病哮喘者，常伴有"夙根"。目前临床对"夙根"的总结，或从"痰"，或从"瘀"，或从"寒"，或从"湿"，或从"肾亏"等一元论，不能解释所有哮喘发病的病机，治疗上使用单一疗法疗效不佳。结合中医发病学观点，"正气存内，邪不可干"，"邪之所凑，其气必虚"，我们认为哮喘的性质是"本虚标实"，所以在治疗上应治病求本，采用祛除标邪与整体调节相结合的方法。

哮喘病无论虚实，皆以肺气失调为主。肺为诸脏之华盖，主一身之气，司清肃之令，外合皮毛，内司呼吸，开窍于鼻，其变动为咳。六淫之邪最易侵肺，故肺为"娇脏"。哮喘病责于痰，痰为夙根而伏于肺。肺气失调，宣肃不利则气逆为喘；肺津不布，通调失常则津聚生痰。痰气搏击是哮喘发病的核心病机。哮喘往往遇触而发，"卫外而为固"的皮毛防御不利，六淫侵袭人体是引动哮喘的直接原因。在此基础上，肺气失调影响皮毛功能，导致腠理开合失司，皮毛不能顺利纳气、散气则加重哮喘病情。

天突是阴维脉、任脉的交会穴。阴维脉维系全身阴脉，有维护人体内在脏腑的作用。任脉为阴脉之海。窦材灸取天突穴五十壮，有引阴补阳，维护肺气正常的生理功能之意。此外，《扁鹊心书·窦材灸法》还将此穴用于治疗胃气虚弱，风寒客肺所致的"急喉痹、颐粗、颔肿、水谷不下"之证。《扁鹊心书·喉痹》云灸天突"治肺肾之法，千古卓见，况咽喉之证，风火为患，十有二三，肺肾虚寒，十有八九"，故用天突灸方，亦服姜附汤，第一开豁痰涎，后审证治之，以姜附、灼艾治之本。

中脘，中指本穴相对于上脘穴、下脘穴二穴而为中也；脘，空腔也。哮喘久病、重病必累及气血之根本。中脘汇聚气血物质为地部经水，为胃经募穴。脾胃为后天之本，气血生化之源。中脘又为八会穴之腑会，六腑精气汇聚于此，又因六腑皆禀于胃，故灸中脘可以通六腑之气，以温胃阳，进而助气血之生化。窦材对于病重者灸取中脘穴五十壮，其为治病求本，有培土生金之意。

案例3 邪祟

此证皆由元气虚弱，或下元虚惫，忧恐太过，损伤心气，致鬼邪乘虚而入，令人昏迷，与鬼交通。当服睡圣散，灸巨阙穴二百壮，鬼气自灭，服姜附汤而愈。邪祟乌能着人，人自着之耳。果立身正直，心地光明，不负君亲，无惭屋漏，鬼神钦敬不遑，何邪祟不敢乘哉？惟其阴幽偏颇，卑愫昏柔之辈，多能感此，有似邪祟之附着，究非邪祟也。盖由人之脏气受伤而神魂失守。故肝脏伤则意不宁，而白衣人来搏击；心脏伤则神不宁，而黑衣人来毁伤；脾脏伤则意有不存，而青衣人来殴辱；肺脏伤则魄不守，而红衣人来凌轹；肾脏伤则志多犹疑，而黄衣人来斥辱。此皆神气受伤，以致妄有闻见，不觉其见乎四体，发乎语言，而若有邪祟所附也。正法惟有安其神魂，定其志魄，审其何脏之虚而补之，何脏之乘而制之可也。

一贵人妻为鬼所着，百法不效。有一法师书天医符奏玉帝，亦不效。余令服睡圣散三钱，灸巨阙穴五十壮，又灸石门穴三百壮，至二百壮，病人开眼如故，服姜附汤、镇心丹五日而愈。

按:《素问·生气通天论》有云"阳气者，若天与日，失其所则折寿而不彰"，"阳气者，精则养神"。《素问·移精变气论》又曰："得神者昌，失神者亡。"张景岳亦言："凡精血之生，皆为阳气，得阳则生，失阳则死，阳强则寿，阳衰则夭。"由此可见，阳气与神均对人体生命活动具有重要作用。《素问·生气通天论》曰："阳气者，精则养神。"阳气有营养神志的作用。对此，王冰注曰："然阳气者，内化精微养于神气。"张介宾注曰："神之灵通变化，阳气之精明也。"张志聪注曰："阳气者，水谷之精也，故先养于五脏之神。"总之，阳气可以通过气化作用，内化为精微，来充养神气，可使其精明，功能正常。因此，当阳气出现异常，则出现"神"的异常。

心为阳脏而主通明，心位于胸中，在五行属火，为阳中之阳，故称为阳脏，又称"火脏"。火性光明，烛照万物。将心喻为阳脏、火脏，其意义在于说明心以阳气为用，心之阳气有推动心脏搏动，温通全身血脉，兴奋精神，以使生机不息的作用。心主通明，是指心脉以通畅为本，心神以清明为要。唐宗海《血证论》说"心为火脏，烛照万物"，实际是强调心以阳气为用，以及心阳的温通血脉和兴奋精神的作用。邪祟之病，皆由阳气亏虚，累及各脏腑，损伤心神所致。其病因主要以阳虚为本，故以"培阳补元"为治疗原则。窦材灸法明辨经络，此病多因元气虚弱，忧恐过度，损伤心气所致。

巨阙，巨，大也；阙，宫门也。本穴位处胸腹交接处的凹陷部位，任脉上、下二部皆无气血传至本穴，穴内气血为来自胸腹上部的天部湿热水气，此气因其热，既不能升又不能降，在本穴为聚集之状，本穴如同巨大的宫门一般将外部的水气聚集，故名巨阙。《景岳全书·新方八略引》曰："善补阳者，必于阴中求阳，则阳得阴助而生化无穷。"巨阙属任脉，任脉乃阴脉之海，胸腹上部之气汇聚于巨阙，而心位于胸中，故灸巨阙可补益胸腹之正气，以助心阳。巨阙又为心之募穴，有通达心肺、益肾元、健脾胃、补气血、和阴阳之功。文中重灸巨阙两百壮，可直达补益心阳之功。心阳充盛，则邪不复存。

巨阙穴除应用于治疗邪祟病外，《扁鹊心书·黄帝灸法》还记载将此穴用于治疗因元气虚弱忧恐过度，损伤心气，以致魂不守舍所致的"鬼邪着人"。《扁鹊心书·窦材灸法》中记载因心气不足，外感风邪，客于包络，蒙蔽心神以致神志逆乱所致的"风狂妄语"；因思虑太过，耗伤心血导致的"昏默不省人事"。

二、辨阴阳，固脾肾

大病临证重辨阴阳。阴阳在哲学层面概括了自然界中相互关联的事物和现象的属性，《黄帝内经》把阴阳学说引用到医学领域阐释了很多人体生理病理问题和人与自然界的关系，成为中医学中重要的思维方法之一。《黄帝内经》言"善诊者，察色按脉，先别阴阳"，蜀中医圣郑钦安也提道"医学一途，不难于用药，而难于识症，亦不难于识症，而难于识阴阳"，可见辨别阴阳的重要性。在中医学上，阴阳学说赋予脏腑组织的阴阳属性，说明了人体的生理功能，指出人体正常的生命活动，是阴阳两个方面保持对立统一协调关系的结果，进一步可以指导养生。如"法于阴阳，和于术数"追求顺应自然进行阴阳调养达到"阴平阳秘，精神乃治"的效果；以阴阳的状态解释人体的病理变化，将其分为阴阳偏盛、偏衰和阴阳互损三大类，从而确定了治疗原则（即实则泻之、虚则补之），并指导疾病诊断。虽然疾病复杂多样，但概括起来无外乎阴阳两大类。窦材在书中论述到"夫四百八病，大约热者居多，寒者最少"，不加辨别，害人不浅，强调在治疗疾病时要从疾病的阴阳本质入手。他在书中举例一名京中太医自夸能治疗瞎眼，以冷水冰敷，又用寒膏内陷，倘若病因辨证为实火，则治疗见效，但此病人为肾阳亏损，用此凉方反而导致害人性命。在辨别阴阳中，窦材着重指出阴盛格阳、真假虚实的情况。阴盛格阳即阴气壅盛于内，逼迫阳气浮越于外，表现出面红、口渴、烦热的假象，世人因此容易被假象所蒙蔽而失治误治。如治疗狂言狂语、奔走上屋的情况，若为热证施加凉药则无错，但俗医往往忽略了面青脉急或面黑脉微、手足厥冷，阴阳格拒所致的阳脱危象，妄用寒凉之药，凉之即死。

针对当世医者滥用寒凉的现象，窦材在辨别阴阳施治时重视扶阳。阳气推动着人体生长、发育、生殖，精血津液的生成、运行和输布，保持脏腑机能的稳定，尤在危急重症中，阳气的盛衰更直接决定机体的功能状态。如治疗中风，本因真气亏虚，风邪所乘，治法以艾灸、丹药壮元阳，若用汗、吐、下等法则损伤元气；治疗霍乱，因阴阳交错、三焦失运和中土受伤，用温补之法调养脾胃，壮补真阳可令人安愈，若用寒凉大泄之法，不知脾胃受伤，荣血枯竭，是谓不顾人命。"脾为五脏之母，肾为一身之根"，窦材的扶阳理论中尤以脾肾为本，重元阳。在书中的 100 多条病案中，有一半以上辨证为脾肾阳虚，在治病选穴时，取穴少而精，独重命关、关元两穴。《扁鹊心书·五等虚实》中提道："盖肾为先天之原，脾为后天之本，资生资始。"脾为气血生化之源，脾胃之气充足，化生营气与卫气充足，在外防御外邪调控腠理开合，在内营养脏腑组织且充养和培育肾所藏的先天之精及所化生的元气。肾为先天之本，不仅促进生长发育，维持机体的基本功能，而且资助和促进脾的运化功能，脾肾阳气充足，才能固护真元，使脏腑组织得以源源不断地被濡养。这种温补脾肾的扶阳思想，与现代钦安卢氏有相通之处。正气来源于先后天之气，两者融为一体才能使人体健康舒畅。这里的先后天之气就是指肾中元气和脾胃运化的后天之精气，而现代的一些临床研究也证实了温补脾肾在治疗一些疾病时能取得更好的疗效。窦材将重视扶阳和温补脾肾的学术思想贯穿始终，且在治疗寒病、危急重症等"大病"中皆取得佳效，他的灸法思想也是以此为核心，进而提出首灸、重灸等理论。

《扁鹊心书·大病宜灸》篇记云："医之治病用灸，如做饭需薪，今人不能治大病，良由不知针艾故也。世有百余种大病……若能早灸，自然阳气不绝，性命坚牢。""所谓大病者，一伤寒，二阴疽内蚀，三虚劳痰火，四中风，五水肿，六臌胀，七脾泄暴注，八尸厥，九久痢，十脾疟，十一喉痹，十二男女骨蒸劳热，十三小儿急慢惊风，十四痘疹黑斑缩陷。至于胎前产后百十种必死大证，世人莫能救疗，束手待毙，良可哀哉！"他如"阴疽"一证，窦材认为："疮疽本于肾虚，为阴所著，寒邪滞经，依附于骨，故烂入筋，害人性命。其法必大补肾气，壮阳消阴，土得阳气，自生肌肉，则元气周流不侵骨髓矣。""阳化气，气为阳，人无气则死，有气则生，阴盛阳伤，扶助阳气，方可以挽后生。"窦材认为"燧人立法，食必用火，万代苍生得以活命"，故早灸可保扶人身阳气，人体阳气充足则安康长寿，阳气衰减则体弱夭寿，甚而性命不保，阳气充盛，营卫调和，才能肌腠致密，邪不内侵。因此，在遇到"大病"，尤其是非常危急的病证之时，不仅首要利用灸法施治，并且更要及早运用，这是挽救性命的重要举措。

下将摘取《扁鹊心书》中"中风""水肿""血崩"作为大病的临床医案进行分析和探讨。

案例1　中风

此病皆因房事、六欲、七情所伤。真气虚，为风邪所乘，客于五脏之俞，则为中风偏枯等证。若中脾胃之俞，则右手足不用；中心肝之俞，则左手足不用。大抵能任用，但少力麻痹者为轻，能举而不能用者稍轻，全不能举动者最重。邪气入脏则废九窍，甚者卒中而死。入腑则坏四肢，或有可愈者。治法：先灸关元五百壮，五日便安。次服保元丹一二斤，以壮元气；再服八仙丹、八风汤则终身不发。若不灸脐下，不服丹药，虽愈不过三五年，再作必死。然此证最忌汗、吐、下，损其元气必死。大凡风脉，浮而迟缓者生，急疾者重，一息八九至者死。中风之证，古方书虽有中脏、中腑、中经脉之别，然其要不过闭证与脱证而已。闭证虽属实，而虚者不少，或可用开关通窍行痰疏气之剂。关窍一开，痰气稍顺，急当审其形脏，察其气血，而调治之。更视其兼证之有无，虚实之孰胜，或补或泻；再佐以先生之法，庶几为效速，而无痿废难起之患矣。至若脱证，惟一于虚，重剂参附或可保全，然不若先生之丹艾为万全也。予见近时医家，脱证已具三四，而犹云有风有痰，虽用参附而必佐以秦艽、天麻、胆星、竹沥冰陷疏散。是诚不知缓急者也，乌足与论医道哉！

按：中风的发生，多在患者年老体衰，内伤积损的基础上，复因情志过极、饮食不节、劳欲过度，致使机体阴阳失调，气血逆乱，血瘀于上，瘀阻脑脉，血行阻滞，或血不循脑脉，血溢于脑，脑失濡养而形成本病；或阴亏于下，肝阳暴张，阳化风动，血随气逆，夹火夹痰，横窜经络，蒙蔽清窍，从而发生猝然昏仆，半身不遂等危重证候。临床根据患者有无神志异常，将其分为中经络、中脏腑。中风病位在脑，与心、肾、肝、脾密切相关。病性多为本虚标实，上盛下虚。在本为肝肾阴虚，气血衰少；在标为风火相煽，痰湿壅盛，瘀血阻滞，气血逆乱。基本病机为阴阳失调，气血逆乱，上犯于脑。《医经溯洄集·中风辨》有："中风者，非外来风邪，乃本气自病也。凡人年逾四旬，气衰之际，或因忧喜忿怒，伤其气者，多有此疾。壮岁之时无有也，若肥盛则间有之，亦是形盛气衰而如此。"故中风发病，不局限于某脏某腑，而同时累及多个脏腑，多脏腑之气衰惫，伴随诱因而发病。

关元，关者，门也，又出入之孔道也。元，本也，原也，端也，至大也，至使也。《周易》中，乾元指乾之全体，坤元指坤之全体。唐容川谓"关元为元阴、元阳交关之所，即先天之气海也。"关元穴在脐下 3 寸，为小肠募穴，足三阴、任脉之会，与众经脉关系密切。因此，关元穴与任脉、足三阴经（肝、脾、肾三经）、足阳明胃经、冲脉以及督脉联系密切，可谓一穴集聚多经之功能。穴属阴中之阳，为生命之所系，一身元气之所在，功能培肾固本，补益精血，调理冲任，是古今保健强壮的要穴，为历代针灸医家所推崇。

关元为三焦之气所生处，为培肾固本、补益元气、回阳固脱之要穴。《扁鹊心书·住世之法》认为："夫人之真元乃一身之主宰，真气壮则人强，真气虚则人病，真气脱则人死。保命之法，灼艾第一，丹药第二，附子第三。人至三十，可三年一灸脐下三百壮；五十可二年一灸脐下三百壮；六十可一年一灸脐下三百壮，令人长生不老。余五十时常灸关元五百壮……遂得老年康健。"关元穴与元气关系最为密切。元气为温煦五脏六腑，推动人体生命活动的原动力。针对此类危急重症，重灸关元五百壮可以直接调动元阴、元阳，激发一身之元气，补益精血，培肾固本，回阳固脱。因此，窦材认为大病宜灸。

案例 2　水肿

此证由脾胃素弱，为饮食冷物所伤，或因病服攻克凉药，损伤脾气，致不能通行水道，故流入四肢百骸，令人遍身浮肿，小便反涩，大便反泄，此病最重，世医皆用利水消肿之药，乃速其毙也。治法：先灸命关二百壮，服延寿丹、金液丹，或草神丹，甚者姜附汤，五七日病减，小便长，大便实或润，能饮食为效。惟吃白粥，一月后，吃饼面无妨，须常服金液丹、来复丹，永瘥。若曾服芫花、大戟通利之药，损其元气或元气已脱，则不可治，虽灸亦无用矣。若灸后疮中出水或虽服丹药而小便不通，皆真元已脱，不可治也，脉弦大者易治，沉细者难瘥。

按： 水肿是因感受外邪，或劳倦内伤，或饮食失调，致气化不利，津液输布失常，导致水液潴留，泛溢肌肤，引起以头面、眼睑、四肢、腹背甚至全身浮肿为临床特征的疾病。

《素问·至真要大论》云："诸病水液，澄澈清冷，皆属于寒。"窦材认为"此证由脾胃素弱，为饮食冷物所伤，或因病服攻克凉药，损伤脾气"所致。脾肾阳虚，阳不运水为其病本，与脾肾关系密切。脾肾之阳气不足，中焦不得温煦，脾运失司，以致病程持续性进展。脾为后天之本，主运化为气血生化之源，主升清，输送水谷精微于脏腑，脾运健旺，脾阳充盛则能防止湿、饮、痰等的生成，而其功用正常均赖于肾阳的推动，诚如《景岳全书》云"五脏之阳气，非此（肾）不能发"。肾脏为先天之本，其主封藏以固摄先天元气，主命门之火以蒸腾气化，主宰尿液的生成和排泄，保持代谢平衡，其功能正常亦赖于脾胃所化之精微物质所滋助。是故言脾非肾脏先天元阳之气温煦则运化无力，肾非后天脾脏五谷之气滋助而供给无源。脾阳受损，以致脾之运化功能失职，则"行津液""灌四旁"失司，导致水液潴留，泛溢肌肤而成水肿。《素问·至真要大论》言"诸湿肿满，皆属于脾"之谓也。窦材认为命关穴能接脾脏真气，温补脾阳，故选用此穴施灸。

《针灸甲乙经》谓食窦（命关）乃足太阴脉气所发之穴。《扁鹊心书》曰："命关二穴，在肋下宛中，举臂取之，对中脘向乳，三角取之。此穴属脾。"故有健脾渗湿之功，而愈水肿。窦材属温补学派，在《扁鹊心书》中提到用命关穴治疗疾病有36处，列举了8则使用艾灸命关穴的医案。窦材认为人体元阳易伤，因而重视保扶阳气，尤其重视温补脾肾之阳。而又因为命关"能接脾脏真气，治三十六种脾病。凡诸病困重，尚有一毫真气，灸此穴二三百壮，能保固不死。一切大病属脾者并皆治之……此法试之极验"。凡是经过辨证病变脏腑属于脾者皆可以通过此穴调治。窦材温补脾阳用命关，脾经名穴很多，如公孙、三阴交、血海等，而他唯独选在胸腔上不为一般医者注意的食窦穴，是因为这里是人体宗气所居之处。窦材选用灸命关二百壮，接脾脏真气以补脾阳。

《扁鹊心书·窦材灸法》记载的12种属于脾的疾病中，有10种疾病皆选择灸命关穴，如"水肿臌胀，小便不通，气喘不卧，此乃脾气大损也，急灸命关二百壮，以救脾气，再灸关元三百壮，以扶肾水，自运消矣"，涉及水肿、泄泻、暑湿发热、中消、反胃、黄疸、内障等。

案例3　血崩

《经》云：女子二七而天癸至，任脉通，太冲脉盛，月事以时下。若因房事太过，或生育太多，或暴怒内损真气，致任脉崩损，故血大下，卒不可止，如山崩之骤也。治宜阿胶汤、补官丸半斤，而愈。切不可用止血药，恐变生他病，久之一崩，不可为矣。若势来太多，其人作晕，急灸石门穴，其血立止。血崩之证，乃先后天冲任经隧周身之血，悉皆不能收持，一时暴下，有如山崩水溢，不可止遏，非重剂参附补救不能生也，间有属实者，当以形证求之。

按：妇女非其经期阴道大量出血，或淋沥不断而出血者，谓之"崩漏"。来势急，出血多，若山之崩者，谓之"崩"，或谓"崩中"，或谓"血崩""经崩"；出血量少，淋沥不尽，如器之漏者，谓之"漏"，或谓"漏下""经漏"。崩与漏的出血情况虽不相同，但其发病机制是一致的，而且在疾病发展过程中常相互转化，如血崩日久，气血耗伤，可变成漏；久漏不止，病势日进，也能成崩。所以临床上常常崩漏并称。

本病单诉血崩，其主要病机是冲任损伤，不能制约经血，究其根本常责之于肾虚、脾虚、血热、血瘀。肾虚致病源于各种因素损伤肾气，若耗伤精血，则肾阴虚损，阴虚内热，热伏冲任，迫血妄行，以致经血非时而下；若命门火衰，肾阳虚损，封藏失职，冲任不固，不能制约经血，亦致经血非时而下，遂成崩漏。脾虚致病源于各种因素损伤脾气，中气下陷，冲任不固，血失统摄，非时而下，遂致崩漏。血热致病源于素体阳盛，或情志不遂，肝郁化火，或感受热邪，或过食辛辣助阳之品，火热内盛，热伤冲任，迫血妄行，非时而下，遂致崩漏。血瘀致病源于经期产后，余血未尽，过食生冷，或感受寒热之邪，寒凝或热灼致瘀，或七情内伤，气滞血瘀；瘀阻冲任，血不循经，非时而下，发为崩漏。根据以上发病特点，故可将此病分为虚实两证。因虚致病者，肾虚脾虚；因实致病者，血热血瘀也。在治疗上，采用"急则治其标，缓则治其本"的原则，可灵活运用塞流、澄源、复旧三法。

石门，石，肾主之水也；门，出入的门户也。本穴如同任脉水湿之关卡，为任脉之气出入之门户，故名石门。《经穴解·任脉》中关于石门穴的解释为："此穴部分，在脐下仅二寸，故以丹田名之；乃人身最要之地，故有以命门名之，其曰利机，曰精露者，皆言其下为总筋，乃机关发动之本，而精之下出者，于此已为露，此穴之贵要如此，故命曰石门。"石门穴位于任脉上，是任脉经气所发之处，其所处的解剖部位与妇女子宫和卵巢位置很近，决定了其对于妇科疾病的临床应用价值。石门穴是三焦募穴，募穴是脏腑经气聚集的地方。《难经·六十六难》言："三焦者，原气之别使也。"石门穴又为"生脉之原"，原气（亦称"元气"）发于肾，藏于脐下丹田，通过三焦散发于十二经。《难经》中命门亦指石门穴，如《难经·三十六难》曰："命门者，诸神精之所舍，原气之所系也，男子以藏精，女子以系胞。"可见，石门穴下是男子藏精、女子系胞之处，为封藏之门也。故针对其虚证，灸石门穴可激发人一身之元气，具有益元固本，调补冲任，补益脾肾，荣胞濡脉，调经止崩之功。针对其实证，灸石门可助水湿布散以清热凉血止崩。同时石门乃机关发动之本，《难经》称此穴为命门，故可益气活血，调理气机，达到活血祛瘀，固冲止血之功。

石门穴的主治历史上有很多争议，如《千金翼方》中有"石门穴……崩中断绪，日灸二七至一百壮"的描述，《针灸集成》言石门穴"不宜多灸，令人败伤"，《周氏经络大全》中"古以三焦属命门，妇人禁针灸，此藏无形之火，如在石中也，故名"。我们认为石门穴在艾灸过程中，如果程度适当可起到扶助元气、温养胞宫的作用；若艾灸过度则其温热作用反而煎熬冲任之血，而致血凝瘀阻胞宫。因此，在临床上从石门穴的腧穴特性和艾灸温热作用考虑，应该根据情况谨慎使用。针对本病，急灸石门穴，可选其煎熬冲任之血的作用，从而达到其血立止之效。现代研究发现，石门穴具有调节内分泌激素及收缩子宫平滑肌的功能，并以此为基础达到止血的目的。《万氏妇人科·卷之一》有："妇人崩中之病，皆因中气虚，不能收敛其血，加以积热在里，迫血妄行，故令经血暴下而成崩中。崩久不止，遂成漏下……治法有三，初止血，次清热，后补其虚，未有不痊者也。"窦材治疗血崩，选用急灸石门穴，不仅可止血，亦可清热及补虚，故针对血崩，大病宜灸选石门。

以上通过案例对窦材在病邪尚浅之时辨经络、明脏腑之所病，大病之时明辨阴阳、固护脾肾的学术思想进行分析，希望对现代临床有所裨益，为中医治疗危急重症及疑难杂病提供治疗思路。窦材撰写的《扁鹊心书》是一本在中医学发展史上具有较高学术价值的综合性医学著作，但我们也应该用批判的态度去看待，继承其精华，将理论合理地应用起来，更好地去造福患者。

第二节　临证心得

窦材的针灸学术思想对后世医家有着深刻的影响，其学术思想主要包含"大病宜灸""灸药并用""辨经论治""脾肾为本"等，笔者在针灸临床实践中运用窦材灸法理论指导治疗部分病证，取得了良好的疗效。

一、大病宜灸

灸法作为中医传统治疗方法的重要组成部分，其扶阳的特性在《本草从新》中关于"艾"的定义中可以看出："艾叶苦辛，生温，熟热，纯阳之性，能回垂绝之阳，通十二经，走三阴，理气血，逐寒湿，暖子宫，以之灸火，能透诸经而除百病。"窦材重用灸法，认为灸法有"散寒邪、除阴毒、开郁破滞、助气回阳"之功，是扶助人体阳气的重要手段，可以弥补药物之不足，善用灸法治疗内外妇儿等病，提出"大病宜灸"理论。我们在临床中，发展外治扶阳法，将灸法与汤剂、针刺结合在一起，通过刺激督脉及足太阳经经气，激发人体一身之阳气，治疗中风和虚劳病疗效较好。

案例1　中风病

刘某，男，58岁，河北石家庄人。就诊时间：2020年12月16日。

主诉：左侧肢体活动不利1年，加重1月余。

现病史：患者1年前酗酒后，出现左侧肢体活动不利，意识不清，言语不利，遂就诊于当地医院，经诊查后以"脑梗死"收入院治疗，具体治疗方案不详。经治疗后患者症状好转，遂出院。出院后辗转于多家医院进行康复治疗，渐趋好转。1个月前无明显诱因出现左侧肢体活动不利加重，遂就诊于我院。现主症：左侧肢体活动不利，言语欠流利，双眼视物不清，共济失调，大便干结，3～5日1次，小便改善，夜尿次数减少，血压稳定。

既往史和其他病史：高血压病史5年，脑梗死病史1年。

体格检查：T 36.3℃，BP 143/95mmHg，P 64次/分，R 18次/分。舌淡苔白，脉弦细。反应力、定向力、计算力、认知功能减退。左上肢肌力Ⅳ级，左下肢肌力Ⅳ级，肌张力正常；右侧肌力、肌张力正常。指鼻试验、跟膝胫试验欠稳准，余生理反射存在、病理反射未引出。

辅助检查：无。

中医诊断：中风病，阴虚风动证。

西医诊断：卒中后运动功能障碍，高血压病Ⅱ级。

治疗：

1. 灸法

选取艾条点燃后放于单孔灸盒中。患者仰卧位，艾灸盒置于腹部施灸，灸治穴位为关元穴，热度以患者自觉耐受为准，外层覆盖灸毯，给予患者保暖，防止受凉。当患者自觉热度下降时，取下艾灸盒，治疗结束。每次灸 50 分钟，每天 1 次，1 周 5 次，5 次为 1 个疗程。

2. 中药口服

黑顺片 12g	肉桂 6g	生山药 20g	酒山茱萸 6g
人参 9g	当归 9g	盐杜仲 10g	白芍 6g
炒决明子 10g	黄芩 9g	麸炒枳壳 10g	菊花 9g
茯苓 6g	炒桃仁 6g	红花 6g	黄芪 30g
炒酸枣仁 10g	柴胡 10g	干姜 9g	厚朴 9g
生姜 6g	大枣 6g	麸炒白术 15g	醋青皮 6g
全蝎 6g	桂枝 10g		

共 15 剂，日 1 剂，水煎服，取汁 400mL，早晚分服 200mL。

按： 本例患者脑梗死后遗症期，出现左侧肢体活动不利，为中风病，中脏腑，属肝肾亏虚、阴血不足之证，故重灸关元穴。《扁鹊心书》云："此病皆因房事、六欲、七情所伤。真气虚，为风邪所乘，客于五脏之俞，则为中风偏枯等证。若中脾胃之俞，则右手足不用。治法：先灸关元五百壮，五日便安。次服保元丹一二斤，以壮元气；再服八仙丹、八风汤则终身不发。若不灸脐下，不服丹药，虽愈不过三五年，再作必死。然此证最忌汗、吐、下，损其元气必死。大凡风脉，浮而迟缓者生，急疾者重，一息八九至者死……先灸关元五百壮，五日便安。"此论说明了灸关元穴在治疗中风病方面的重要作用。中风病阴虚风动证的本质是肝肾阴虚，元气耗伤，筋脉失于濡养，而见肢体活动不利。针对这一病因，利用艾灸的温阳之性，结合隔姜灸关元穴可有温补阳气、壮骨伸筋之功。在施灸时一般壮数较多，才能起到"补接真气，以固性命"，伸筋通络的目的。人体的阳气在艾灸和生姜的共同作用下逐渐上升充盛，阳气盛则推动血液运行，使气血通畅。本例患者左侧肢体活动不利，双下肢沉重、无力，属阴虚风动之证，肝肾不足，筋脉失于濡养，故出现肢体活动不利，故用灸法，温补阳气。

中风病与外感六淫、疫毒、内伤、久病损伤、先天不足、家族性因素、药物损害与物质滥用、环境污染以及社会经济等因素相关。中风以偏瘫、言语謇涩，口舌歪斜，偏身感觉异常、神志昏蒙为主症，兼或瞳孔变化，共济失调、饮水发呛等。于西医学中，脑梗死因脑部血液循环障碍，缺血、缺氧致使局限性脑组织缺血性坏死或软化，而出现相应的神经系统功能缺损。脑梗死的防治意义重大，主要强调早期诊断、早期治疗、早期康复和早期预防再发。

案例 2　中风后尿频

张某，男，68 岁，河北石家庄人。就诊时间：2020 年 12 月 23 日。

主诉：左侧肢体活动不利、夜尿频多 7 月余。

现病史：患者于 2020 年 5 月 14 日出现左侧上肢麻木，休息后未见缓解，5 月 17 日下午由家人送至河北医科大学第二医院东院区，住院治疗，查头颅 CT 示陈旧性脑梗死，予扩张脑血管、营养脑细胞等药物（具体不详）静点后症状未见好转。2020年6月5日，患者左侧肢体活动不利等症状加重，无言语不清，无吞咽困难，无意识不清，无视物模糊，无头晕头痛，无恶心呕吐。遂急查头颅CT、MR示急性脑梗死，予扩张脑血管、营养脑细胞等药物（具体不详）静点，后症状略见好转遂出院。遗留有左侧肢体活动不利，后多次于石家庄市中医院及我院康复科进行康复治疗。现患者为求进一步中西医结合康复治疗，来我院门诊，以"脑梗死后遗症"收入病区。现主症：左侧肢体活动不利，左侧肢体感觉麻木，伴左肩痛，时有强哭，无吞咽困难，无视物模糊，无头晕头痛，无恶心呕吐，无发热咳嗽。纳可，寐欠安，夜尿频，大便调。舌质暗红，苔色白，苔质厚腻，脉象弦。

既往史和其他病史：既往体健。

体格检查：T 36.2℃，BP 145/86mmHg，P 56次/分，R 20次/分。舌质暗红，苔色白，苔质厚腻，脉象弦。神清，言语清，反应力、定向力、计算力、认知功能减退，双侧瞳孔正大等圆，对光反射灵敏，眼球各方向活动充分自如，无眼震，视野正常。双侧额纹对称，无鼻唇沟变浅，伸舌不偏。左侧上肢近端肌力Ⅲ级，远端肌力Ⅱ级，左侧下肢肌力Ⅳ级，左侧肌张力稍高，右侧肌力、肌张力正常。Brunnstrom分期：左上肢Ⅱ⁺期、左下肢Ⅳ期，左手Ⅰ期。深浅感觉：左侧肢体深浅感觉麻木。坐位平衡Ⅲ级、立位平衡Ⅱ⁺级，ADL65分。双下肢无水肿，左霍夫曼征（＋），左巴宾斯基征（±），右巴宾斯基征（－），双查多克征（－），双奥本海姆征（－），双戈登征（－），颈强直（－），克尼格征（－），指鼻试验、跟膝胫试验不配合，余生理反射存在，病理反射未引出。

辅助检查：2020年6月5日头颅MR示急性脑梗死（具体报告未见，河北医科大学第二医院东院区）。

中医诊断：中风病，痰瘀滞络证。

西医诊断：卒中后功能障碍。

治疗：

1. 灸法

患者小便频数，予雷火灸于督脉以温肾壮阳，固精缩尿，协助患者取俯卧位，充分暴露腰部及右下肢，将艾灸条点燃，放入灸盒中，置于患者腰部及右下肢部位，询问病人是否感到温热，以局部皮肤稍微红晕为度。雷火灸期间时刻询问患者有无不适，灸完后用干净毛巾擦拭患者皮肤，结束治疗。每个部位灸30分钟，1周5次，10次1个疗程。

2. 康复

康复治疗的近期目标：预防肢体肌肉萎缩、增加肢体肌力和耐力、提高坐位平衡能力、调节肌张力及改变二便功能障碍。远期目标：改善日常生活能力。康复治疗：予低频脉冲电治疗（左上肢：冈上肌、三角肌、桡侧外长短伸肌。左下肢：股四头肌、胫前肌等部位）、电子生物反馈治疗（每日2次，左侧腕背屈、踝背屈）提高患侧肌力，予运动疗法（每日2次，上下午各1次）有氧训练改善患侧肢体活动功能，予作业疗法、手功能训练改善手部活动功能。盆底肌肉训练方法（凯格尔运动）：训练提肛肌收缩，努力憋尿或保持一直排便的动作，可在站立、坐着、躺着时进行。持续收缩盆底肌（提肛运动）2～6秒，松弛休息2～6秒，如此反复10～15次，每天坚持锻炼3～8次，持续8周以上。改善排尿功能。体外脉冲磁刺激（FMS）每日1次。

按： 中风后尿频多指脑卒中后因支配排尿反射的中枢及神经传导通路的病变导致膀胱、尿道功能障碍，多表现为尿频、尿急、尿失禁等。中医学认为，尿频多责之于肾和膀胱，《黄帝内经》曰："肾者主蛰，封藏之本。"又曰："膀胱不约则为遗溺。"可见肾气不足，膀胱气化失司是导致中风患者出现尿频尿急等症状的主要病机。雷火灸是一种传统的明火悬灸疗法，集针、灸、药等疗法于一体，采用艾绒及黄芪、乌梅、麝香等中药制成的药艾条，具有补益肝肾、散寒祛湿、活血化瘀、通络止痛等多种功效。雷火灸是以中医经络学说为基础，利用药物粉末燃烧时产生的热力、红外线辐射力、药化因子以及物理因子，通过脉络和腧穴的循经感传共同达到温通经脉、调节人体功能的作用。督脉为阳脉之海，能总督全身阳经经气，灸之有温补元阳之效。在督脉上施以雷火灸可达到温肾壮阳，补精益髓，既可治肾虚之本，又可温经通络，行气活血，治督滞之标，激活督脉的壮阳固表作用。

卒中后非意识障碍人群中，出现膀胱的储存和排空障碍，表现为尿频、尿急、尿失禁和尿潴留，考虑为脑卒中后下尿路功能障碍（PSNB）。脑卒中后，其下行的抑制冲动将会被阻断，于是出现逼尿肌活动过度或反射亢进，从而导致尿频、尿急和急迫性尿失禁。此外，脑卒中后继发的意识和认知障碍、肢体活动障碍、失语等都会影响排尿功能。急性期昏迷、高龄、额叶病变、感染等也是脑卒中后尿失禁的危险因素。本例患者左侧肢体活动不利，伴有夜尿频，考虑PSNB。目前对于PSNB的主要治疗原则包括：①积极治疗原发病，尤其是在脑卒中早期。②对症治疗，依据尿动力学结果确定膀胱尿道功能的类型，达到"平衡膀胱"的目的。其基本要求为膀胱能低压储尿，无尿失禁，能在非留置导尿下膀胱排空满意。③保守治疗仍然作为首选治疗方法，其中行为疗法、膀胱功能训练、导尿、药物治疗等是传统的保守治疗方法，而神经电刺激、肉毒素注射是近年来研究较多的具有前景的治疗方法，以上方法也是常用的康复治疗方法。脑卒中后1～2年达到稳定期，在稳定期前神经功能可得到持续改善，所以一般不考虑手术治疗、干细胞及组织工程治疗，除非患者病情和神经系统功能已经稳定。④积极预防尿路感染及上尿路损害等并发症的发生，尽可能提高患者的生活质量。

案例3　虚劳病

刘某，女，35岁，河北石家庄人。就诊时间：2020年12月20日。

主诉：周身乏力5年余。

现病史：患者于5年前无明显诱因出现周身乏力，精神不振，休息后无明显缓解。曾多次就诊于社区诊所，期间间断口服中药治疗，自诉症状无明显缓解，为求进一步系统治疗，就诊于我科门诊。现主症：周身乏力，精神不振，气短懒言，面色少华，健忘，手足凉，纳少，寐欠安，二便调。

既往史及其他病史：既往体健。

体格检查：T 36.3℃，BP 118/80mmHg，P 72 次 / 分，R 18 次 / 分。舌淡，苔薄白，脉沉细。霍夫曼征（﹣），巴宾斯基征（﹣），踝阵挛（﹣），四肢肌力、肌张力均正常，浅深感觉正常。

辅助检查：2021 年 12 月 20 日河北省中医院血常规：血红蛋白（Hb）95g/L，余未见明显异常。

中医诊断：虚劳病，气血亏虚证。

西医诊断：贫血。

治疗：

1. 灸法

将中成药归脾丸碾碎，要求颗粒均匀成粉末状；取等量的干燥食盐，与药粉混匀；准备 5 壮高 1cm、重 0.1g 的艾炷备用。取穴：神阙穴。患者取仰卧位，将药盐混匀物填于神阙穴，范围至脐上约 0.5cm，长宽约 3cm×3cm。取事先准备好的艾炷置于药盐之上，点燃上端，自燃自灭，燃尽后，易炷再灸，连续灸 3 ~ 5 壮，至局部皮肤出现潮红为度。灸完后撤去艾炷，用干毛巾清理灸处，治疗结束。隔日 1 次，4 周为 1 个疗程。

2. 中药口服

党参 12g	麸炒白术 15g	黄芪 20g	当归 10g
茯神 10g	制远志 10g	生姜 6g	炒酸枣仁 10g（捣碎）
大枣 6g	木香 6g	龙眼肉 12g	柴胡 10g
陈皮 9g	茯苓 9g	桂枝 10g	干姜 9g
醋五味子 6g	麸炒枳壳 10g	炒桃仁 10g	玄参 10g
黄芩 6g			

水煎取汁 400mL，分 2 次温服，每次 200mL，饭后 1 小时服用。

治疗 1 个疗程后，患者症状明显好转。继续原方案治疗 2 个疗程，同时加强心理暗示及身体锻炼，诸症逐渐缓解。随访半年未再发。

按：虚劳是以五脏虚证为主要临床表现的多种慢性虚弱性证候的总称。《素问·上古天真论》提出："心安而不惧，形劳而不倦。"《脾胃论》曰："少气，不足以息，倦怠无力，默默不语，食不知味，动则烦扰。"本病多与先天不足，后天失养，久病体虚，虚久不复有关。《理虚元鉴·虚证有六因》曾记载："有先天之因，有后天之因，有痘疹及病后之因，有外感之因，有境遇之因，有医药之因。"虚劳是中医内科中涉及范围最广的病证，凡是慢性虚弱性疾病，均可从本病论治，故其临床表现复杂多样，多以脏腑气血阴阳亏损为主要表现，相当于西医学多种慢性消耗性和功能衰退性疾病出现类似虚劳症状的临床阶段。

《扁鹊心书·脾劳》云："人因饮食失节，或吐泻、服凉药致脾气受伤，令人面黄肌瘦，四肢困倦，不思饮食，久则肌肉瘦尽，骨立而死。"清代古月老人在参论此篇时，言"先天之原肾是也，后天之本脾是也……病至于劳则已极矣，非重温补何由得生"。本例患者，周身乏力，气短懒言，面色少华，健忘，属于虚劳，气血亏虚之证。气血亏虚，则气短懒言，面色少华；肌肉失养，故出现周身乏力；心神失养，故精神不振、健忘。《扁鹊心书》提出本病当以重温之法，故采用隔药灸。清代叶茶山所著《采艾编翼》言"任脉综要，自会阴至神阙多治男气女血"，自古有称"脐通百脉"。脐之神阙穴，又名下丹田，灸之可温补脾肾，调理脾胃，调和气血。归脾丸主治心脾气血两虚之证，灸药结合共同发挥温补气血之功。

案例 4 虚劳病

李某，女，39 岁，河北石家庄人。就诊时间：2018 年 6 月 8 日。

主诉：周身乏力伴失眠 5 年余，加重 3 个月。

现病史：患者于 5 年前无明显诱因出现易疲劳，周身乏力，休息后无明显缓解，伴有失眠，健忘。曾就诊于河北医科大学附属第二医院，查血常规示 T 淋巴细胞亚群及 NK 细胞活性降低，余未见明显病变，给予口服药物治疗（具体不详），症状未见明显好转。近 3 个月乏力、失眠等症状加重，一直未予规律治疗，今为求系统治疗，就诊于我科门诊。

现主症：周身乏力，腰膝酸软，偶有全身肌肉关节酸痛不适，劳累后尤甚，失眠，健忘，纳差，小便清长，夜尿频，3 ～ 4 次 / 晚，大便溏泄。自发病以来，患者精神不振，思维反应迟钝，体重无明显减轻。

既往史及其他病史：既往体健。

体格检查：T 36.6℃，BP 120/80mmHg，R 18 次 / 分，P 72 次 / 分。舌质淡胖，舌苔白滑，脉沉迟。心脏各瓣膜听诊区未闻及病理性杂音；霍夫曼征（－），巴宾斯基征（－），踝阵挛（－），四肢肌力、肌张力均正常，浅深感觉正常。

辅助检查：血常规示 T 淋巴细胞亚群及 NK 细胞活性降低，余未见明显病变（河北医科大学附属第二医院）。

中医诊断：虚劳病，脾肾阳虚证。

西医诊断：慢性疲劳综合征。

治疗：

取数个温灸盒、切好的艾段备用。取穴：中脘、神阙、关元，双侧足三里。患者取仰卧位，全身放松，将艾段点燃后放入单孔盒中，后置于患者腹部中脘、神阙、关元及腿部足三里穴，每穴 15 ～ 20 分钟，隔日 1 次，10 次为 1 个疗程。1 个疗程结束后，患者疲劳症状明显减轻，精神好转，睡眠稍改善，夜尿次数减少至 1 次 / 晚，大便调，舌质淡胖，舌苔转为薄白，脉沉。继续原方案治疗 2 个疗程，同时加强心理暗示及身体锻炼，诸症逐渐缓解。随访半年未再发。

按：虚劳是以五脏虚证为主要临床表现的多种慢性虚弱性证候的总称。隋代巢元方所著《诸病源候论·虚劳病诸候》以五劳、六极、七伤总括虚劳的病因。多数医家从不同角度论治虚劳，无论从脾胃、肝肾等脏腑论治还是从气血论治，都是通过辨证论治，平调阴阳，恢复机体的正常功能。《素问·生气通天论》中记载："阴平阳秘，精神乃治，阴阳离决，精气乃绝。"虚劳是中医内科中涉及范围最广的病证，凡是慢性虚弱性疾病，均可从本病论治，故其临床表现复杂多样，多以脏腑气血阴阳亏损为主要表现。相当于西医学多种慢性消耗性和功能衰退性疾病出现类似虚劳症状的临床阶段。

《扁鹊心书·虚劳》云："此病由七情六欲，损伤脾肾，早尚易治，迟则难愈，必用火灸，方得回生……其证始则困倦少食，额上时时汗出，或自盗汗，口干咳嗽，四肢常冷，渐至咳吐鲜血，或咯血多痰，盖肾脉上贯肝隔，入肺中，肾既虚损，不能上荣于肺，故有是病，治法当同阴证治之。先于关元灸二百壮，以固肾气。"因此，虚劳虽为脏腑功能虚弱所引起，却以脾肾亏虚为主。脾肾为先后天之本。本案患者周身乏力，腰膝酸软，小便清长，夜尿频，3～4次/晚，大便溏泄，考虑为虚劳，脾肾阳虚之证。窦材提出本法宜早灸之，早期脾肾损伤轻，阳气尚存，早灸以保扶阳气，若病重则阳气衰微，必急灸关元穴，以回阳救逆。故本案采用温灸中脘、神阙、关元之法，温补脾肾之阳。

虚劳的病因病机，虽然各家有不同的偏重，但基本认为其病因不外乎先天与后天两方面因素，病机多以"气""血""阴""阳"为主。虚劳发病是多方面因素造成的，中医药对虚劳的辨证分型虽各不相同，但证型相对集中，治疗原则多以补益脾肾、滋阴养血等为主。传统医学具有治未病的系统理论，在多年的临床实践中，我们发现，对于虚劳患者，应用灸法，选取关元、气海、命门等补先天之气，中脘、脾俞等补益脾胃之气，疗效较好。

二、灸药并用

灸和药虽为两途，但效力则一，故二者合用，力专效宏，虽痼疾重症亦能除之。窦材在治疗神疑病时提到"此证寻常药饵皆不能治，惟灸艾及丹药可保无虞"，可见灸药并用治疗疾病之妙。窦材在治疗其他疾病过程中也常常在灸法的基础上配合助阳之品同服，固护脾肾二阳之气，其效力倍增。闪光勋教授认为溃疡性结肠炎以脾肾阳虚为本，湿热瘀邪为标，根据中医五行生克乘侮原理，故治以温补脾肾为主，疏肝化湿为辅，内服以附子、肉桂、干姜为主配以疏肝健脾祛湿之药，外用采用灸法治疗，艾盒灸神阙及双侧天枢穴，以达通阳止泻之功。此外，现代研究也证实灸药并用在治疗一些疾病时能取得更好疗效。基于临床实践，我们认为痹症等可以调补脾肾为切入点治疗。肾为先天之本，主骨生髓，肾阳为命门之火，推动着骨骼的生长、发育、强壮，脾胃乃后天之本、气血生化之源，"清阳实四肢"，只有先后天相互资助，共同促进，才能不断充养脏腑和骨骼，故脾肾强劲则筋骨坚固有力，因此采用灸药结合治疗本病，可以达到疏通经络，改善患者疼痛等临床症状，疗效明显优于单纯中药治疗。

案例 1 项痹

康某，女，40岁，河北正定人。就诊时间：2020年1月4日。

主诉：颈部疼痛不适伴手足心热、夜寐差1年余，腹泻3个月。

现病史：患者于1年前缘于受凉后出现颈部不适伴手足心热，手足末端发凉，肩及上肢窜痛麻木，活动不利，恶寒畏风。未经系统治疗，今为求中医治疗来诊。现主症：颈部僵硬疼痛，遇寒加重，颈部脊柱无侧凸，前屈、后伸、左右侧屈和左右旋转等活动功能部分受限。头部有沉重感，夜寐差，精神一般。偶有行经期间，腰部坠痛，小便正常，大便溏泻，偶伴腹痛、肠鸣，便质稀薄水样，无未消化食物或脓血、黏液，大便每日 2～3 次，纳尚可。

既往史和其他病史：既往子宫肌瘤，慢性盆腔炎，脂肪肝。

辅助检查：无。

查体：T 36℃，BP 110/70mmHg，P 72 次 / 分，R 18 次 / 分。舌质淡，舌体大，脉滑数。

中医诊断：项痹病，寒湿凝滞证。

西医诊断：颈椎病。

治疗：

1. 灸法

灸患者项部大椎、颈百劳、风池、风府，每次治疗 20 分钟，每日 1 次，每周 5 次，共治疗 4 周。

2. 中药口服

羌活 9g	防风 6g	麦冬 10g	醋五味子 6g
知母 10g	黄柏 10g	熟地黄 12g	当归 6g
鸡血藤 15g	制远志 10g	黄芪 20g	人参 9g
大枣 6g	柴胡 10g	麸炒枳壳 10g	炒白芍 12g
甘草 6g			

水煎取汁 400mL，分 2 次温服，每次 200mL，饭后 1 小时服用。

按：项痹属于中医"痹病"范畴，多因正虚劳损，筋脉失养，或风寒湿热等邪气闭阻经络，影响气血运行，以致项部经常疼痛麻木，连及头、肩、上肢，并常伴有头晕、目眩，或颈部关节屈伸不利、僵硬、活动障碍等表现。《素问·调经论》曰："百病之生，皆有虚实。"项痹诊治，应注重虚与实。大凡病之初期多属实，以疏经活血为主。明代戴元礼《证治要诀》曰："人多有挫闪，及久坐并失枕，而致项强不可转移者，皆由肾虚不能升肝，肝虚无以养筋，故机关不利。"肝肾亏虚，骨枯髓减，筋失所养，外受风寒湿侵袭或痰瘀留滞，经络气血阻滞于项，使其失畅，发为项痹。西医学认为颈椎病主要分为颈型（又称软组织型）颈椎病、神经根型颈椎病、脊髓型颈椎病、交感型颈椎病、椎动脉型颈椎病以及其他型（目前主要指食道压迫型）颈椎病、混合型颈椎病等，X 线检查、颈部核磁共振检查、经颅彩色多普勒、椎动脉造影以及椎动脉 B 超等对诊断有一定帮助。

《扁鹊心书》云"邪入于阴则为痹，故凡治痹，非温不可，方书皆作实治，然属虚者亦颇不少。治法于痛处灸五十壮，自愈，汤药不效，惟此法最速"，故选用颈部不适处艾灸。患者颈部疼痛不适，同时伴手足心热，手足冷凉等症，此为肝郁不舒、寒湿凝滞之证，故用羌活胜湿汤结合四逆散加减。

案例2 肩痹病

蒋某，女，31岁，河北石家庄人。就诊时间：2020年12月16日。

主诉：左肩部间断不适3个月。

现病史：患者于3个月前，因受凉后出现左肩部不适，偶有针刺样疼痛，左肩外展、后伸轻度受限，无明显上肢放射痛及麻木，恶风寒，手足冷，不过肘膝，阴冷天症状加重，未予治疗，症状间断出现，今来我院以求中医治疗。现主症：左肩部疼痛，活动受限，自主梳头、穿衣困难，无头晕、胸闷，影响夜间睡眠，寐欠安，纳可，二便调。

既往史和其他病史：既往体健。

体格检查：T 36.5℃，BP 115/75mmHg，P 72次/分，R 18次/分。舌淡暗，苔白腻，脉细弱。

辅助检查：左肩关节X线未见明显异常。

中医诊断：肩痹病，风寒湿痹证。

西医诊断：肩周炎。

治疗：

1. 灸法

取单孔灸盒、切好的艾段备用。患者取坐位，全身放松，将艾段置于单孔盒中点燃，后置于患者肩周（肩髃、肩髎、肩贞三穴）等部位，每个部位连续灸2壮，所灸部位以皮肤红晕为度。灸完后，撤去单孔盒，治疗结束。每日1次，5次为1个疗程。

2. 中药口服

羌活 9g	防风 6g	麦冬 10g	醋五味子 6g
知母 10g	当归 6g	鸡血藤 15g	制远志 10g
黄芪 20g	大枣 6g	柴胡 10g	炒白芍 12g
甘草 6g			

共7剂，水煎取汁400mL，分2次温服，每次200mL，饭后1小时服用。

按：肩痹属中医"痹病"范畴，其发病主要是由于年老体衰，肝肾不足，气血虚损，筋骨失于濡养，加之过于劳累，又因肩部露卧受凉，寒凝筋膜而致。久则筋膜粘连，以肩部僵硬疼痛，肩关节活动及功能受限，而且酸痛日益加重为主要临床表现。肩痛的外因为邪客于经脉、络脉、经筋。内因为营卫失调，气血亏虚。如《素问·缪刺论》云："邪客于足太阳之络，令人头项肩痛。"《灵枢·邪客》云："营气者，泌其津液，注之于脉，化以为血，以营四末，内注五脏六腑，以应刻数焉。卫气者……而先行四末分肉皮肤之间，而不休者也。"西医学对于本病的主要诊断为肩关节周围炎，可通过肩关节核磁、X线检查等明确诊断。

《扁鹊心书》云："风寒湿三气合而为痹，走注疼痛，或臂腰足膝拘挛，两肘牵急，乃寒邪凑于分肉之间也，方书谓之白虎历节风。治法于痛处灸五十壮，自愈，汤药不效，惟此法最速。"本例患者左肩部不适，偶有针刺样疼痛，左侧肢体较重，恶风寒，手足冷，阴冷天症状加重，属风寒湿痹。风寒湿气侵犯人体，损伤阳气，故恶寒，手足凉，邪滞经络，气血闭阻，不通则痛。治疗选用"以痛为腧"的原则，即对于某些病证，以病痛局部或压痛点作为穴位进行治疗。《灵枢》记载"按其处，应在中而痛解，乃其俞也""取之下胸二胁咳而动手者，与背俞以手按之立快者是也"。在选穴过程中，可通过按压疾病的疼痛部位或反应点以及疼痛缓解与否来确定阿是穴的所在部位，即对于疼痛性病证，以病证能够缓解的点作为针灸部位，故重灸左肩痛处即可。

案例 3　膝痹病

张某，女，68 岁，河北正定人。就诊时间：2020 年 11 月 1 日。

主诉：双膝关节疼痛 7 年余，右侧加重 3 年。

现病史：患者 7 年前无明显诱因出现双膝关节疼痛，怕冷，曾就诊于省三院。查 MRI 示左膝半月板变性，右膝退行性关节炎（患者自述）。给予膏方外敷治疗（具体不详）。近 3 年来，右侧膝关节疼痛加重，伴右侧腘窝处肿胀 1 年。现主症：双侧膝关节疼痛，怕冷，伴右侧膝关节肿胀，腰部疼痛，活动后加重，无下肢放射感，偶有胸闷心悸、胃胀、呃逆，无恶心呕吐，经常头晕，伴左侧耳鸣、头鸣，偶尔左侧头痛，口苦，咽干，晨起咳嗽痰多，质黏，偶有痰中带血，口渴喜热饮，手脚发凉，纳寐差，大便干，2～3 日一行，小便可。

体格检查：T 36.5℃，BP 115/75mmHg，P 72 次 / 分，R 18 次 / 分。舌体胖大，质淡暗，苔少滑。左脉沉弱无力，右脉细弱。右膝关节轻度肿胀，周围肌肉压痛（+）；腰部肌肉紧张，L_4—L_5 棘突间隙压痛（+），叩击痛（+），放射痛（−），直腿抬高试验（−）。

既往史和其他病史：腰椎间盘突出病史、颈椎病史 20 余年，双侧扁桃体切除术 40 余年。

中医诊断：膝痹病，肝肾亏虚证。

西医诊断：膝骨关节炎，腰椎间盘突出症，颈椎病。

治疗：

1. 灸法

隔姜灸每日 1 次，每次治疗 20 分钟，每周 5 次，共治疗 4 周。选取新鲜生姜，切成厚度约 0.2cm，长度约为 4cm 的薄片，用针灸针将姜片点刺成均匀小孔。取关元，中脘，患侧足三里、内膝眼、外膝眼，阿是穴共 6 处穴位，以及膝关节疼痛区域，分别放置姜片一片，在姜片上放置直径约为 2.5cm，长约为 2.7cm 的艾灸炷，点燃艾炷，待温度无法忍受时，于施灸处加垫生姜 1 片，直至皮肤潮红、未起水疱为宜。

2. 中药熏药治疗

羌活 10g	独活 10g	桑寄生 10g	当归 10g
姜黄 12g	威灵仙 15g	秦艽 12g	细辛 3g
川牛膝 15g	盐杜仲 15g	续断 15g	蜈蚣 1 条
茯苓 15g	千年健 10g	甘草 6g	地龙 10g
酒乌梢蛇 10g	砂仁 10g	醋没药 9g	丹参 15g

用法：将药液浸于医用纱布之上，外敷于患处，覆上保鲜膜，可用热水袋、热宝、治疗仪、红外线等加热以促进药液吸收。每次 20～30 分钟，每日 1 次，10 天为 1 个疗程。

治疗 1 个疗程后症状已减大半，后如前法继续治疗。

按：膝痹病多属西医学膝关节骨性关节炎的范畴，多因肝肾亏虚，筋骨失养，夹杂风寒湿痹所致，以膝关节局部疼痛、肿胀、僵硬、活动不利为常见表现，或因突然活动刺激伴有腿软的症状。若罹患本病，当膝关节伸直到一定程度时，可出现疼痛，在膝关节伸屈的过程中，常常会发出捻发响声，严重者甚至可出现肌肉萎缩，并可伴有关节积液。《黄帝内经》对本病也有相关论述，如《素问·脉要精微论》曰："膝者筋之府，屈伸不能，行则偻附，筋将惫矣；骨者髓之府，不能久立，行则振掉，骨将惫矣。"金代张从正《儒门事亲》的"屈膝有声"和"膝腘跛行"，形象地描述了两膝为患，屈伸时可有摩擦音的症状。《普济方》承《圣济总录》曰"寒气多谓之冷痹，其证令人脚膝酸痛，行履艰难，四肢麻"，其中"肝风毒流注入脚膝筋脉疼痛""水气脚膝浮肿""补虚理腰膝"等与本病相关。本病西医学诊断主要为膝关节骨性关节炎，通过膝关节核磁可明确诊断，需查风湿四项等除外风湿性关节炎等。

《扁鹊心书》云："风寒湿三气合而为痹，走注疼痛，或臂腰足膝拘挛，两肘牵急，乃寒邪凑于分肉之间也，方书谓之白虎历节风。治法于痛处灸五十壮，自愈，汤药不效，惟此法最速。若轻者不必灸，用草乌末二两、白面二钱，醋调熬成稀糊，摊白布上，乘热贴患处，一宿而愈。"又云："三里二穴在膝眼下三寸，骺骨外筋内宛中，举足取之。治两目昧昧不能视远，及腰膝沉重，行步乏力，此证须灸中脘、脐下，待灸疮发过方灸此穴，以出热气自愈。"患者除膝关节疼痛之外还兼有头晕、耳鸣、口苦、咽干、晨起痰多，甚至痰中带血、烦躁不止但恶寒、双下肢冷凉，证属窦材伤寒四经辨证之少阴君火本热又中见标寒，本热固不易治，况且标阴为病，千头万绪，治应急灸关元三百壮，内服保元丹、姜附汤等。明代杨继洲的《针灸大成》中记载："灸法用生姜切片如钱厚，搭于舌上穴中，然后灸之。"生姜中的姜辣素和松果酚都有多种生物活性，具有抗氧化、抗菌、抗炎和抗过敏等促进中枢神经系统活性的功效。

案例 4　腰痹病

张某，女，59 岁，河北正定人。就诊时间：2020 年 12 月 14 日。

主诉：间断腰痛 2 年余，加重伴胁肋部疼痛 1 周。

现病史：患者 2 年前缘于劳累后出现腰部疼痛，于当地医院查腰椎 CT 示 L_4—L_5 椎间盘突出，诊断为"腰椎间盘突出症"并给予相关治疗，经治疗后症状好转，近 2 年来病情时轻时重，1 周前无明显诱因出现腰部疼痛加重，伴有胁肋部疼痛，为寻求进一步系统治疗，遂至我科门诊就诊并收治入院。现主症：腰部疼痛伴胁肋部胀痛，纳可，寐安，二便可。

既往史和其他病史：既往腰椎间盘突出症病史 2 年。

体格检查：T 36.3℃，BP 126/80mmHg，P 74 次/分，R 20 次/分。舌红有齿痕、苔黄，

脉弦沉细。查体：L_4—L_5 叩击痛，L_4—L_5 右侧旁压痛，直腿抬高试验（＋）。

辅助检查：腰椎 CT 示 L_4—L_5 椎间盘向后突出，L_5—S_1 椎间盘膨出。

中医诊断：腰痹病，肝肾亏虚证。

西医诊断：腰椎间盘突出症。

治疗：

1. 灸法

患者取俯卧位，使施灸部位暴露，分别取 2 支雷火灸条点燃，火头方向向下，灸条装入灸具的底孔 1/2 位置进行固定，并将灸具置于患者的腰骶部，覆盖一层浴巾进行持续温灸，每次 30～45 分钟，每隔约 15 分钟吹去 1 次药灰。当患者局部皮肤发红、手触深部组织发热后，可将灸条取出。采用回旋法、雀啄法对关元穴、患侧臀部、下肢的穴位及阿是穴进行灸疗，以皮肤发热为度。每日 1 次，7 天为 1 个疗程。

2. 中药口服

独活 9g	桑寄生 6g	杜仲 6g	牛膝 6g
细辛 6g	秦艽 6g	茯苓 6g	肉桂 6g
防风 6g	川芎 6g	威灵仙 10g	甘草 6g
当归 6g	白芍 9g	生地黄 6g	干姜 9g
麸炒白术 15g	土鳖虫 10g	瓜蒌 10g	炒桃仁 10g
豆蔻 6g	盐补骨脂 12g		

水煎取汁 400mL，分 2 次温服，每次 200mL，饭后 1 小时服用。

按： 腰痹病多因居处潮湿，或劳作汗出当风，或长夏之季，劳作于湿热交蒸之处，寒湿、湿热、暑热等六淫邪毒乘虚侵袭；或腰部持续用力，劳作太过，或长期体位不正，或腰部用力不当，跌仆外伤；或先天禀赋不足，加之劳累太过，或久病体虚，或年老体衰，以致肾精亏损，无以濡养腰府筋脉而发生的慢性腰背部疼痛。本病主要表现为腰部、背部疼痛，功能障碍，偶伴有下肢牵扯和放射痛，有复发率高、治疗困难等特点，严重影响患者的生活质量。西医学称本病为腰椎间盘突出症、腰三横突综合征、腰肌劳损等疾病。通过腰部的 X 线、CT、核磁等可明确诊断。国内治疗腰痹病多为综合治疗，治疗手段包括针灸、牵引、中药熏洗、药物口服等。

《扁鹊心书》云："老年肾气衰，又兼风寒克之，腰髋髀作痛……灸关元百壮，则肾自坚牢，永不作痛。""中年以上之人，腰腿骨节作疼，乃肾气虚惫也，风邪所乘之证，灸关元三百壮。"患者年老体弱，腰部肾虚致筋骨失养，气血循行不畅，经络阻滞，不通则痛，不荣则通，导致腰部气滞血瘀。腰为肾之府，督脉所行，关元为任脉穴。灸任督二脉，可运行全身气血，温补肾阳。本例患者腰部疼痛伴胁肋部胀痛，属气滞血瘀之证。因肾气不足，气血运行不畅，阻滞经络，经脉不通，故出现腰部疼痛。肝肾同源，肝气不疏则胁肋胀痛，该病为本虚标实之证，故采用灸法，以温肾阳，助气血，活血化瘀。

案例 5　腰痹病

石某，女，48 岁，河北石家庄人。就诊时间：2020 年 12 月 16 日。

主诉：腰痛 2 个月，加重 3 天。

现病史：患者缘于 2 个月前因劳累后受凉出现腰部冷痛，痛有定处，时轻时重，热敷后缓解，未到医院检查及系统治疗。3 天前因劳累后自觉疼痛加重，为求进一步治疗，遂来我康复科门诊就诊。现主症：腰部右侧疼痛，活动受限，纳可，寐欠安，二便可。

既往史和其他病史：既往体健。

体格检查：T 36.1℃，BP 130/80mmHg，P 78 次 / 分，R 20 次 / 分。双肾叩击痛（－），L_4—L_5 叩击痛，L_4—L_5 右侧旁压痛，直腿抬高试验（＋）。舌质淡，舌边有齿痕，脉沉涩。

辅助检查：无。

中医诊断：腰痹病，寒湿瘀阻证。

西医诊断：腰椎间盘突出症

治疗：

1. 灸法

将艾条均匀分成小条点燃后放于艾灸盒中。患者俯卧位，艾灸盒置于腰部施灸，灸治穴位包括腰阳关、命门、脾俞、肾俞、腰俞以及病变椎体上下各一个椎体范围内的椎体两侧夹脊穴，以患者自觉耐受热度为准，外层覆盖灸毯，给予患者保暖，防止受凉。当患者自觉热度下降时，取下艾灸盒，治疗结束。每次灸 30 分钟，每天 1 次，1 周 5 次，每 5 次为 1 个疗程。

2. 推拿、针法等治疗及防护

关节粘连传统松解术治疗，每日 1 次，每周 5 次。于 L_1—L_5 及周围组织行推拿治疗。推拿结束后行针刺治疗，每日 1 次，每周 5 次。取穴：双侧肾俞、气海俞、大肠俞、关元俞、膈俞、委中、阿是穴。针刺操作：肾俞用补法，其余穴行平补平泻，留针 30 分钟。针法结束后于腰部压痛及僵硬处行低频脉冲电治疗，每日 1 次，每次 20 分钟，每周 5 次。治疗 1 周后患者腰部疼痛明显改善，活动度增加。治疗 2 周后，患者偶觉腰部隐约疼痛，活动略受限。后巩固治疗 2 周，患者未觉腰痛且活动正常，嘱其避免劳力活动，带护腰，并嘱其劳动时注意保护腰部。随访半年未复发。

3. 中药口服

独活 9g	桑寄生 6g	杜仲 6g	牛膝 6g
细辛 6g	秦艽 6g	茯苓 6g	肉桂 6g
防风 6g	川芎 6g	威灵仙 10g	甘草 6g
当归 6g	白芍 9g	麸炒白术 15g	瓜蒌 10g
土鳖虫 10g	炒桃仁 10g	豆蔻 6g	盐补骨脂 12g

水煎取汁 400mL，分 2 次温服，每次 200mL，饭后 1 小时服用。

按：腰痹病，中医属"痹症"范畴。本案属寒湿瘀阻证，多以腰腿冷痛，重着不利，静卧痛仍不减，喜温喜按，受寒加重。该疾病在《诸病源候论》中有记载，其种类大概分为少阴、风痹、肾虚、坠堕伤腰、寝卧湿地 5 种。本病是以原有的腰椎间盘退变为基础，由于身体虚弱及过度劳累等多方面因素，导致肾精亏虚，直至筋骨失去濡养，腰椎间盘退化，而最终形成。《中藏经·论骨痹》云："大凡风寒暑湿之邪，入于肝则名筋痹，入于肾则名骨痹……感病则同，其治乃异。"《证治准绳·腰痛》云："有风，有湿，有寒，有热，有挫闪，有瘀血，有滞气，有痰积，皆标也。肾虚，其本也。"针灸推拿主要是通过对病区进行针刺和推拿，刺激相应的病理区，促进血液循环，并最终达到疏通经络的效果。此外，中医针灸推拿还具有抑制炎性因子释放、改善炎性反应的作用。

《扁鹊心书》云："风寒湿三气合而为痹，走注疼痛，或臂腰足膝拘挛，两肘牵急，乃寒邪凑于分肉之间也，方书谓之白虎历节风。治法于痛处灸五十壮，自愈，汤药不效，惟此法最速。"本例患者腰痛且痛有定处，属瘀血阻滞经脉之症，且舌脉也为瘀血之象。此因寒气入体阻滞经络，经脉不通导致瘀血，进一步加重经脉阻滞，出现腰部疼痛固定等症状，故采用灸法，以温阳散寒，活血化瘀。

案例 6　腰痹病

刘某，女，26 岁，河北石家庄人。就诊时间：2020 年 12 月 3 日。

主诉：腰痛伴左下肢疼痛 1 年余，加重半月。

现病史：患者缘于 1 年前扭伤后出现腰部疼痛，活动受限，伴有左下肢放射性疼痛，到当地医院就医，于医院查腰椎 CT 后确诊为腰椎间盘突出症，并进行相关治疗，具体不详。半月前患者腰部疼痛伴左下肢疼痛加重，为寻求进一步治疗，于我院康复科门诊就诊。现主症：腰部疼痛伴左下肢疼痛，活动受限，无肢体麻木。纳差，寐欠安，二便调。

既往史和其他病史：既往体健。

体格检查：T 36.1 ℃，BP 116/79mmHg，P 72 次 / 分，R 18 次 / 分。舌淡，苔薄白，脉沉细。L_3—L_5 叩击痛，脊柱旁压痛，左下肢直腿抬高试验（＋）。

辅助检查：腰椎 CT 示 L_3—L_5 椎间盘向后突出。

中医诊断：腰痹病，瘀血阻络证。

西医诊断：腰椎间盘突出症。

治疗：

1. 灸法（艾灸盒）

把艾灸盒打开以后将艾条插入到对应的孔里面，患者俯卧位，艾灸盒置于腰部施灸。灸治穴位：关元、大肠俞、命门、次髎、血海。以患者自觉耐受热度为准，外层覆盖灸毯，给予患者保暖，防止受凉。当患者自觉热度下降时，取下艾灸盒，治疗结束。每次灸 30 分钟，每天 1 次，1 周 5 次，每 5 次为 1 个疗程。

2. 中药口服

独活 9g	桑寄生 6g	杜仲 6g	牛膝 6g
细辛 6g	秦艽 6g	茯苓 6g	肉桂 6g
防风 6g	川芎 6g	威灵仙 10g	甘草 6g

当归 6g	白芍 9g	麸炒白术 15g	瓜蒌 10g
土鳖虫 10g	炒桃仁 10g	豆蔻 6g	盐补骨脂 12g

水煎取汁 400mL，分 2 次温服，每次 200mL，饭后 1 小时服用。

按：腰痹病多因外伤、内伤劳损以及感受外邪所致气血滞瘀，不通则痛。常有腰腿部麻木、疼痛等症状。《证治准绳·腰痛》曰："有风，有湿，有寒，有热，有挫闪，有瘀血，有滞气，有痰积，皆标也。肾虚，其本也。"本病属西医学腰椎间盘突出症、腰三横突综合征、腰肌劳损等。可通过腰部的 X 线、CT、核磁等明确诊断。国内治疗腰痹病多为综合治疗，治疗手段包括针灸、牵引、中药熏洗、药物口服等。

《扁鹊心书》云："风寒湿三气合而为痹，走注疼痛，或臂腰足膝拘挛，两肘牵急，乃寒邪凑于分肉之间也，方书谓之白虎历节风。治法于痛处灸五十壮，自愈，汤药不效，惟此法最速。"气为血之帅，气行则血行，气滞则血瘀。患者病起转腰不慎，致使腰部气机不利，血行不畅，瘀血阻于腰络，不通则痛，腰为气机上下之枢纽，腰伤则气机为之阻滞，气不行血，则瘀血阻络，经脉以通为常，腰及大腿气血失养，气血不通则痛，故患者腰部至大腿疼痛。经络分布于人体各部，内联脏腑，外布体表肌肉、骨骼等组织。正常的机体，气血在经络中周流不息，循序运行，如果由于风、寒、暑、湿、燥、火等外因的侵袭，人体或局部气血凝滞，经络受阻，即可出现肿胀疼痛等症状和一系列功能障碍，此时，灸治一定的穴位，可调和气血，疏通经络，平衡机能则愈。

案例 7　腰痹病

闫某，男，68 岁，河北邢台南宫人。就诊时间：2020 年 12 月 31 日。

主诉：腰部疼痛 10 余年，加重 3 月。

现病史：患者缘于 10 余年前无明显诱因出现腰部疼痛，至当地医院就诊，查腰椎 CT 示 L_4—S_1 椎间盘突出。予药物口服（具体不详）后症状好转，其后腰痛间断发作，受凉劳累后加重，休息或针灸治疗后好转。3 月前无明显诱因突然出现腰部疼痛，伴右下肢疼痛，走路时加重，休息后略见好转，至河北医科大学附属第三医院、南宫市人民医院及当地卫生所就诊，予针刺、艾灸、针剂肌肉注射（具体不详）等治疗后症状未见改善，为求系统中西医结合康复治疗，于今日至我科门诊，经查以"腰椎间盘突出"收入院。现主症：腰部疼痛，右下肢放射痛，放射至小腿，走路时疼痛明显，无肢体感觉异常，无发热咳嗽，纳可，寐安，二便可。

体格检查：T 36.3℃，BP 123/79mmHg，P 74 次 / 分，R 18 次 / 分。舌质暗红，苔薄白，脉沉细。腰椎生理曲度变直，无脊柱侧弯，下肢肌力 Ⅴ 级，肌张力正常，双上肢肌力 Ⅴ 肌，肌张力正常。腰椎 L_4—S_1 椎旁及棘突压痛（＋），叩击痛（＋），放射痛（＋），向右侧下肢放射。右侧下肢直腿抬高试验（＋），45°。股神经牵拉试验（－）。躯体皮肤感觉可，双侧各腹壁反射正常，双侧膝腱反射、跟腱反射存在，双侧巴宾斯基征（－），双侧髌阵挛（－），双侧踝阵挛（－）。鞍区感觉正常，肛门反射存在。

辅助检查：2020 年 10 月腰椎 MR 示 L_4—L_5 椎间盘向后突出，椎管狭窄；L_3—L_4，

L_5—S_1 椎间盘膨出；L_2—S_1 皮下软组织肿胀。

中医诊断：腰痹病，脾肾阳虚证。

西医诊断：腰椎间盘突出。

治疗：

1. 雷火灸

患者腰部疼痛，右下肢放射痛，予雷火灸温经通络，缓急止痛，协助患者取俯卧位，充分暴露腰部及右下肢，将艾灸条点燃，艾灸头放入灸盒中，放在患者腰部及右下肢部位，以局部皮肤稍微红晕为度，雷火灸期间时刻询问患者有无不适，灸完后用干净毛巾擦拭患者皮肤，结束治疗。每个部位灸 30 分钟，1 周 5 次，10 次 1 个疗程。

2. 中药口服

桃红四物汤加减活血化瘀，补肝益肾中药汤剂口服。

当归 12g　　　　川芎 15g　　　　桃仁 12g　　　　红花 12g

独活 10g　　　　白芍 20g　　　　威灵仙 10g　　　熟地 15g

赤芍 12g　　　　元胡 20g　　　　炙甘草 5g

文火水煎，取汁约 400mL，分两次温服，日一剂。

按：腰痹病是由于肝肾不足、阳气虚衰、风寒湿热邪气瘀滞停著导致经脉气血不通而引起的以腰腿痛为常见症状的慢性疾病。具有病程长、易复发等特点，多见于中老年人群。《素问·脉要精微论》云"腰者肾之府，转摇不能，肾将惫矣"，"肾藏精，精生髓，髓充骨"。肾气充沛，骨骼则坚强有力，尤其脊椎。西医学称为腰椎间盘突出症、腰三横突综合征、腰肌劳损等疾病。可通过腰部的 X 线、CT、核磁等明确诊断。国内治疗腰痹病多为综合治疗，治疗手段包括针灸、牵引、中药熏洗、药物口服等。

《扁鹊心书》云："老年肾气衰，又兼风寒客之，腰髋髀作痛，医作风痹走痛，治用宣风散、趁痛丸，重竭真气，误人甚多。正法服姜附汤散寒邪，或全真丹，灸关元百壮，则肾自坚牢，永不作痛，须服金液丹，以壮元阳，至老年不发。"表明老年腰痛而作风气痹证治者，多致大害，即使风痹，重用温补亦能散去。患者年老体弱，腰部肾虚致筋骨失养，气血循行不畅，经络阻滞，腰为肾之府，督脉所行，关元为任脉，灸任督二脉，运行全身气血，温补肾阳。本例患者腰部疼痛伴右下肢疼痛，舌质暗红，苔薄白，脉沉细，属瘀血阻络，脾肾阳虚之症。因肾气不足，气血运行不畅，阻滞经络，经脉不通，故出现腰部疼痛。肝肾同源，肝气不疏则胁肋胀痛，该病为本虚标实之证，故采用灸法，以温肾阳，助气血，活血化瘀。

三、辨经论治

针灸是通过经络穴位而起作用的，所以针灸临床除了辨病和辨证外，还必须辨经，进一步确定病与何经相关，应该取何经何穴进行治疗。经络证治是针灸临床最重要最鲜明的诊疗特点，其重要性恰如窦材所言："学医不明经络，开口动手便错。"经络系统遍布全身内外上下，通过内联脏腑、外络肢节发挥调节气血、平衡阴阳的作用。而不同的病证对应不同的经络系统，这就要求在治疗疾病时需先辨别经络，再选穴施治，故《灵枢·卫气》说："能别阴阳十二经者，知病之所生。候虚实之所在者，能得病之高下。"《外科大成》云："人生之有经络，犹地理之有界分，治病不知经络，犹捕盗不知界分……惟经络一明，然后知症见何经，用何经之药以治之，了然无谬。"清代胡珏同样提出："经络不明，何以知阴阳之交接，脏腑之递更，疾病情因从何审察。夫经络为识病之要道，尚不肯讲求用药误人全然不辨。"因此针刺治病必须通过辨证取穴，或是按病变部位循经辨证，或是按症状进行脏腑辨证，方能达到治愈疾病的目的。现代医家研究证实循经辨证取穴治疗疾病可达到事半功倍之效。彭静山治疗疔毒时，根据病发部位及经脉循行进行辨经论治，选取起止穴，效果显著。我们在临床中，选穴要针对辨证服从治则，一经中穴异而治同，选穴配伍，当权衡利弊而定取舍。在治疗脑病时取穴精简，注重腧穴的特异性作用，讲究用穴同中求异之精，组方穴少之简，强调抓住病机关键进行辨证论治，方能效如桴鼓。

案例1 面瘫

王某，男，34岁，河北石家庄人。就诊时间：2020年12月20日。

主诉：右侧面瘫1年余。

现病史：患者缘于1年前无明显诱因出现口角向左侧歪斜，右侧眼睑闭合不全，流泪明显，食物滞留于右齿间；曾间断就诊于我院针灸科，诊断为"面神经炎"，给予营养神经药物口服及针刺治疗，症状好转；仍留有轻度口角歪斜，鼓腮时明显，再次就诊于我科门诊。现主症：口角轻度向左侧歪斜，鼓腮时明显，鼓腮时右侧漏气，皱眉时右侧额纹较浅，右侧眼睑闭合正常，伴有右侧面部麻木，偶有头晕，肢体乏力，无发热，无肢体活动障碍，纳寐可，二便调。

既往史及其他病史：既往体健。

体格检查：T 36.3℃，BP 123/80mmHg，P 72次/分，R 18次/分。舌暗红，苔白腻，脉弦细，左关脉弦滑。

辅助检查：无。

中医诊断：面瘫（右），气虚血瘀证。

西医诊断：特发性面神经麻痹（右）。

治疗：

1. 灸法

麦粒灸：准备麦粒大小的艾炷（将艾绒放入麦粒灸模具中，加压取出即可）备用。取穴右侧：鱼腰上0.5寸、太阳穴、四白、迎香、颊车、地仓、牵正穴（每次灸3个穴位）。患者取仰卧位，将艾炷放在所选穴位，点燃顶端，当患者感到微痛时，用镊子取下，10秒后再次施灸，每个穴位连灸3次。

隔姜灸：取新鲜的生姜切成硬币大小，厚0.2～0.3cm的薄片，用三棱针在其上针刺数孔；准备蚕豆大小的艾炷备用。取穴右侧：鱼腰上0.5寸、太阳穴、四白、迎香、颊车、地仓、牵正穴（每次灸3个穴位）。患者取仰卧位，将生姜放在所选穴位，再置艾炷，点燃顶端，当患者局部有灼热感时，用镊子夹起姜片移至下一腧穴。艾炷燃尽时，易炷再灸，姜片干瘪或微微变黑时更换新姜片。以穴区皮肤潮红为度。

两种方法交替使用，隔日 1 次，6 次为 1 个疗程。

2. 中药口服

知母 6g	黄柏 6g	熟地黄 12g	山药（生品）12g
酒山茱萸 12g	茯苓 12g	牡丹皮 9g	泽泻 9g
柴胡 10g	当归 9g	炒白芍 12g	麸炒白术 15g
炙甘草 6g	薄荷 6g	生姜 6g	党参 15g
醋五味子 6g	桂枝 10g		

水煎取汁 400mL，分 2 次温服，每次 200mL，饭后 1 小时服用。

治疗 2 周后，诸症明显改善，治疗 4 周后，基本痊愈，随访 3 个月，亦未复发。

按： 面瘫，俗称口眼歪斜、口喎、口僻等，是一类以口角向一侧歪斜、眼睑闭合不全为主症的病证。《诸病源候论》言"偏风口喎，是体虚受风，风入于夹口之筋也"，《景岳全书·非风》曰"凡非风口眼喎斜，有寒热之辩……有热则筋弛纵，缓不胜收，故僻"。当人体正气不足，脉络空虚时，风寒、风热等邪气乘虚而入，导致经络气血不通，不能濡养经筋，从而造成面部弛缓不收。西医学的面瘫多分为周围性面瘫和中枢性面瘫，周围性面瘫多与先天发育异常和后天损伤有关，而后天损伤包括贝尔麻痹、Ramsay–Hunt 综合征、莱姆病等。本例面瘫属于现代医所言周围性面瘫，最常见于贝尔麻痹。

《扁鹊心书·口眼喎斜》云："此因贼风入舍于阳明之经，其脉挟口环唇，遇风气则经脉牵急，又风入手太阳经亦有此证。治法：当灸地仓穴二十壮，艾炷如小麦粒大。左歪灸左，右歪灸右，后服八风散，三五七散，一月全安。"清代古月老人在参论此篇时，亦指出"此证非中风兼证之口眼喎斜，乃身无他苦而单现此者，是贼风之客也，然有筋脉之异，伤筋则痛，伤脉则无痛，稍有差别，治法相同"。本例患者面瘫时间较久，已一年有余，兼见乏力、头晕等症状，由于久病入络，且中医认为顽固性面瘫多与气虚血瘀相关，恰如《素问》记载"邪之所凑，其气必虚，日久经脉失养，气愈虚而血愈瘀"，故诊断为面瘫、气虚血瘀证。窦材认为本病与足阳明经及手太阳经相关，提出用小麦粒之大小的艾炷灸足阳明经——地仓穴治疗本病。本案按照此法，选用地仓穴、足阳明经腧穴及面部其他腧穴共同灸治，以达到温通经络、行气活血的目的。麦粒灸虽小，但其可产生持久的穿透性、灼热感；生姜辛、温，能散能行，隔姜灸使得艾灸的温通之力更深透走窜从而达到"以火通达"，灸治疾病的作用。

案例 2　痛经

周某，女，22 岁，河北石家庄人。就诊时间：2016 年 5 月 9 日。

主诉：经期腹痛 7 年余。

现病史：患者于 7 年余前因经期冒雨出现小腹疼痛拒按，得热痛减，经后症状缓解，后每逢经期第 1 天便出现小腹及腰骶部冷痛，不可正常学习。曾多次于外院就诊，妇科检查无器质性病变，腹部及盆腔检查亦无明显异常，诊断为"原发性痛经"，未予治疗。后每逢经期小腹疼痛时，自服布洛芬止痛片，症状可缓解，但第 2～3 天仍轻微腹痛。为求系统治疗，就诊于我科门诊。现主症：经期第 1 天，小腹及腰骶部冷痛，得热痛减，伴有恶心呕吐，面色苍白，形寒肢冷，纳差，寐欠安，小便调，大便溏。

既往史及其他病史：既往体健。

婚育史：未婚。

月经史：14 $\frac{5}{28\sim30}$ 经量少，经色暗红，有血块，经期规律。

体格检查：T 36.2℃，BP 110/72mmHg，P 72 次 / 分，R 18 次 / 分。舌淡暗、苔薄白，脉沉紧。

辅助检查：妇科检查无器质性病变，腹部及盆腔检查亦无明显异常。

中医诊断：痛经，寒凝血瘀证。

西医诊断：原发性痛经。

治疗：

灸法。取纯净干燥精细食盐；制作新鲜的生姜片（直径约 2～3cm，厚约 0.3cm），用三棱针在其上针刺数孔；准备大艾炷（直径约 2cm，高约 2.5cm，重约 1.5g）备用。取穴：神阙、关元穴。患者取仰卧位，将食盐填满于神阙穴中，使之与脐平，再将制备好的新鲜姜片，分别置于神阙、关元穴处，艾炷置于姜片上，点燃艾炷顶端，自燃自灭，燃尽后，易炷再灸，连续灸 6 壮，至局部皮肤出现潮红为度。灸完撤掉艾炷。用温水清洗干净脐部，治疗完毕。灸后，疼痛基本消失。连续治疗 3 天。为巩固疗效，按上述治疗方法，在下次月经前 3 天开始施灸，连灸 6 天。按照此法，连续治疗了 3 个月经周期而告痊愈。随访 3 个月亦未见复发。

按：痛经，又称"经行腹痛"，指妇女正值经期或经行前后，出现周期性小腹疼痛，或伴腰骶酸痛，甚至剧痛晕厥，影响正常工作及生活的疾病。《金匮要略·妇人杂病脉症并治》言"带下，经水不利，少腹满痛，经一月再见"，《华佗神方》曰"妇人行经时，腹痛如绞，谓之痛经"。《诸病源候论·妇人杂病诸候一·月水来腹痛候》记载"妇女月水来腹痛者，由劳伤血气，以致体虚，受风冷之气，客于胞络，损冲任之脉"。痛经的病机可概括为虚实两端，实者以寒凝、血瘀、气滞、热壅导致冲任气血不畅，"不通则痛"；虚者"不荣则痛"，是以气虚、血虚不能濡养冲任及胞宫。西医学根据生殖器官有无器质性病变，将痛经分为原发性痛经和继发性痛经。原发性以青少年女性为主，继发性痛经常见于育龄期女性。

《扁鹊心书》云："妇人除妊娠外，有病多与男子相同，但男子以元阳为主，女子以阴血为主，男子多肾虚为病，女子多冲任虚为病。盖冲为血海，任主胞胎，月信之行，皆由冲任而来。"本案患者冒雨受凉后出现痛经，有明显的寒邪侵袭史，后每逢经期出现小腹及腰骶部冷痛，得热痛减，形寒肢冷，因此考虑为痛经，寒凝血瘀证。"寒凝"当属痛经的首要发病因素，亦是原发性痛经最常见的证型之一。窦材认为女子以阴血为主，多以冲任虚为病。故本案治疗选取任脉之神阙、关元穴,关元穴乃《扁鹊心书》使用最多的腧穴,俗称"丹田",《类经图翼》云"此穴……乃男子藏精,女子蓄血之处",神阙穴,又名下丹田,又有"脐通百脉"之言。隔姜灸此二穴,以共同发挥温补冲任,培肾固本,散寒止痛之功。

案例3　带下病

张某,女,40岁,河北石家庄人。就诊日期:2012年5月6日。

主诉:白带过多8个月余。

现病史:患者于8个月余前因小产后1周即外出游玩而受累,后出现带下量多,伴有腰酸,肢冷,四肢乏力,月经量渐少。曾于当地社区医院诊治,妇科检查无器质性病变,腹部及盆腔检查亦无明显异常,给予消炎药治疗(具体不详),症状无明显改善,遂就诊于我科门诊。现主症:带下量多,色白,质清稀,小腹发凉,喜温喜按,偶有腰酸,面色苍白,神疲乏力,怕冷,手足凉,纳可,寐欠安,小便清长,大便溏。

既往史及其他病史:既往体健。

婚育史:26岁结婚,配偶情况一般。育有1女1子。子女均体健。

月经史:$14\dfrac{5}{28\sim30}$经量少,经色暗红,有血块,经期规律。

体格检查:T 36.3℃,BP 120/72mmHg,P 73次/分,R 19次/分。舌质淡、苔白腻,脉沉弱。

辅助检查:妇科检查无器质性病变,腹部及盆腔检查亦无明显异常。

中医诊断:带下病,肾阳虚证。

西医诊断:盆腔炎。

治疗:

针灸。取1支艾条平分4段,每段分别点燃两头,置于自制艾灸箱(25cm×16cm×10cm)中备用。取穴:双侧肾俞、双侧次髎、关元、双侧带脉、双侧三阴交。患者先取俯卧位,充分暴露所选穴位,取1寸毫针于肾俞穴直刺0.5寸,取2寸毫针于次髎穴直刺1.5寸,施以提插捻转之法,使之得气。将艾灸箱置于腰骶部,需将肾俞、次髎穴罩置其中,留针30分钟后撤去艾灸箱、起针。再取仰卧位,取1.5寸毫针于关元直刺1.2寸,于带脉直刺1.3寸,于三阴交沿胫骨后缘直刺1.3寸,施以提插捻转之法,使之得气。再将艾灸箱置于腹部,罩住关元穴,留针30分钟后撤去艾灸箱、起针。每天1次,10次为1个疗程。治疗1个疗程后,患者诉白带减少,小腹凉感及腰酸肢冷症状明显减轻,休息3天。改为隔日治疗1次。2个疗程后诸症消失,随访半年未复发。

按:带下病主要表现为带下量明显增多,其色、质、味出现异常,可伴有外阴瘙痒,甚者可出现全身症状。其主要病机为湿邪伤及任带二脉,任脉不固,带脉失约。《素问玄机原病式·附带下篇》记载,带下病乃由任脉湿热、津液涌溢所致,妇科经典著作《傅青主女科》认为湿邪为带下病的核心,辨证论治当以肝脾肾为主,尤以肝脾为要。西医学中，凡是发生白带异常的均可按照带下病进行辨证论治，如宫颈炎、阴道炎、盆腔炎、早期宫颈癌等妇科疾病。带下病检查包括全身检查、腹部检查、盆腔检查及阴道分泌物检查。

《扁鹊心书》云："妇人除妊娠外，有病多与男子相同，但男子以元阳为主，女子以阴血为主，男子多肾虚为病，女子多冲任虚为病。盖冲为血海，任主胞胎。白带者，任脉冷也。"本案患者带下量多，色白，质清稀，小腹发凉，喜温喜按，偶有腰酸，小便清长等，考虑为带下病，肾阳虚证。窦材指出，白带，任脉冷也。故本案采用具有较强温补作用的重灸法，《医宗金鉴》载："凡灸诸病，必火足气到，始能求愈。"本案采用的艾灸箱，主要以距离近、温度高、面积大为特色，"重"以集中火力。背为阳，腹为阴，选取足太阳膀胱经之肾俞、次髎穴，任脉关元穴、带脉之带脉穴、脾经三阴交，先灸背部，后灸腹部，从阳引阴，共同发挥温补阳气、温养冲任，疏通带脉的作用。

案例4 月经后期

赵某，女，23岁，河北石家庄人。就诊时间：2020年12月8日。

主诉：月经后期5年。

现病史：患者于5年前，无明显诱因出现月经周期不规律，月经延后，甚者每2～3个月行经1次，伴有月经量少，色暗红，有血块。于当地社区医院就诊，妇科检查未见明显异常，予间断口服中药治疗，月经量渐多，周期仍不固定，2～3个月行经1次。遂就诊于我科门诊。现主症：月经周期不规律，2～3个月行经1次，伴有月经量少，色暗红，有血块，行经期间腰痛，平素怕冷、手足凉，活动后自汗，纳寐可，二便调。

既往史及其他病史：既往体健。

婚育史：未婚。

月经史：$14\dfrac{5}{60\sim80}$ 经量少，经色暗红，有血块，经期不规律。

体格检查：T 36.3℃，BP 115/75mmHg，P 75次/分，R 18次/分。舌质淡，苔白，脉沉细无力。

辅助检查：2021年12月18日河北省中医院妇科彩超：未见明显异常。

中医诊断：月经后期，血虚寒凝证。

西医诊断：子宫功能失调性出血。

治疗：

1. 灸法

将附子15g，肉桂3g，黄芪20g，何首乌12g，防风9g，川芎9g，细辛3g，按比例研成粉末状，备齐长80cm、宽10cm的桑皮纸、艾绒；患者取俯卧位，桑皮纸折叠成下窄、上宽的梯形，桑皮纸对折的中线与脊柱相合，放置在患者的背部，上肢大椎穴，下至长强穴，延桑皮纸两侧均匀地撒上督灸粉，将制备好的姜末放在桑皮纸上，姜末的厚度约为1寸，中间用手指塑形为0.5cm深的凹槽，再将橄榄型的艾绒放置在凹槽内，分别点燃头、中、尾三个点点燃，自燃自灭，燃尽后，将艾灰在凹槽内压实并压出凹槽，放置艾绒，如前法点燃灸第 2 壮，连续灸 3 壮，灸完后用干毛巾清理施灸处，督灸结束。每次灸 2 小时，每 7 天 1 次，每 5 次为 1 个疗程。

2. 中药口服

温经摄血汤加减补肝肾、活血化瘀中药汤剂口服。

熟地 30g	川芎 15g	白芍 30g	当归 15g
白术 15g	柴胡 15g	五味子 9g	续断 3g
肉桂 15g	枳壳 10g	炙甘草 6g	人参 6g

水煎取汁 400mL，分 2 次温服，每次 200mL，饭后 1 小时服用。

治疗 2 个疗程后，患者月经量渐至恢复之前水平，血块减少，月经周期间隔时间变短。继续治疗 4 个疗程后，患者周期基本规律。

按： 月经后期指正常月经周期推迟超过 7 天或以上，甚至 3～5 个月，可伴有经量的异常，且连续出现 2 个月经周期。本病病因病机复杂，总以虚实作别。虚者因素体虚弱、经血亏少，或后天损伤、久病体虚，或脾气虚弱、无源化血，冲任血虚所致；实者因经行感寒（过食生冷、冒雨涉水），或恚怒伤肝，冲任阻滞、胞脉不通所致。《傅青主女科》记载"后期而来少，血寒而不足"。月经后期为妇科的常见疾病之一，若育龄期妇女月经过期而未至，当首先排除妊娠，以免误治损伤胎元。本病属于西医学功能失调性出血范畴，可通过妊娠试验或彩超进行检查鉴别。

月经的生理与冲脉关系密切。月经原非血也，乃天一之水，出自肾中，是至阴之精而有至阳之气，故其色赤红似血，而实非血，所以谓之"天癸"。《灵枢·逆顺肥瘦》记载："夫冲脉者，五脏六腑之海也……其上者，出于颃颡，渗诸阳……其下者，注少阴之大络，出于气街……其下者，并于少阴之经，渗三阴……渗诸络而温肌肉。"冲任上行支与诸阳经相通，使冲脉之血得以温化；又一支与足阳明胃经相通，故冲脉得到胃气的濡养。《灵枢·经脉》说胃经"从缺盆下乳内廉，下挟脐，入气街中"，《素问·骨空论》说"冲脉者，起（出）于气街"，还有《难经译释》原文说"冲脉者，起（出）于气冲，并足阳明之经，挟脐上行，至胸中而散也"，都明确指出冲脉与阳明经会于气街，并且关系密切，故有"冲脉隶于阳明"之说。其下行支与肾脉相并而行，使肾中真阴滋于其中；又其"渗三阴"，自然与肝脾经脉相通，故取肝脾之血以为用。另有《傅青主女科》温经摄血汤："妇人有经水后期而来多者，人以为血虚之病也，谁知非血虚乎！盖后期而来少，血寒而不足；后期而来多，血寒而有余。夫月经来潮本于肾，而其流五脏六腑之血皆归之，故经来而诸经之血尽来附益，以经水行而门启不遑迅阖，诸经之血乘其隙而皆出也，但血既出矣，则成不足。治法宜于补中温散之，不得曰后期者俱不足也。"本例患者月经衍期，怕冷、手脚冷凉，属阳虚寒凝之症，日久寒凝血瘀，不通则痛，故出现经前腰痛的证候，故用督灸法温阳。辅以温经摄血汤大补肝、肾、脾之精与血，加肉桂以祛其寒，柴胡以解其郁，是补中有散，而散不耗气；补中有泄，而泄不损阴，所以补之有益，而温之收功，平素患者少气乏力，活动后自汗，故加人参 6g。

案例 5 乳癖

张某，女，48 岁，河北石家庄人。就诊时间：2020 年 12 月 15 日。

主诉：双侧乳房肿块伴疼痛 4 月余。

现病史：患者于 4 月余前洗澡时触及双侧乳房肿块，平素情绪激动及经期，双侧乳房胀痛明显，情志舒畅及经后可缓解。多次在外院诊治（诊疗经过不详），查乳腺彩超示双侧乳腺增生（患者自述，具体报告未见），经治疗后症状无明显缓解。今为求进一步系统治疗，就诊于我科门诊。现主症：双侧乳房肿块，大小不等数个，质地柔软，边界不清，双侧乳房胀痛，时发时止，晨起 5～6 点疼痛发作，胸闷胁胀，易怒，心烦口苦，咽痛，咳嗽，咳痰，痰多色白，质黏不易咯出，纳可，失眠，多梦，小便可，大便干燥，2 日一行。自发病以来，患者精神可，体重无明显变化。

既往史及其他病史：既往乳腺增生病史 4 月余，既往子宫肌瘤病史 3 年余。

婚育史：24 岁结婚，配偶情况：一般。育有 1 女 1 子。子女均体健。

体格检查：T 36.4℃，BP 130/82mmHg，P 73 次 / 分，R 18 次 / 分。舌质紫暗，舌苔白腻，脉滑细。

辅助检查：乳房彩超示双侧乳腺增生。

中医诊断：乳癖，肝郁痰凝证。

西医诊断：乳腺增生病。

治疗：

1. 灸法

取穴双侧：乳根、膺窗、太冲、合谷、血海。患者取仰卧位，充分暴露施灸部位。将艾卷一端点燃，对准所选腧穴，距离皮肤高约 2～3cm 施灸，使局部有温热感而无灼痛感，以皮肤红晕为度，每穴灸 10～15 分钟。每日 1 次，10 次为 1 个疗程。

2. 中药口服

柴胡疏肝散合牛膝木瓜汤去泽泻、白芍加人参、黄柏、瓜蒌口服。

柴胡 10g	芍药 9g	川芎 9g	香附 9g
枳壳 10g	陈皮 10g	炙甘草 6g	牛膝 9g（酒浸）
木瓜 9g	杜仲 10g	枸杞子 10g	黄松节 10g
天麻 3g	人参 3g	黄柏 9g	瓜蒌 9g
菟丝子 10g（酒浸）			

水煎取汁 400mL，分 2 次温服，每次 200mL，饭后 1 小时服用。

治疗 2 个疗程后，患者症状明显好转。调整口服方药继续治疗 3 个疗程，结合情绪疏导，患者症状基本消失，乳房肿块明显缩小。

按：乳癖乃乳腺组织的良性增生性疾病，非炎症亦非肿瘤，多与饮食、情志、体虚劳倦有关。《中藏经》记载"癖者，痞也。痞者，气机不通，胀满疼痛"，《外科正宗》指出"乳癖乃乳肿结核，形如丸卵，或坠垂作痛，或不作痛，皮色不变，其核随喜怒消长"。乳癖最主要的表现即乳房结块、胀痛，且随情志变化及月经周期发生改变。其好发于 25～45 岁的中青年女性，相当于西医学的乳腺增生病。可通过触诊及乳腺彩超、X 线、钼靶、CT、MRI 检查等方法明确诊断及鉴别诊断。

朱丹溪云："痰郁而成癖，血郁而成瘕，食郁而在痞满，此必然之理也。"本案患者乳房肿块、疼痛多变，情志不畅，属于乳癖，病位在肝，辨证为肝郁痰凝证，与肝经和阳明经相关。由于患者平素情志不畅，日久肝郁气滞，横犯脾胃，脾失健运，痰湿内生，痰停湿阻，导致气血瘀滞，肝郁痰凝瘀血阻于乳络，最终发展为乳房肿块、疼痛。本案采用温和灸之法，取穴乳根、膺窗、太冲、合谷、血海，调达肝气，疏通局部及全身经络。

案例 6　耳鸣

张某，女，42 岁，河北石家庄人。就诊时间：2020 年 12 月 23 日。

主诉：间断耳鸣 7 天，加重 1 天。

现病史：患者于 7 天前无明显诱因出现耳鸣，就诊于当地耳鼻喉科，经诊查未见明显异常，遂未给予相应治疗。后患者未给予重视，1 天前劳累后耳鸣加重，严重影响日常生活。遂就诊于我院。现主症：间断耳鸣，时发时止，不随体位变化加重。无头晕、恶心、呕吐，寐欠安，纳尚可，二便正常。

既往史和其他病史：神经性头痛 10 年，膝骨关节炎。

体格检查：T 36.3℃，BP 23/80mmHg，P 72 次 / 分，R 18 次 / 分。舌质暗，苔腻，脉弦细。膝关节压痛。

辅助检查：无。

中医诊断：耳鸣，气血亏虚证。

西医诊断：耳鸣。

治疗：

1. 灸法

选穴：肾俞、命门、太冲、合谷、中渚。针刺得气后留针至适当深度，在针柄上插上约 2cm 长的艾条段，点燃施灸。待艾段燃尽后，持镊子拔针。点火一般点在艾段下方，患者熨烫时用硬纸片垫衬，以防艾灰脱落烫伤皮肤。艾段与皮肤的高度约 2～3cm，以患者感到温热舒适而不烫为度。每日或隔日 1 次。

2. 中药口服

清半夏 9g	黄芩 9g	干姜 9g	人参 9g
黄连 3g	大枣 6g	甘草 9g	桂枝 9g
白芍 9g	生姜 9g	葛根 10g	炒蔓荆子 9g
川芎 9g	黄芪 15g	豆蔻 6g	炒桃仁 10g
当归 10g			

水煎取汁 400mL，分 2 次温服，每次 200mL，饭后 1 小时服用。

按：历代医家对耳鸣病因病机归为：风邪外袭、肝火上扰、肾虚失养、脾胃虚弱、心神不宁等。而现代医家将耳鸣病因分为虚、实，实证，有风邪外袭、肝火上扰、痰火壅结、气滞血瘀等；虚证，有肺脾气虚、肾阴亏虚、肾阳不足、气血亏虚等。耳鸣是指患者自觉耳内或颅内有响声，但外部并无相应声源存在。耳鸣可分为主观性耳鸣与客观性耳鸣，主观性耳鸣仅患者能听到耳鸣声音，他人不能听到。西医治疗的最大优势是对于本病早期的治疗可以最大程度的恢复或维持听力。但也存在诸多欠缺，如对于耳鸣早期预防缺乏有效的方法，且治疗效果欠佳，及西药的副反应等。

耳鸣是多种病证的常见症状，常与耳聋合并出现，多发于中老年人，故有"聋为鸣之渐，鸣为聋之始"之说。《黄帝内经》中说"髓海不足，则脑转耳鸣"，"上气不足……耳为之苦鸣"。《景岳全书》中说："肾气充足，则耳目聪明，若多劳伤血气，精脱肾惫，必致聋聩。故人于中年之后，每多耳鸣，如风雨，如蝉鸣，如潮声者，是皆阴衰肾亏而然。"中医认为肾与耳关系密切，肾为先天之本，藏精生髓，上通于脑，开窍于耳。《灵枢·脉度》云"肾气通于耳，肾和则耳能闻五音矣"；《黄帝内经》云"髓海不足，则脑转耳鸣""上气不充，脑为之不满，耳为之苦鸣"；《诸病源候论》云"劳动经血而气血不足，宗脉则虚，随脉入耳，与气相击，故为耳鸣"。肾虚耳鸣多发于年逾4旬之人，多见于年老体弱或虚羸之人。《黄帝内经》云："年四十，阴气自半，起居衰矣。"这与人体器官衰老、功能减退有关。《名医杂著》所云："耳鸣之症或鸣甚如蝉，或左或右。时时闭塞，世人多从肾虚论治，殊不知此痰火上升，郁于耳中而为鸣，郁甚则闭矣。若遇此症，但审其平昔饮酒厚味，上焦素有痰火，只用清痰降火治之。"朱丹溪言"无痰不作眩"，"怪病多痰"，"痰生百病"。痰郁则化热，痰热郁结，循经上壅，耳窍被蒙，故耳鸣不休，所谓"痰热郁结，壅而成鸣"。中医认为"久病在血"，"久病多瘀"，瘀阻耳窍，气血流行不畅，耳窍失养所致。痰、饮都是水液代谢失常，停留机体局部的病理产物，痰热而饮寒，痰无形而饮有质，饮留体内，清阳不升可致耳鸣、眩晕等。人生赖阳气为根本，得其所则人寿，失其所则人夭，通过热灸对经络穴位的温热性刺激，可以起到益气温阳聪耳之效。

《扁鹊心书》云：有为风寒所袭而聋者，有心气不足而聋者，当服一醉膏，滚酒下，汗出而愈。若多酒色人，肾虚而致聋蔽者，宜先服延寿丹半斤，后服一醉膏。若实聋则难治。肾开窍于耳，又胃之宗气别走于耳，故耳聋一证属虚者多，今言心气不足，而用一醉膏，此理未解。

案例7　耳聋

王某，男，40岁，河北石家庄人。就诊时间：2020年12月16日。

主诉：耳鸣、耳聋伴头晕1月余。

现病史：患者1月前无明显诱因出现耳鸣、耳聋伴头晕，听力减退，耳鸣，呈持续性高音调。无头痛、恶心呕吐，无耳痛、耳道流脓及出血。未经系统治疗，症状无好转。今来我院门诊，以求系统治疗，现症见：耳鸣、耳聋，有轻度听力障碍，头昏蒙，无恶心呕吐、发热，大便溏，小便可，纳寐可。

既往史和其他病史：既往体健。否认近期耳毒性药物应用史。

体格检查：T 36.2℃，BP 125/90mmHg，P 67 次 / 分，R 17 次 / 分。舌红、苔微黄，脉沉弦细。

辅助检查：无。

中医诊断：耳聋，肝肾亏虚证。

西医诊断：听力减退，耳鸣。

治疗：

1. 灸法

选取艾条并均匀分成小艾条点燃后放于艾灸盒中。患者侧卧位，艾灸盒置于腹部、背部施灸，具体灸治穴位为关元、命门，以患者自觉耐受热度为准，外层覆盖灸毯，给予患者保暖，防止受凉。当患者自觉热度下降时，取下艾灸盒，治疗结束。每次灸 50 分钟，每天 1 次，1 周 5 次，每 5 次为 1 个疗程。

2. 中药口服

麸炒白术 15g	茯苓 12g	羌活 9g	桂枝 10g
细辛 3g	黄芪 20g	炒栀子 10g	淡豆豉 6g
甘草 6g	黄芩 6g	天麻 10g	钩藤 4g（后下）
牛膝 12g	杜仲 9g	益母草 9g	桑寄生 9g
茯神 9g	陈皮 6g	豆蔻 6g	全蝎 3g

共 7 剂，日 1 剂，水煎服，取汁 400mL，早晚分服 200mL。

治疗一周后，患者症状明显好转。

按：耳鸣、耳聋是因为外邪侵袭、饮食失调、情志抑郁、病后体虚等引起听觉功能异常的一种疾病。耳鸣以患者自觉耳内鸣响，如闻蝉声，轰鸣声，或如潮声为主要表现；而耳聋则是患者听觉有不同程度的减退，甚至消失为主要表现。耳鸣可伴有耳聋，耳聋亦可由耳鸣发展而来。《医学入门》卷五中提道："耳鸣乃是聋之渐也。"《杂病源流犀烛·卷二十三》更明确指出："耳鸣者，聋之渐也，惟气闭而聋者，则不鸣，其余诸般耳聋，未有不先鸣者。"根据传统中医理论，耳为肾之窍，肾开窍于耳，耳聋当责之于肾。耳鸣、耳聋可作为临床常见症状，可见于各科的多种疾病过程中，也可单独成为一种耳疾。西医的耳科病变（如中耳炎、鼓膜穿孔）、多种急性热性传染病（如猩红热、流行性感冒）、颅内病变（如脑肿瘤、听神经瘤）、药物中毒以及高血压、梅尼埃病、贫血、神经衰弱等疾病过程中，均可出现耳鸣、耳聋的症状。

《扁鹊心书》云："有为风寒所袭而聋者，有心气不足而聋者，当服一醉膏，滚酒下，汗出而愈。若多酒色人，肾虚而致聋蔽者，宜先服延寿丹半斤，后服一醉膏。若实聋则难治。"（肾开窍于耳，又胃之宗气别走于耳，故耳聋一证属虚者多，今言心气不足，而用一醉膏，此理未解。）《医宗必读·虚劳》中提到"脾肾者，水为万物之元，土为万物之母，两脏相安，一身皆治，百疾不生。夫脾具土德，脾安则肾愈安也。肾兼水火，肾安则水不挟肝上泛而凌土湿，火能益土运行而化精微，故肾安则脾愈安也"。肾为先天之本，脾为后天之本，通过灸法固护脾肾，培补脾肾二阳。善用兵者，兵不在多而在精，窦材讲究用穴同中求异之精，强调抓住病机关键，再次印证其思想的实用性。

案例 8　头痛

郭某，女，61 岁，河北石家庄人。就诊时间：2020 年 6 月 5 日。

主诉：左侧头痛 3 年，加重 1 个月。

现病史：患者 3 年前无明显诱因出现左侧头痛，伴恶心、呕吐，与体位无明显相关，无抽搐、意识不清、四肢麻木等症。每遇劳累，情绪激动时症状加重，先后到多家医院就诊，3 年前口服卡马西平等止痛药物疼痛能够缓解，于 1 月前头痛的发作频次及疼痛程度不断加重，口服止痛药物无效，为求中医治疗来诊。现主症：左侧偏头痛，偶有恶心、呕吐，情绪激动后症状加重，眼干，寐差，纳尚可，大便偏干，小便调。

体格检查：T 36.2° C，BP 122/80mmHg，P 70 次 / 分，R 20 次 / 分。舌质淡苔白，脉弦数。

中医诊断：头痛，肝阳上亢证。

西医诊断：三叉神经痛。

治疗：

1. 灸法

取穴：脑空穴、目窗穴。（温和灸）点燃艾灸条的一端，将其置于距离穴位 5 ～ 10cm 处，以患者皮肤感到温热为宜。灸至穴位处皮肤出现红晕为度，每次 10 ～ 15 分钟左右，每天 2 次，1 周 10 次，每 10 次为 1 个疗程。

2. 针刺处方

丘墟透照海、列缺、中脘、天枢、风池、足三里。

按：头痛，亦称头风，是以自觉头部疼痛为特征的一种常见病证。一般可分为外感、内伤两类，若感受风、寒、湿、热等六淫之邪，上犯颠顶，阻遏清阳；或内伤诸疾，导致脏腑功能失调，气血逆乱，痰瘀阻窍；或外伤久病，导致气滞血瘀或气血亏虚，脑脉失养，皆可引发头痛。

《扁鹊心书》云："若风入太阳则偏头风，或左或右，痛连两目及齿，灸脑空穴二十一壮，其穴在脑后入发际三寸五分，再灸目窗二穴，在两耳直上一寸五分，二十一壮，左痛灸左，右痛灸右。"《素问·六节藏象论》云"凡此十一藏取决于胆"，少阳枢经的生理功能少阳枢经调节气机阴阳之关键。《儒门事亲》中记载："病额角上，耳上痛，俗呼为偏头痛。"脑空、目窗穴位属足少阳胆经穴位，足少阳、阳维之会。诸穴配伍具有通经活络，开窍止痛之效。

头痛是临床常见的症状，疼痛形式多种多样，常见胀痛、闷痛、撕裂样痛、电击样疼痛、针刺样痛，部分伴有血管搏动感及头部紧箍感，以及恶心、呕吐、头晕等症状。由外感邪气上攻于头所致，头痛表现为"常常有之，直须传入里实方罢"。里为内证，因情志、宿食、痰饮等因素导致经气壅滞引发头痛，或气血虚弱不能荣养经脉产生头痛，其特点为"有时而作，有时而止"。但无论外感还是内伤致病，诱发头痛的临床症状与致病因素的种类息息相关。西医学中可见于偏头痛、紧张性头痛、丛集性头痛及外伤性头痛等疾病。必要时进行精神和心理检查，同时结合头颅 CT 或 MRI 检查、脑电图检查以及腰椎穿刺脑脊液检查等，有助于对头痛病因的诊断。

四、脾肾为本

窦材将注重扶阳，固护脾肾的学术思想贯穿全书始终。作为温补学派早期代表，窦材诊疗尤其注重阳气的固护，从脾肾论治也是以扶养脾肾之阳为主。"住世之法"曾提出"保命之法，灼艾第一，丹药第二，附子第三"。窦材治病善用灸法，长于发挥灸法温养阳气的作用。除此之外，窦材也善于灸药结合治疗疾病，其常用丹药以金液丹为例，成分以硫黄为主，以及常用附子，均有补火助阳之效，由此可看出窦材扶阳的诊疗思想渗透全书。窦材尤其强调妄用寒凉及转下的后果，"非若寒苦之药，动人脏腑，泄人元气"，"溺于滋阴苦寒之剂，殊不知邪之中人，元气盛则能当之"，乃必脾肾为本是窦材的主要诊疗思想，其治疗无不从脾肾着手，其认为"脾为五脏之母，肾为一身之根"，"脾肾为人一身之根蒂，不可不早图也"。因此我们临床中常选用脾肾二经之腧穴，以及督脉穴治病疗疾。

案例 1　痞满

张某，男，49 岁，河北正定人。就诊时间：2020 年 12 月 4 日。

主诉：腹胀 1 年，加重 1 月。

现病史：患者 1 年前缘于长期饮酒、过食生冷后出现脘腹部胀满不适，进食后症状加重，伴有气短乏力，无腹痛、腹泻，无烧心、反酸、恶心、打嗝，曾就诊于当地门诊给予泻下药物（具体不详），症状未见明显好转。1 月前无明显诱因出现上述症状加重，就诊于我院门诊，查电子胃镜示疣状胃炎。予茵连和胃颗粒口服，症状略有改善。今为求进一步诊治来我科就诊。现症见：脘腹胀满不适，进食后加重，伴有气短乏力，无烧心、反酸、恶心、打嗝，纳差，寐安，二便可。

体格检查：T 36.3℃，BP 120/80mmHg，P 70 次 / 分，R 20 次 / 分。查体：心肺未见异常，腹部膨隆，腹软，叩诊鼓音，肠鸣音正常存在。舌质淡暗，苔白腻，脉濡。

辅助检查：电子胃镜示疣状胃炎。

中医诊断：痞满，脾胃气虚证。

西医诊断：慢性浅表性胃炎。

治疗：

1. 中药口服

继续口服茵连和胃颗粒。

2. 灸法

温和灸左命关穴，每日 1 次，每次 15 分钟以皮肤潮红、温热无痛为度，连续治疗 10 次。

按：痞闷，亦称痞满，多以患者自觉胃脘部痞塞不通、胸膈满闷不舒，外无胀急之形、触之濡软、按之不痛为主要临床表现。《景岳全书》曰："土寒则气化无权，故多痞满……总由脾气之弱耳。怒气暴伤，肝气未平而痞。"因此痞满的病因可虚可实，病机可归结为中焦气机壅滞，升降失常。痞满与西医学的慢性胃炎（包括浅表性胃炎和萎缩性胃炎）、功能性消化不良、胃下垂、冠心病、糖尿病胃轻瘫、术后胃肠功能紊乱、慢性胆囊炎等疾病相似，可以通过内镜、X线钡餐造影、B超检查等现代诊疗技术明确诊断。《扁鹊心书·痞闷》云"凡饮食生冷，脾胃被伤，大抵伤胃则胸满，伤脾则腹胀，腹胀者易治，宜服草神丹等"，若误用下药则急灸命关，可保性命。又云"酒后吃饭，中气不伤，若饭后饮酒，清气浊乱，所以致胀"，故建议其少饮酒，饭后不饮，禁食生冷。

2021年12月15日复诊，症状已去大半，继前法治疗5次。此案例前医曾因患者腹胀使用"苦寒泻下"之法，症状加重。《扁鹊心书》云："热在内，自然从五脏六腑及大小便中泄出。若以凉药泄热，吾恐热气未去一分，而元气已衰九分。尝观服转药一剂，则有五七日饮食脾胃不能复旧。况乎三焦暖热方能腐熟水谷，若一刻无火则肌肤冰冷，阳气脱尽而死矣。故《黄帝内经》止有沉寒痼冷之论，未有积热纯阳之说。纵然积热为病，一服转下便可解救。若阴寒为病，则四肢逆冷，死在须臾。古人立法，若狂言妄语，逾垣上屋诸大热证，亦要论其大便如何。数日不出者，有燥屎也，方下之，若大便如常，即不可下。"本案例患者虽然有腹胀，但无燥屎内结之症，若用下法，则脾胃之气更伤。故选足太阴脾经穴位"左命关"温和灸。

案例2　胃痛

郭某，男，57岁，河北正定人。就诊时间：2019年1月4日。

主诉：胃脘部疼痛3年，加重5天。

现病史：患者于3年前无明显诱因出现胃脘部隐痛，伴嘈杂，嗳气，偶有反酸打嗝，曾就诊于当地医院，予质子泵抑制剂等药物口服，仍偶有胃部不适。5天前因过食寒凉，胃脘部疼痛加重，来我院门诊就诊，查电子胃镜示慢性浅表性胃炎。现症见：胃部胀满疼痛，偶有嗳气、吞酸，伴有夜寐差，头痛，双足怕冷，夜尿频多，尿无力，纳可。

既往史和其他病史：痛风史10年，高血压史10年，最高150/100mmHg。

体格检查：T 36.5℃，BP 130/85mmHg，P 72次/分，R 18次/分。舌淡胖，有齿痕，左脉沉无力，右脉沉弦。

辅助检查：电子胃镜示慢性浅表性胃炎。

中医诊断：胃脘痛，脾虚湿盛证。

西医诊断：慢性浅表性胃炎，高血压，痛风。

治疗：

1. 灸法

嘱病人取仰卧位，暴露腹部，取甘油润滑腹部，并覆盖脱脂薄纱布，将姜绒铺在前正中线上以及前正中线左右旁开2寸、4寸（任脉、脾经、胃经）的腹部皮肤上；然后将艾绒放置在姜绒上，分段点燃艾绒，待艾绒自然燃烧完毕后，在原艾灰痕迹上重新放置，灸后以病人施灸部位皮肤潮红，感觉温暖为宜；间隔3天治疗1次；2周为1个疗程。

2. 中药口服

四君子汤和虎潜丸加减口服温补脾肾。

羌活 6g	独活 6g	当归 6g	桑螵蛸 9g
防风 6g	人参 6g	制巴戟天 12g	盐补骨脂 12g
黄芩 9g	黄芪 20g	茯苓 9g	麸炒白术 15g
陈皮 9g	黄柏 10g	知母 10g	桂枝 6g
熟地黄 12g	土茯苓 12g	全蝎 3g	炒白芍 12g
大枣 6g	玄参 10g		

共 7 剂。水煎取汁 400mL，分 2 次温服，每次 200mL，饭后 1 小时服用。

按：胃脘痛主要是由于脾胃受损、气血失调所引起的，往往兼见胃脘部痞闷、胀满、嗳气、反酸、纳呆、胁痛、腹胀等症状，常因感受外邪，饮食不节，情志不畅，劳倦过度和素体虚弱而发病。主要病机为胃气失和，气机不利，不通则痛；胃失濡养或胃失温养，不荣则痛。西医学研究认为，幽门螺杆菌感染是慢性非萎缩性胃炎最常见的病因，可经 C14 检查和电子胃镜检查明确诊断。

《扁鹊心书》曰："凡看病要审元气虚实，实者不药自愈，虚者即当服药，灸关元穴以固性命。若以温平药，亦难取效。"今患者胃脘部隐痛，舌淡胖，有齿痕，左脉沉无力，右脉沉弦，一派脾虚湿盛之象，急需补虚胜湿。窦材认为保命之法有三：灼艾第一，丹药第二，附子第三。对以上病情可予灸法、中药口服相结合。予患者隔姜灸，生姜中含有姜辣素，挥发油中含有姜醇、姜烯等，能促进血液循环，温暖周身，促进神经兴奋，缓解倦怠症状。艾叶辛性烈，归肝、脾、肾经，具纯阳散寒之性，有温通十二经脉、温补元阳、祛除阴寒、祛风止痛、调和气血作用，尤适宜手脚冰凉、胃寒胃痛、肢体麻木等症状。二者结合温补脾胃、驱寒除湿之功著，可明显缓解脾虚湿盛之胃脘痛。

案例 3　吞酸

李某，女，46 岁，河北石家庄人。就诊时间：2020 年 1 月 9 日。

主诉：间断吞酸、腹胀、嗳气 1 年，加重 3 天。

现病史：患者于 1 年前长时间熬夜，常饮冷水后，出现吞酸、嗳气、腹胀，后症状时轻时重未进行正规治疗。近 3 天来又因过食寒凉，足部及背部受寒，导致上述症状加重，为求治疗来我院门诊就诊。查电子胃镜示慢性浅表性胃炎。现症见：吞酸、嗳气、腹胀、下午及夜间症状明显，乏力、易疲劳，易怒，夜间多梦，眼花，晨起眼睑浮肿，心悸，二便正常。

既往史和其他病史：既往体健。

体格检查：T 36.5℃，BP 130/85mmHg，P 72 次/分，R 18 次/分。舌质淡，有齿痕，苔水滑，脉沉细数，无力。

辅助检查：电子胃镜示慢性浅表性胃炎。

中医诊断：吞酸，脾胃虚弱证。

西医诊断：慢性浅表性胃炎。

治疗：

1. 灸法

每日 1 次，每次治疗 20 分钟，每周 5 次，共治疗 4 周。悬灸处方：关元，命关。将艾条点燃，置关元、命关腧穴之上，左手中指及食指轻抚穴位两侧，右手持艾条回旋灸，艾灸 20 分钟以施灸部位皮肤温热、潮红为度。

2. 中药口服

良附丸和全真丹加减口服温补脾肾。

高良姜 12g	香附 12g	炮姜 12g	吴茱萸 9g
炮附子 9g	陈皮 9g	青皮 3g	黄芪 20g
炒白术 15g	人参 9g	当归 9g	

水煎取汁 400mL，分 2 次温服，每日 1 剂。

按：吞酸，又称反酸或反食，是由于六腑所受纳之浊阴上逆而出现的胸骨后烧灼感，甚者上至咽部异物感为主症的病证。《医林绳墨》谓之"吞酸者，胃口酸水攻激于上，以至咽溢之间，不及吐出而咽下，酸味刺心，有若吞酸之状也"，东垣谓之"吐酸者，甚则酸水浸其心……"其多因情志不畅、饮食失调，劳累过度而致痰、气热、瘀互结于气道，主要病机为脾胃升降失调，胃中浊气上逆，肝失疏泄。与西医学中的胃食管反流病症状较相似，其典型症状为反酸、烧心。可能伴有嗳气、恶心、上腹不适、上腹痛、胸痛等症状。临床上可为反流性食管炎、非糜烂性胃食管反流病及 Barrett 食管。在治疗上仍然以抑酸剂为主，临床上常用的抑酸剂主要是质子泵抑制剂和 H_2 受体拮抗剂，通过抑制胃酸分泌，减轻其对食管等的侵蚀，缓解症状。

该患者长期不规律作息且过食寒凉，脾胃受损，故出现吞酸、嗳气、腹胀，脾主四肢肌肉，久虚则耗气，故出现乏力疲倦之症。《扁鹊心书》言"命关二穴在肋下宛中，举臂取之，对中脘向乳三角取之。此穴属脾，又名食窦穴。能接脾脏真气，治三十六种脾病"，故本症可用灸法，悬灸关元、命关以温补脾胃。

案例 4　胃脘痛

马某，女，73 岁，河北正定人。就诊时间：2020 年 12 月 14 日。

主诉：胃痛 2 个月，加重 3 天。

现病史：患者缘于 2 月前无明显诱因出现胃胀痛，伴恶心，嗳气，胁肋部隐痛，偶有反酸，汗出。曾先后就诊于我院脾胃病科门诊，查电子胃镜示慢性浅表性胃炎，给予质子泵抑制剂及中药口服，病情时轻时重。近 3 天上述症状加重并伴有头昏蒙等症，再次来我院正定门诊就诊。现症见：胃脘部胀满疼痛，偶有恶心，嗳气，胁肋部隐痛，反酸，活动后汗出，头昏蒙，眼干、眼涩、迎风流泪，寐差，多梦，纳可，大便干，小便调。

既往史和其他病史：既往体健。

体格检查：T 36.2℃，BP 135/80mmHg，P 72 次 / 分，R 18 次 / 分。舌红、苔黄腻，脉沉缓。

辅助检查：电子胃镜示慢性浅表性胃炎。

中医诊断：胃脘痛，肝胃不和证。

西医诊断：慢性浅表性胃炎。

治疗：

1. 灸法

将制附子研成细末，用姜汁调用，制成直径为 2cm 大小的药饼。患者先取仰卧位，待腹部穴灸毕后，再取俯卧位，充分暴露腧穴部位，具体如下：中脘、关元、足三里、内关、脾俞、肝俞。将药依次放在上述穴位上，将艾条点燃，进行悬灸法，以患者感到皮肤温热而不灼痛为度，每穴艾灸时间为 15 分钟，每日 1 次，2 周为 1 疗程。

2. 中药口服

羌活 9g	独活 9g	炙甘草 6g	防风 9g
炒蔓荆子 9g	川芎 9g	白芷 12g	麸炒白术 15g
茯苓 9g	桂枝 10g	黑顺片 9g	干姜 9g
熟地黄 12g	人参 15g	麸炒枳壳 10g	厚朴 9g
升麻 6g	柴胡 6g		

水煎取汁 400mL，分 2 次温服，每次 200mL，饭后 1 小时服用。

治疗 2 周后，患者症状明显好转。

按：胃脘痛多因脾胃虚弱或由寒邪外侵、饮食不节、情志不调等病因诱发。《灵枢·邪气脏腑病形》曰"胃病者，腹胀，胃脘当心而痛"，常伴食欲不振、恶心呕吐、嘈杂反酸、嗳气吞腐等上消化道症状。胃脘痛是中医内科最为常见的病证之一，西医学主要见于慢性胃炎、胃溃疡、十二指肠溃疡、胃癌等疾病出现上腹部疼痛的症状。可通过上消化道造影、电子胃镜等现代诊疗技术明确诊断。

《扁鹊心书》曰："凡人至中年，脾气虚弱，又伤生冷硬物，不能运行，蕴积中焦，久之变为郁火、停痰，故令噫气，久则成中满、腹胀之证。"窦材治疗脾病多选用中脘穴（胃之募穴）、命关（食窦）穴、足三里穴，而最喜用命关（食窦）穴，命关穴，"在肋下宛中，举臂取之，对中脘向乳，三角取之。此穴属脾，又名食窦穴。能接脾脏真气，治三十六种脾病"。今患者诉胃脘胀痛伴有胁肋部隐痛，同时又有反酸，头昏蒙，眼干、眼涩、迎风流泪等肝经病变的兼证，结合舌苔脉象的特点，故考虑该病为胃脘痛，病机为肝胃不和证。肝气不舒则盛，盛则乘脾，应选扶土抑木为治疗大法。窦材云："两胁作痛乃由胃气虚，积而不通，切不可认为肝气，服削肝寒凉之药，以速其毙。服草神、金液十日，重者灸左食窦穴，灸便有下气而愈，再灸关元百壮更佳。"窦材还认为保命之法有三：灼艾第一，丹药第二，附子第三。故灸中脘、关元、足三里、内关、脾俞、肝俞等穴位以温补脾阳，疏理肝气，加用附子饼灸，增强补脾助阳的功效。

案例 5　泄泻

王某，男，62 岁，河北正定人。就诊时间：2020 年 12 月 20 日。

主诉：便溏 3 个月余。

现病史：患者 3 个月前无明显诱因出现大便溏泄，日行 4～5 次，伴有腹痛，泄后痛减，偶有腹胀。曾就诊于我院门诊，查电子结肠镜示结肠炎。予葛根清肠颗粒口服，自诉效果不佳，今为求进一步治疗来我科门诊。现症见：便溏，日行 5～6 次，伴有腹痛，泄后痛减，偶有腹胀，气短乏力，小便可，纳可，寐差。

既往史和其他病史：既往体健。

体格检查：T 36.5℃，BP 135/86mmHg，P 78 次 / 分，R 18 次 / 分。舌暗红苔厚腻，脉弱。

辅助检查：电子结肠镜示结肠炎。

中医诊断：泄泻，湿热中阻证。

西医诊断：结肠炎。

治疗：

1. 灸法

选取艾条并均匀分成小艾条点燃后放于艾灸盒中。患者侧卧位，艾灸盒置于腹部、背部施灸，灸治穴位包括关元、命门、气海、中脘、神阙、足三里，以患者自觉耐受热度为准，外层覆盖灸毯，给予患者保暖，防止受凉。当患者自觉热度下降时，取下艾灸盒，治疗结束。每次灸 30 分钟，每天 1 次，1 周 5 次，每 5 次为 1 个疗程。

2. 中药口服

炙甘草 12g	黄芩 6g	干姜 9g	清半夏 9g
大枣 6g	黄连 5g	党参 15g	淡竹叶 6g
蜜桑白皮 6g	生姜 6g		

共 10 剂，水煎取汁 400mL，分 2 次温服，每次 200mL，饭后 1 小时服用。

按语：泄泻是指以排便次数增多，粪质溏薄或完谷不化，甚至便如水样为主症的病证。其主要病机为脾虚湿盛，脾胃运化功能失调，肠道分清泌浊、传导功能失司。西医学中胃肠功能紊乱、慢性肠炎、腹泻型肠易激综合征、功能性腹泻、急性肠炎等均可参照本病辨证施治。

《扁鹊心书》云："凡人年少，过食生冷硬物面食，致冷气积而不流，至晚年脾气一虚，则胁下如水声，有水气则大便随下而不禁，可服四神丹、姜附汤，甚者灸命关穴。此病须早治，迟则多有损人者。又脾肾两虚，则小便亦不禁，服草神丹五日即可见效。"患者老年男性，自述气短乏力便溏，可谓脾气虚弱，寐差、脉弱，此为脾肾两虚，可灸关元、命门。窦材治未病思想主要以扶阳为主，固护脾肾之阳，善用艾灸温补阳气，其理论对现代养生及疾病防治均有重要意义。

案例 6　便秘

王某，女，66 岁，河北正定人。就诊时间：2020 年 12 月 21 日。

主诉：排便困难 1 年。

现病史：患者于 1 年前无明显诱因出现大便排出不畅，粪质干结，2～3 天 1 次，无腹痛腹胀，无肛门下坠感。近 1 年来症状时轻时重，就诊于我院肛肠科门诊，查结肠传输试验示结肠慢传输。排粪造影未见明显异常，予口服中药治疗，症状未见明显好转，为求进一步治疗于我院正定门诊就诊。现症见：排便困难，粪质干结，2～3 天 1 次，面色白，四肢不温，偶有口干，烦躁，腰酸，纳可，寐安，小便调。

既往史和其他病史：既往体健。

体格检查：T 36.3℃，BP 115/80mmHg，P 72 次 / 分，R 18 次 / 分。舌质暗，苔厚腻白，脉象滑。

辅助检查：结肠传输试验示结肠慢传输。排粪造影未见明显异常。

中医诊断：便秘，阳虚秘。

西医诊断：便秘。

治疗：

1. 灸法

取大承气汤（生大黄、厚朴、枳实、芒硝）、猪牙皂、冰片混合粉碎，储存备用。用温开水调制面饼（长宽约 12cm×4cm，高约 2cm），中间留有患者脐大小的孔，以保鲜膜覆盖备用。准备 7 壮高 2cm、重 0.2g 的艾炷备用。患者取仰卧位，将面饼置于脐上，留有脐孔，将药粉（8～19g）填平面饼，艾炷置于面饼中央，点燃艾炷上端，自燃自灭，燃尽后，易炷再灸，连续灸 6～7 壮，至局部皮肤出现潮红为度。灸完撤掉艾炷与面饼，药粉留于脐中，医用胶布固定，24 小时后自行揭下，用温水清洗干净脐部。隔日 1 次，4 周为 1 个疗程。

2. 中药口服

黄连 6g	百合 10g	炒栀子 6g	黄芪 20g
清半夏 9g	厚朴 9g	陈皮 6g	茯苓 20g
炙甘草 6g	北柴胡 6g	麸炒白术 15g	当归 10g
炒桃仁 10g	白芍 12g	酒山茱萸 9g	黄芩 9g
淡豆豉 6g	防风 6g	肉豆蔻 6g	大黄 6g
决明子 10g	薏苡仁 20g		

水煎取汁 400mL，分 2 次温服，每次 200mL，饭后 1 小时服用。

按：《兰室秘藏·大便结燥门》："若饥饱失节，劳逸过度，损伤胃气，及食辛辣刺激厚味之物，而助火邪，伏于血中，耗散真阴，津液亏少，故大便燥结。"便秘主要由外感寒热之邪，内伤饮食情志，病后体虚，阴阳气血不足等所致。临床表现为排便次数减少，排便时间延长，由此可导致出现焦虑、抑郁、睡眠障碍等。西医学根据发生的部位将便秘分为结肠慢传输型、出口梗阻型和混合型便秘，可通过结肠传输实验、排粪造影、结肠镜检查等明确便秘的病因和分型。

《扁鹊心书·窦材灸法》云："虚劳人及老人与病后大便不通，难服利药，灸神阙一百壮自通。"《扁鹊心书》中篇亦云："老人气虚及妇人产后少血，致津液不行，不得通流，故大便常结，切忌行药，是重损其阴也。"本例患者，老年女性，大便排出不畅，粪质干结，2～3天1次，面色白，四肢不温，属于阳虚秘。神阙穴，任脉之穴，为元神之气通行之门户，艾灸神阙可温补元阳。《幼科大全》言"脐之窍属大肠"，故艾灸神阙可调理大肠功能。大承气汤口服难免损伤正气，采用灸药并用，去性存用，扬长避短，故可治疗老人阳虚便秘。

案例 7　不寐

王某，女，50 岁，河北正定人。就诊时间：2020 年 12 月 14 日。

主诉：失眠 3 个月。

现病史：患者于 3 个月前无明显诱因出现睡眠欠佳，不宜入睡，且睡后易醒，偶有头皮发麻，伴有腰痛，于当地诊所诊断为"失眠"，予口服艾司唑仑 1 片，日 1 次，症状略有缓解，停药后症状加重，为求进一步治疗遂来我院正定门诊就诊。现症见：入睡困难、睡后易醒，偶有头皮发麻，伴有腰痛，纳可，寐差，大便干，小便调。

既往史和其他病史：既往高血压病史 5 年余，规律口服降压药（具体不详），血压控制在（140～150）/（80～90）mmHg。

体格检查：T 36.4℃，BP 150/90mmHg，P 72 次 / 分，R 18 次 / 分。舌质淡，舌苔白，脉沉细。

辅助检查：无。

中医诊断：不寐，脾肾亏虚证。

西医诊断：失眠，高血压。

治疗：

1. 灸法

将艾条折断后点燃一端，放置灸盒中，盒上加盖，再将灸盒置于施灸部位，具体穴位为中脘、命关、足三里、肾俞、关元、石门。用 1 条或 2 条浴巾把整个灸盒覆盖，尽量以燃烧的烟雾看不见向外泄露（只有微烟向外泄露）为度，热度以患者能承受为宜。每次灸20～30分钟。温灸盒施灸后选择中脘、神阙、足三里、肾俞、百会等穴位进行手法点灸约10分钟，每次两者施灸时间共30分钟。7 天为 1 个疗程，2 个疗程之间休息 2 天，持续治疗 3 个疗程。

2. 中药口服

牛膝 10g	木瓜 10g	白芍 10g	盐杜仲 10g
枸杞子 10g	天麻 10g	盐菟丝子 15g	干姜 6g
甘草 10g	大枣 10g	玄参 10g	当归 9g
桑白皮 6g	蜜旋覆花 6g	麸炒白术 15g	麸炒枳壳 10g
厚朴 9g	黄芩 6g	防风 9g	

水煎取汁 400mL，分 2 次温服，每次 200mL，饭后 1 小时服用。

按：《诸病源候论》曰："食过饱，则睡不安。"不寐多因情志失调、饮食不节、心脾不足等病因诱发。临床表现为入睡困难，或睡眠轻浅易醒，醒后不能再睡，或多梦、或早醒，甚至彻夜不眠。西医学认为，失眠是心血管疾病的危险因素之一，可能引起胃溃疡、月经不调及其他心理疾病。

窦材认为治病需审元气之虚实，"虚病多般，大略分为五种，有平气、微虚、甚虚、将脱、已脱之别"。对于该患者，望其面，观其脉，听其诉，知其属脾肾微虚。微虚者，邪气旺，正气不能敌，需以辛温散邪补助元气。《扁鹊心书》又曰："盖脾为五脏之母，后天之本，属土，生长万物者也……盖肾为一身之根蒂，先天之真源，本牢则不死。"窦材认为灸关元可强肾气，灸命关、中脘可扶脾土，故常用关元搭配命关、中脘以强固脾肾。今患者睡眠不佳，不易入睡，睡后易醒，再加其有高血压之病史，舌质淡，舌苔白腻，脉沉细，此乃脾肾亏虚之征象，可温补脾肾、扶阳补虚，宜用灸法。并采用灸盒与手法相结合，共奏补益脾肾之功。

案例8 不寐

王某，男，65岁，河北正定人。就诊时间：2020年12月2日。

主诉：失眠3年，加重1月余。

现病史：患者缘于3年前无明显诱因出现入睡困难，睡后易醒，未经系统治疗。1个月前症状加重，每晚睡眠时间约4个小时，耳聋多年，易出汗，常于清晨感觉胃脘嘈杂，便溏，小便可。曾就诊于我科，治疗后，患者自觉胃部较前舒适，上述症状明显减轻，故再次来我院正定门诊就诊。现主症：每晚睡眠时长约6个小时，入睡可，睡眠平稳，偶有汗出。纳可，无胃部不适，二便可。

既往史和其他病史：既往糖尿病史10余年，高血压史10余年。

体格检查：T 36.3℃，BP 150/88mmHg，P 72次/分，R 18次/分。舌体瘦，色暗红，苔薄，脉沉弦细。

辅助检查：血常规、生化未见明显异常。

中医诊断：不寐，阴虚火旺证。

西医诊断：失眠，糖尿病，高血压病。

治疗：

将艾条截取成约5cm的小艾条，点燃后放于单孔艾灸盒中。于百会、神门、三阴交、照海、申脉、安眠等穴放置灸盒，以患者自觉耐受热度为准，外层覆盖灸毯，给予患者保暖，防止受凉。当患者自觉热度下降时，取下艾灸盒，治疗结束。每次灸30分钟，每天1次，1周5次，每5次为1个疗程。

按：《灵枢·口问》："阳气尽，阴气盛，则目瞑；阴气尽而阳气盛，则寤矣。"中医的阴阳理论是对睡眠认知的核心与基础。营卫失调，阴阳失衡，则导致不寐。不寐表现为睡眠的数量和质量都无法满足患者的正常需求，从而造成痛苦，甚至影响到正常的工作和生活。失眠的西医治疗分为两类，一是药物治疗，一是非药物治疗。药物治疗主要有苯二氮䓬类、非苯二氮䓬类、褪黑色素类以及抗抑郁药物等。

《扁鹊心书》云："虚病多般，大略分为五种，有平气、微虚、甚虚、将脱、已脱之别。"本例患者年老体虚，易汗出、不寐，属阴虚火旺之证。《扁鹊心书》云："盖肾脉贯咽喉，系舌本，若肾水枯涸，不能上荣于口，令人多饮而小便反少，方书作热治之，损其肾元，误人甚多。正书，春灸气海三百壮，秋灸关元二百壮，日服延寿丹十丸，二月之后，肾气复生。"患者又患糖尿病多年，久病及肾。总体病证属于阴虚火旺，阴虚则阴不敛阳，阳不入阴，故而出现不寐、胃脘嘈杂、易汗出等症，应滋阴补虚、以降虚火。

案例 9　心悸

王某，男，54 岁，河北邯郸人。就诊时间：2020 年 12 月 22 日。

主诉：间断心慌 2 年，伴气短乏力，加重 10 天。

现病史：患者 2 年前因冠心病行心脏支架手术后，出现间断心慌，伴气短乏力，10 天前因劳累症状加重，为求进一步治疗，来我院就诊。经治疗后，患者自觉症状好转，近 3 天来，心慌明显减少，活动有力。现主症：偶有心慌，活动后加重，频率较前明显减少，伴气短乏力，纳差，寐差，大便干燥，2～3 日行 1 次，小便调。

既往史和其他病史：既往冠状动脉粥样硬化性心脏病 2 年，高血压病史 6 年。

体格检查：T 36.2℃，BP 140/80mmHg，P 72 次 / 分，R 18 次 / 分。舌淡，苔薄白根腻，左脉沉细，右脉弦细。

辅助检查：心电图示室性期前收缩。

中医诊断：心悸病，心血亏虚证。

西医诊断：冠状动脉粥样硬化性心脏病，高血压病。

治疗：

1. 灸法

患者俯卧于治疗床上，暴露背部。将艾条截取成 5cm 的小艾条，点燃后放于多孔灸盒中。于督脉及膀胱经（心俞至肾俞）放置艾灸盒并覆盖灸毯以保温，内关、内关、郄门、神门、太溪、三阴交等穴采用温针灸。待艾炷完全燃尽，温度降低后，撤去艾灸盒及针具，用毛巾擦净施术部位。每次施术 30 分钟，每天 1 次，1 周 5 次，每 5 次为 1 个疗程。

2. 中药口服

黄芪 20g	麸炒白术 15g	麸炒苍术 6g	土茯苓 9g
人参 9g	当归 9g	炒白芍 12g	茯苓 9g
仙茅 10g	炙淫羊藿 10g	全蝎 6g	麸炒枳壳 10g
熟地黄 12g	炒白芥子 9g	肉桂 6g	山药 20g
酒山茱萸 12g	红花 10g	炙甘草 10g	黄芩 6g
干姜 6g	益母草 15g		

水煎取汁 400mL，分 2 次温服，每次 200mL，饭后 1 小时服用。

按： 心悸病位在心，分为虚实。虚证是脏腑气血阴阳亏虚，心失所养，导致心悸不安；实者则为痰火、水饮、瘀血等实邪阻滞心脉，使气血运行不畅而引起心悸。心悸，心血亏虚证患者多见心悸，面白少华，乏力，少气懒言，舌质淡红，脉细弱等。心悸虽为中医病名却与西医一些心脏疾病相关联，在临床上表现为患者自觉心中悸动，发作时伴有胸闷、气短、失眠、健忘、头疼、喘促及晕厥等症状。心脏搏动增强、心律失常和心脏神经症等为病因，在其治疗上以去除诱因为治疗首选。

《扁鹊心书》云："皆由郁火停痰而作，饮食生冷填于阳明、太阴分野，亦能作病，宜全真丹。若胃口寒甚，全真丹或姜附汤不愈，灸中脘七十壮。若脾心痛发而欲死，六脉尚有者，急灸左命关五十壮而苏，内服来复丹、荜澄茄散。若时痛时止，吐清水者，乃蛔攻心包络也，服安虫散。若卒心痛，六脉沉微，汗出不止，爪甲青，足冷过膝，乃真心痛也，不治。"该患者既往心痛病史，术后虽好转，舌腻，脉细，属气虚痰瘀之症，气虚运行无力，导致水液停聚，日久化痰，故而出现心慌、气短乏力、苔腻等证候，故用灸法，以温阳行气、化痰。

案例 10　尿失禁

王某，女，66 岁，河北邢台人。就诊时间：2016 年 11 月 17 日。

主诉：不自主排尿 3 年余，加重 1 月余。

现病史：患者于 3 年前在咳嗽、打喷嚏等情况下出现尿失禁，伴有尿频、尿急，腰部酸软不适，小腹坠胀感明显。1 个月前症状加重，遇劳则甚，兼见怕冷，四肢无力，肢体末梢发凉，待至夜间因小便次数增多而严重影响睡眠。尿常规检查显示无异常，尿细菌培养显示阴性。现症见：不自主漏尿，伴尿频、尿急，精神差，恐大声讲话、咳嗽，偶有腰膝酸软，小腹坠胀，四肢发凉，精神疲乏，纳寐尚可，大便调。

既往史及其他病史：既往体健。

体格检查：T 36.5℃，BP 130/85mmHg，P 72 次 / 分，R 18 次 / 分。舌淡白，苔薄，脉弱。

辅助检查：尿常规未见明显异常；尿液细菌培养（－）。

中医诊断：遗尿，气虚证。

西医诊断：尿失禁。

治疗：

针刺关元、中极、气海穴，行补法，将 6 段长约 3cm 的艾条一端点燃后，均匀置于灸箱中固定，放于患者腹部，用滤布将灸箱顶部及周围覆盖，治疗 40 分钟后，当患者自觉无热度时，将其取下。每天 1 次，1 周为 1 个疗程。

1 个疗程后患者自诉小腹坠胀、小便频数减轻，遗尿次数减少。3 个疗程后患者在咳嗽、打喷嚏时不自主排尿明显好转。治疗 6 个疗程后自诉症状基本消失，后随访半年未见复发。

按：根据国际尿控协会（ICS）定义，老年尿失禁属于一种经尿道漏尿的现象，不受患者主观控制，极大地影响患者的生活。本病因患者肾气不足，下元虚寒，导致膀胱约束无权而产生，主要表现如突然感到强烈的小便冲动，或当弯腰、咳嗽或活动时，出现没有任何预警的漏尿现象，可伴发皮疹、皮肤感染等皮肤问题及尿路感染。清代李学川《针灸逢源》云："小便不禁，此常常出而不觉也。盖膀胱火邪妄动，水不得宁，故不禁而频来。宜补肾膀阴血，泻火邪为主有睡中遗溺此为虚证，婴儿脬气未固，老人下元不足，皆有此患。但小儿挟热者多，老人挟寒者多，不可不辨。"尿失禁可分为压力性尿失禁、急迫性尿失禁、混合性尿失禁、持续性尿失禁、充溢性尿失禁及无意识性尿失禁。本病可见于前列腺增生，盆底脏器脱垂（如膀胱脱垂或者尿道下移）等改变，或老年痴呆、脑梗死、脑出血等造成的神经支配障碍，使尿道括约肌关闭不全而出现遗尿。

《扁鹊心书》中说："人至晚年阳气衰，故手足不暖，下元虚惫，动作艰难。盖人有一息气在则不死，气者阳所生也，故阳气尽必死。"老年性疾病要以顾护阳气为本，根据窦材须识扶阳的思想，配合艾火温热之性补益肾气，温补元阳。温热刺激是灸法的本质特征，艾灸的温效，大大提高了临床疗效，故艾灸在治疗老年尿失禁方面具有独特的优势。

案例 11　鼻鼽

隋某，男，47 岁，河北丰宁人。就诊时间：2020 年 12 月 13 日。

主诉：鼻流涕不止，鼻塞 10 余年加重 1 个月。

现病史：患者 10 年前缘于一次感冒后治疗不彻底，始终鼻塞流涕，症状时轻时重，言语鼻声严重，不闻香臭，夜间鼻塞明显，睡时一侧鼻孔不通气，时常张口呼吸。近 1 个月来症状加重，为求诊治来诊。现主症：鼻流涕不止，对话时需用纸堵住鼻孔，鼻塞，言语鼻声严重，不闻香臭，夜间鼻塞明显，睡时一侧鼻孔不通气，时常张口呼吸，口干，头昏蒙，遇寒则流涕明显，遇热则鼻塞明显，终日为其所苦，纳可，寐欠安，二便正常。

体格检查：T 36.5℃，BP 130/85mmHg，P 72 次 / 分，R 18 次 / 分。舌质淡，苔薄黄腻。

中医诊断：鼻鼽，肺脾气虚证。

西医诊断：过敏性鼻炎。

治疗：

1. 灸法

生附子、肉桂、吴茱萸、菟丝子、白芥子、细辛、延胡索、冰片等药物各等份，制成督灸粉，每次使用约 3g；生姜 1500g，制成姜泥备用；艾炷若干、80cm×8cm 的桑皮纸一张。患者俯卧位，暴露背部，督脉大椎至腰俞段为施灸部位，呈直线均匀撒督灸粉后将桑皮纸铺于后背正中督灸粉上，将生姜泥铺于桑皮纸上，制成下宽 6cm、上宽 5cm、高约 3cm 的梯柱状，沿脊柱方向在姜柱中线压一凹槽，将艾炷置于压好的凹槽内，并于头、中、尾 3 处点燃；待第 1 壮燃尽后，行第 2 壮、第 3 壮治疗，摆放形式同第 1 壮，共治疗 3 壮，治疗结束后将姜泥移去。

2. 中药口服

| 黑附子 3g | 干姜 3g | 防风 5g | 郁李仁 5g |
| 人参 5g | 当归身 6g | 半夏 7g | 升麻 7g |

甘草 6g	藁本 9g	柴胡 10g	羌活 10g
橘皮 5g	草豆蔻 10g	黄芪 10g	生地黄 2g
黄柏 3g	黄连 3g	枳壳 3g	细辛 3g
川芎 6g	蔓荆子 6g		

水煎取汁 400mL，分 2 次温服，每次 200mL，饭后 1 小时服用。

按：鼻鼽多因肺脾肾三脏亏虚、正气不足以致卫表不固致使腠理疏松，当风寒之邪气侵袭人体肌表时，风寒邪气束于人体皮毛，阳气无从泄越故喷而上出为鼽为涕。脾肺功能失权，中气不转，脾不能升清则肺无所养，宣发失常，胃不能降浊则肺气郁闭，肃降失职，鼻窍失灵，则鼽嚏频发。《素问·脉解》曰"所谓客孙脉则头痛鼻鼽腹肿者，阳明并于上，上者则其孙络太阴也，故头痛鼻鼽腹肿也"，即谓此也。本病以突发和反复发作的鼻痒、喷嚏、流清涕、鼻塞等为主要表现。治疗时应遵从祛风散寒、扶阳固本的治疗原则，施以针灸、贴敷、汤药、推拿与气功等疗法进行治疗。西医的变应性鼻炎、血管运动性鼻炎、嗜酸性粒细胞增多性非变应性鼻炎等疾病可出现鼻鼽症状，可进行鼻腔镜检查。西医学认为鼻鼽由体内多种细胞因子和免疫细胞参与，是在易感个体接触某种过敏原后由免疫球蛋白 E 介导的炎性介质释放所造成的。

患者主症鼻流清涕不止，遇寒及遇热症状均加重，伴头目眩晕、眼昏呕吐等证，此属肺脾气虚。《扁鹊心书》云："看病要审元气虚实，实者不药自愈，虚者即当服药，灸关元穴，以固性命。若以温平药，亦难取效，淹延时日，渐成大病。温平之药，近世所尚，旁人称其稳当，医士习于两岐，及至变成大病，惶急错投，误而又误。总由识见不真，遂尔因循贻害；虚病多般，大略分为五种，有平气、微虚、甚虚、将脱、已脱之别。平气者，邪气与元气相等，正可敌邪，只以温平药调理，缓缓而愈，如补中益气、小柴胡、八物汤是也。微虚者，邪气旺，正气不能敌之，须服辛温散邪之药，当补助元气，使邪气易伏，宜荜澄茄散、全真丹、来复丹、理中丸、姜附汤之类是也。甚虚者，元气大衰则成大病，须用辛热之药，浓味之剂，大助元阳，不暇攻病也。经云，形不足者，温之以气，精不足者，补之以味，即官桂、附子、鹿茸、河车之类是也。"窦材所说"五等虚实"，就是要根据疾病的不同程度遣方用药，方症相宜。"督脉总督一身阳气"，采用督灸而补脾益肺；方药用《脾胃论》神圣复气汤加减，培土生金。《灵枢·本脏》："卫气者，所以温分肉，充皮肤，肥腠理，司开阖者也。"故方中附子等能补少阴元阳，以固护卫表之阳气。

案例 12　汗症

邸某，男，73 岁，河北正定人。就诊时间：2020 年 12 月 14 日。

主诉：上热下寒伴汗出 1 年余，加重 1 周。

现病史：患者缘于 1 年前无明显诱因出现上热下寒症状，伴有上身汗出，未曾进行系统治疗。1 周前患者症状加重，为寻求进一步系统治疗，遂至我科门诊就诊。现主症：晨起和饭后上半身汗出加重，汗出后乏力、燥热、口干，纳可，入睡困难，大便干、小便可。

既往史和其他病史：既往体健。

体格检查：T 36.9℃，BP 136/86mmHg。舌质红，苔黄腻，肝区有线，脉滑数，尺脉无力。

辅助检查：无。

中医诊断：汗证，上热下寒证。

西医诊断：植物神经功能紊乱。

治疗：

1. 灸法

患者先取仰卧位，再取俯卧位，充分暴露施灸部位，将附子研成细末用适量黄酒调成泥状，做成直径约 3cm、厚约 0.8cm 的圆饼，中间用针穿刺数孔。先将附子饼置于肾俞、命门、关元上，再将艾炷置于附子饼上，点燃艾炷尖端，任其自燃。待艾炷燃尽，去艾灰，更换艾炷，依前法再灸。施灸中，若感觉施灸局部灼痛不可耐受，用镊子将附子饼一端夹住端起，稍待片刻，重新放下再灸。每穴灸 7～9 壮，以皮肤局部潮红为度。灸毕去除附子片及艾灰。每天治疗 1 次，7 天为 1 个疗程。

2. 中药口服

黄芪 30g	清半夏 9g	太子参 15g	炙甘草 12g
桂枝 10g	防风 9g	白芍 9g	大枣 6g
陈皮 6g	肉桂 3g	柴胡 5g	川芎 9g
白术 5g	黄连 3g	黄芩 9g	麦冬 15g
醋五味子 6g	麸炒白术 15g	炒桃仁 10g	当归 6g
干姜 3g	黑顺片 9g		

水煎取汁 400mL，分 2 次温服，每次 200mL，饭后 1 小时服用。

按：半身汗出，多因气血偏虚，经气阻滞所致。《黄帝内经》曰："汗出偏沮，使人偏枯。"本病例虽半身汗出，但四肢活动自如，血压正常，可排除"中风先兆"。《伤寒论》曰："病人脏无他病，时发热，自汗出而不愈者，此卫气不和也。先其时发汗则愈，宜桂枝汤。"汗证是指由于脏腑机能失调，腠理不固，营卫失和而致津液外泄失常的病证，主要表现为全身或局部出汗异常增多，由于局部汗液蒸发不畅，可能会出现发臭、皮肤浸渍发白或红斑等。西医学中的原发性多汗症、甲状腺功能亢进或者糖尿病等内分泌疾病、肿瘤、某些药物导致的继发性多汗均可归于汗证范畴。实验室检查主要是血、尿、便及脑脊液常规检查及血液生化检查，影像学检查包括 X 线平片、CT 等。目前中医辨证治疗汗证在临床上取得了显著疗效。中药内服法主要以益气温阳、滋阴降火、清热化湿、祛痰逐瘀、调和营卫及和解少阳等治法多见，同时还有针灸、推拿、外敷和中药熏洗等具有中医特色外治法。中医对于汗证有独特的理论见解，《黄帝内经》中论言汗症者达三十余篇。如有因腠理疏松所致之汗，如《灵枢·五变》曰："人之善病风厥漉汗者，何以候之？少俞答曰：肉不坚，腠理疏。"另有因食后谷气盛或因惊恐或由五脏失和，如《素问·经脉别论》曰："故饮食饱甚，汗出于胃；惊而夺精，汗出于心；持重远行，汗出于肾；疾走恐惧，汗出于肝；摇体劳苦，汗出于脾。"可见，这部现存最早的医学专著，对"汗"的生理、病理、临床表现已有了较深刻的认识。

《扁鹊心书》云："中年以上之人，口干舌燥，乃肾水不生津液也，灸关元三百壮，若误服凉药，必伤脾胃而死。"肝血不足，心失所养，心肝阴亏，浮阳外越，故见口干舌燥。上热下寒属阴阳不和，寒热错杂之证。患者年老久病，肾阳衰微，下焦阳气不足而生内寒，上焦阳气郁热不能下达，上下水火不相交济，故治疗要清上温下，交通心肾阴阳水火。灸关元以壮肾阳，温肾水，上济心阳以滋阴降火。本例患者上热下寒，肝血不足，心失所养，心肝阴亏，浮阳外越，故见口干舌燥。肝肾同源，肾阳不足，故灸肾俞、命门、关元温补下焦，温助肾阳，引火归原，疏化三焦，畅通气机。

第四章　心悟思考

窦材祖上四世业医，后遇关中老医，从师三年，苦志精究《黄帝内经》，积四十余年临证经验撰成《扁鹊心书》三卷。书中记载医案涉及内、外、妇、儿各科病证，其中针灸医案，尤其是灸法医案占绝大多数，为针灸的临床应用提供了大量的实践经验和理论根据，对当今各种疑难病的诊疗仍具有很大的参考价值。

本书从"当明经络""须识扶阳""住世之法""大病宜灸""忌用转下""禁戒寒凉""要知缓急""五等虚实"等角度阐释了其学术思想，现将其归纳总结，以期能窥豹一斑。

一、重视扶阳思想，深受道家影响

"扶阳思想"应不源于《黄帝内经》。目前，认为"扶阳思想"来源于《黄帝内经》的主要根据是《素问·生气通天论》"阳气者，若天与日，失其所则折寿而不彰，故天运当以日光明。是故阳因而上，卫外者也"，以及《素问·生气通天论》"凡阴阳之要，阳秘乃固"，以此推断《黄帝内经》强调阳气的主导作用。然而经仔细分析可以发现，《黄帝内经》并无明显的"扶阳"或者"崇阳"之意。王冰注曰"此明前阳气之用也，谕人之有阳，若天之有日。天失其所，则日不明。人失其所，则阳不固。日不明则天境暝昧，阳不固则人寿夭折"，"言人之生固，宜藉其阳气也"，"此所以明阳气运行之部分，辅卫人身之正用也。"《黄帝内经》以天上的太阳来比喻人体的阳气，确实强调了人体阳气的重要性。阳虽然重要，但并不意味着阴不重要。阳气应安于其位，不可自过其度，失其本位。阳气的作用是"阳因而上，卫外者也"，是与阴之藏精相对而言的。故《黄帝内经》强调："阴者，藏精而起亟也；阳者，卫外而为固也。"二者相依，不可偏废。若无大地的承载，没有水的涵养，虽有天、日，生命亦无由发生。故认为《黄帝内经》有"扶阳""崇阳"的思想，便是断章取义了。《黄帝内经》反复强调阴阳平衡、阴平阳秘为人体健康的准绳，故有"恬惔虚无，真气从之，精神内守，病安从来"之说。

笔者认为，窦材的扶阳思想主要受道家思想的影响。道教在北宋被誉为"国教"。据《闻见前录》记载，宋太宗欲立寿王赵恒为皇位继承人，怕诸王不服，以道士陈抟的相术高明，请他遍相诸王，说明道教的地位极高。此时期，道教已经走向了世俗化与大众化，道教活动成为民俗生活的一部分，对世人的思想必产生影响。道家注重扶阳，"消尽阴翳，练就纯阳，方得转凡成圣"。《扁鹊心书》言"阳精若壮千年寿，阴气如强必毙伤"，"阴气未消终是死，阳精若壮必长生"，与道家扶阳思想吻合。《扁鹊心书·住世之法》载："夫人之真元乃一身之主宰，真气壮则人强，真气虚则人病，真气脱则人死。"《扁鹊心书·须识扶阳》中云："为医者，要知保扶阳气为本。"窦材强调真元，即真元是人的根本，此外书中还有不同的称谓，如真气、真阳、元气、肾气等。《难经·八难》曰："寸口脉平而死者，何谓也？然诸十二经脉者，皆系于生气之原。所谓生气之原者，谓十二经之根本也，谓肾间动气也。此五脏六腑之本，十二经脉之根，呼吸之门，三焦之原。一名守邪之神。"真元的衰旺关系着人身的健康与寿数，关系着疾病的转归与预后。《扁鹊心书》中所述病种与真元有关者，有伤寒、痈疽、疟疾、水肿、斑疹、失血、鬼祟等 30 余种。

人身立命全赖坎中一阳。坎，二阴一阳，居北，在人为肾、位下，下者竞上。阴升赖坎中之真阳，阳降借离中之真阴。人身左升右降，胎阴抱阳而成太极循环周流不息，其动全赖真阳。书中所载 30 多种病证中，凡辨证归于肾虚者，都用到了关元穴，为全书使用次数最多的穴位。关元为"元阴元阳交关之所"，为人体之根元，男子以藏精，女子主月事。艾灸关元，可以大补元气，温肾通阳。肾虚所涉及的疾病，如中风、膨胀、虚劳、黑疸、淋证、破伤风，及其他疾病久治不愈迁延至肾，凡出现肾气衰败的征象，皆灸关元。

另外，所附神方记载的治病丹药有 40 余种，成分以雄黄、硫黄居多，更加证明了其思想与道家的关系。综述而论，窦材的扶阳思想不源于《黄帝内经》，而是与当时社会盛行的道教有关。

二、注重补脾思想，饮酒习俗有关

宋代饮酒风习影响社会各个层面，宴饮中各类劝酒习俗异彩纷呈，劝酒成风而导致醉酒失态乃至伤身现象屡见不鲜。例如梅尧臣在《汝州王待制以长篇劝予复饮酒因谢之》中描述："前因饮酒多，乃苦伤营卫，呕血踰数升，几不成病肺。上念父母老，下念妻儿稚，不死常抱痾，于身宁自贵。樊子来劝我，止饮良有谓。"黄庭坚的《王立之以小诗送并蒂牡丹戏答》之二："露晞风晚别春丛，拂掠残妆可意红。多病废诗仍止酒，可怜虽在与谁同。"陆游《冬暖》诗写道："今年岁暮无风雪，尘土肺肝生客热。经旬止酒卧空斋，吴蟹秦酥不容设。"这些诗句都描述了因"饮酒多"以致伤身的情形。《扁鹊心书》中也不乏"酒色"伤人的医案。长期"客醉我亦醉"的生活习惯诱发人体脾虚湿泛，湿邪易袭阳位，故窦材重视扶脾阳。

三、秉承扁鹊学派，学术争鸣相关

李伯聪教授在其《扁鹊和扁鹊学派研究》一书中，对扁鹊学派及扁鹊学派传人做了专题研究论述。其认为中医学的发展史上，一直存在学术争鸣，扁鹊学派和黄帝学派是最早的两大学派，扁鹊学派成立于春秋末年，黄帝学派创立于战国中后期。在春秋末年至东汉末年这个时间，扁鹊学派享有最高的声誉，产生影响最大；从三国至隋代，黄帝学派影响呈上升趋势，扁鹊学派影响呈下降趋势，此时二者的声誉、力量、影响相当；从唐初至宋代，黄帝学派占"压倒优势"，取得"医道正统"的地位，扁鹊学派力量衰微，至南宋而终结。

北宋时期，官府设置了医籍整理机构，成立校正医书局，其刊正、刊印医书，影响很大。馆阁官员林亿在为《素问》《伤寒论》《金匮玉函经》《脉经》《备急千金要方》等书写序时，极力推崇岐黄的思想。窦材作为扁鹊学派医家，在《扁鹊心书》开篇论述道"后世仲景采《内经》外感风寒之旨，附以己见，定立方法，及采杂证七十余条，集为《伤寒》《金匮》。后之学人，咸遵守莫敢移易。殊不知伤寒既有多证，《内经》自然该载，何必牵扯种种杂病，以为伤寒，误人不少……嗣后叔和、思邈又附益之，障蔽圣经，遗讹后世"等诋毁前人的描述，猜测此与学派之争不无关系。《扁鹊心书》成书于1146年，但《宋史·艺文志》并未记载，此书在南宋时应未刊行，最终也未能"障百川而东之，回狂澜于既倒"。窦材成为最后一位扁鹊学派的医家，《扁鹊心书》也成为最后一部扁鹊学派的著作，扁鹊学派至此宣告终结。

四、重视实践验证，医德高尚救人

《扁鹊心书·大病宜灸》载："孙思邈早年亦毁灸法，逮晚年方信，乃曰：火灸，大有奇功。昔曹操患头风，华佗针之，应手而愈，后佗死复发。若于针处灸五十壮，永不再发。或：人之皮肉最嫩，五百之壮，岂不焦枯皮肉乎？曰：否。已死之人，灸二三十壮，其肉便焦，无血荣养故也。若真气未脱之人，自然气血流行，荣卫环绕，虽灸千壮，何焦烂之有哉。故治病必先别其死生，若真气已脱，虽灸亦无用矣。唯是膏粱之人，不能忍耐痛楚，当服睡圣散，即昏不知痛，其睡圣散余自用灸膝神效，放心服之，断不误人。"窦材对世人顾虑之事，在自己身上证实可行之后，进而推广应用。正所谓"以救己之心，推以救人。所谓见身说法，其言诚真，其心诚切，其论诚千古不磨之论，无如天下之不信何"。由此也反映出窦材具有高尚的医德。

五、窦材对针灸学的贡献

1.体现辨证施灸的思想

《扁鹊心书》窦材灸法的48条中，灸一百壮以上（含一百壮）的38条，一百壮以下的10条。在现代文献研究的报道中，将"壮数奇多"冠为窦材灸法的特点，在《扁鹊心书·大病宜灸》中，窦材也提出了"世俗用灸，不过三五十壮，殊不知去小疾则愈，驻命根则难"的说法，但观其所载病例发现，其灸量与病情的轻重、施灸部位和年龄等有关，体现着辨证施灸的思想。

病情不同，灸量不同。例如《扁鹊心书》记载："一人病休息痢已半年，元气将脱，六脉将绝，十分危笃。余为灸命关三百壮，关元三百壮，六脉已平，痢已止，两胁刺痛，再服草神丹、霹雳汤方愈，一月后大便二日一次矣。""一人病休息痢，余令灸命关二百壮病愈。二日，变泄下，一时五七次，令服霹雳汤二服，立止。后四肢浮肿，乃脾虚欲成水胀也，又灸关元二百壮，服金液丹十两，一月而愈。"两则医案同是休息痢，前者病情危重，灸量可达六百壮；后者较轻，只灸二百壮，是前者的三分之一。

病位不同，灸量不同。例如《扁鹊心书》记载："一人患喉痹，痰气上攻，咽喉闭塞，灸天突穴五十壮,即可进粥,服姜附汤,一剂即愈,此治肺也。""一人患喉痹,颐颔粗肿,粥药不下,四肢逆冷,六脉沉细。急灸关元穴二百壮,四肢方暖,六脉渐生,但咽喉尚肿,仍令服黄药子散,吐出稠痰一合乃愈,此治肾也。"两则医案同是喉痹,但前者是痰气上攻咽喉所致,病位在肺,肺主表,故灸天突五十壮;后者主症四肢逆冷、六脉沉细,病位在肾,肾主里,故灸关元二百壮。

部位不同,灸量不同。窦材施灸头面部腧穴灸量少。例如《扁鹊心书》记载其治疗口眼歪斜的病证时,灸地仓穴二十壮,艾炷如小麦粒大。治疗头痛时"若风入太阳则偏头风,或左或右,痛连两目及齿,灸脑空穴二十一壮,其穴在脑后入发际三寸五分,再灸目窗二穴,在两耳直上一寸五分,二十一壮,左痛灸左,右痛灸右"。此二则治验,头面部腧穴施灸,均未超过三十壮。

年龄不同,灸量不同。窦材施灸还会考虑患者的年龄,小儿患者用量也特别少。例如《扁鹊心书》记载"一小儿食生杏致伤脾,胀闷欲死,灸左命关二十壮即愈",若成人则"急灸命关二百壮,以保性命"。此二则治验同为痞闷,饮食冷物太过,脾胃被伤,诱发心下作痞,小儿灸二十壮即愈,成人则需灸二百壮以保性命。

2. 扩大了灸法的应用范围

窦材应用灸法治疗多种病证,有伤寒诸证及四经(太阳、阳明、太阴、少阴)见证,有脏器虚损之喉痹、虚劳、中风、暑月发燥、咳嗽、消渴、吞酸、咯血、吐血、尿血、小便不通、砂石淋、脾泄注下、反胃、呕吐、膏肓、劳瘵、肠癖下血、骨萎、老人气喘、大便不尽、两眼昏黑等证,还有外邪炽盛之脑疽发背、疠风、附骨疽、瘰疬、破伤风、顽癣、小儿秃疮、急喉痹、痘疹黑陷等证以及其他病证如气厥、疟疾、元阳虚脱等。内容既涉及各种疾病的治疗,又有养生保健之疗法,极大地扩展了灸法的应用范围。

大病宜灸。窦材认为世间百种大病皆可用灸,"世有百余种大病,不用灸艾、丹药,如何救得性命,劫得病回"。施灸要及时,如果真气已脱,虽灸亦迟。此外,窦材强调早灸,可"阳气不绝,性命坚牢"。如《扁鹊心书》记载治疗气脱时,"急灸关元五百壮,服霹雳汤、姜附汤、金液丹久久而愈。此证须早治,迟则气亦脱,灸亦无及矣"。

住世宜灸。窦材认为"保命之法,灼艾第一",并强调灸法养生保健的作用,"人于无病时,常灸关元、气海、命关、中脘,更服保元丹、保命延寿丹,虽未得长生,亦可保百余年寿矣"。"人至三十,可三年一灸脐下三百壮;五十,可二年一灸脐下三百壮;六十,可一年一灸脐下三百壮,令人长生不老",说明人应于30岁以后施灸保健,年龄越大灸壮越多。书中以自身为例,"余五十时,常灸关元五百壮,即服保命丹、延寿丹,渐至身体轻健,羡进饮食。六十三时,因忧怒,忽见死脉于左手寸部,十九动而一止,乃灸关元、命门各五百壮。五十日后,死脉不复见矣"。

热证用灸。窦材用灸治疗热证也有独创经验。例如《扁鹊心书》:"一人面上黑肿,左耳下起云紫如盘蛇,肌肉中如刀刺,手足不知痛。询其所以,因同僚邀游醉卧三日,觉左臂黑肿如蛇形,服风药渐减,今又发。余曰:非风也,乃湿气客五脏之俞穴。前服风药,乃风胜湿,故当暂好,然毒根未去。令灸肾俞二穴各百壮,服换骨丹一料,全愈,面色光润如故。""一人遍身赤肿如锥刺，余曰：汝病易治。令灸心俞、肺俞四穴各一百壮，服胡麻散二料而愈。但手足微不随，复灸前穴五十壮，又服胡麻散二料全愈。""一人病疠证，须眉尽落，面目赤肿，手足悉成疮痍。令灸肺俞、心俞四穴各十壮，服换骨丹一料，二月全愈，须眉更生。"窦材认为这种热证，是由于湿气客于五脏之俞所致，故采用灸五脏俞的方法治疗，具有独到之处。

3. 明确了艾炷大小

《扁鹊心书》明确记载了艾炷的大小和使用规范，"凡灸大人，艾炷须如莲子，底阔三分，灸二十壮后却减一分，务要紧实。若灸四肢及小儿，艾炷如苍耳子大。灸头面，艾炷如麦粒子大"。其所描述的肌肉丰厚处艾炷大，肌肉浅薄处艾柱小，成人灸量大，小儿灸量小等思想及艾炷制作规范一直延续应用至今。

4. 拓展了灸的补泻方法

《灵枢·背俞》："以火补者，毋吹其火，须自灭也；以火泻者，疾吹其火，传其艾，须其火灭也。"窦材用灸扶阳，其法为补，故在《扁鹊心书·窦材灸法》中提出"其灰以鹅毛扫去，不可口吹"的要求，是对"毋吹其火"和"疾吹其火"灸法补泻的延伸，不仅燃时"毋吹"，燃后其灰也"毋吹"。

5. 开创麻醉施灸的先河

为了减轻患者施灸的痛苦，窦材发明了睡圣散。《扁鹊心书》记载："人难忍艾火灸痛，服此即昏睡，不知痛，亦不伤人。此方由山茄花（曼陀罗）、火麻花共研为末，每服三钱，小儿只一钱，茶酒任下，一服后即昏睡。"对于癫狂及膏粱人怕痛者，先服睡圣散，然后灸之。书中记载治疗"邪祟"时，"一贵人妻为鬼所着，百法不效。有一法师书天医符奏玉帝亦不效。余令服睡圣散三钱，灸巨阙穴五十壮，又灸石门穴三百壮，至二百壮，病患开眼如故，服姜附汤、镇心丹五日而愈。一妇人病虚劳，真气将脱，为鬼所着，余用大艾火灸关元，彼难忍痛，乃令服睡圣散三钱，复灸至一百五十壮而醒。又服又灸，至三百壮，鬼邪去，劳病亦瘥"。此说明睡圣散不有镇静作用，而且还具有镇痛作用。

另外，窦材具有较高的针刺水平。《扁鹊心书》记载针灸的医案有两则，这两则医案可以体现窦材高超的针刺技术。一则为针刺注意事项，书中描述其治疗"头痛"的医案时，"若患头风兼头晕者，刺风府穴，不得直下针，恐伤大筋，则昏闷。向左耳横纹针下，入三四分，留去来二十呼，觉头中热麻是效"。其强调针刺风府穴不可直刺，应向左耳横纹下针，风府穴深部为环枕后膜和小脑延髓池，窦材改变其针刺方向和角度，可见其针刺手法之高明。另一则描述的是针刺的补泻，书中描述其治疗"鼻衄"医案时，"一人患脑衄，日夜有数升，诸药不效。余为针关元穴，入二寸留二十呼，问病患曰：针下觉热否？曰：热矣。乃令吸气出针，其血立止"。此则病例窦材利用的是呼吸补泻手法中的泻法进行治疗，其用灸施补，用针施泻，从侧面反映出窦材具有较高的针灸水平。

六、《扁鹊心书》流传

《扁鹊心书·跋》载"《扁鹊心书》三卷及《神方》一卷，宋绍兴中开州巡检窦材所集录，已尝锓板行世，而岁久湮没，人间少有见者"，可见原刊刻的本子都散佚了。现代学者据《扁鹊心书·序》《进医书表》以及王琦的后记，总结出我们今天可以见到的版本印行之前的流传：

窦材→……胡钰→胡道周（胡钰之子，原本）→胡纪云（胡钰之孙，手录副本）→王琦（乾隆三十年重刻）

清代胡钰（古月老人）得到《扁鹊心书》，"诧为奇书秘册，宝藏不啻在琅函玉笈中"，并参论百余条。胡钰去世后，他的儿子胡道周曾找当时有名的医学家王琦表示希望能重刊此书。王琦作为当时有名的医学家、刻书家，不忍《扁鹊心书》湮没，也是历经波折，最后才得以刊行。《扁鹊心书·跋》载："其子道周继其业，尝手其书示余，曰思欲重刊，以传于世，而家贫乏力，迟之十余年，竟不克刊。道周亦没，历今又十余年，见其孙纪云语及是书，因出其祖手录副本见示，上有参论百余条，拾遗补阙，可谓窦材功臣。第字句不无讹错，边方亦有蠹蚀，问前者所见原本，则归横塘一藏书家。余深以不得再见为歉，又恐此本久亦湮没不存。爰加校勘，即以参论诸条附注其下，以付剞劂。"

王琦在跋文中也明确指出此《扁鹊心书》并非窦材原书："窦氏材生于宋之中叶，而书中有河间丹溪遗讹后世之语，又钟乳粉方下，訾丹溪'多服发渴淋'之说为谬，又言制法见时珍《本草》，何缘举元明人之书而及之，其为后人增益无疑，兼知是编非窦氏原本矣。"但考虑到此书的重要性，王琦即用胡念庵参论的《扁鹊心书》至清乾隆乙酉（1765年）重校刊行。

《扁鹊心书》重刊后，现代目录学中一般均有记载。《全国中医图书联合目录》04878条载有 14 个单行本：清乾隆四十七年壬寅（1782）王琢崖刻本、清乾隆刻本、清光绪七年辛巳（1881）上海王氏刻本、清光绪二十二年丙申（1896）图书集成印书局铅印医林指月本、清光绪二十三年丁酉（1897）刻本、清光绪三十四年戊申（1908）赞化文社刻本、清青莲书屋刻本、清浙衢三余堂刻本、清上洋江左书林刻本、清刻本、清抄本、上海蜚英书局石印本（1917 年）、江阴宝文堂刻本（1928 年）、民国上海千顷堂书局石印本。除单行本外，尚被分别收入《医林指月》《中西医学劝读十二种》丛书中。有学者对可见版本进行比较，发现版本之间存在文字不同等情况，将其分为两个版本体系。一是清乾隆刻本→医林指月清乾隆三十二年丁亥（1767）宝纷楼刻本→清光绪七年上海王氏藏板→医林指月清光绪二十二年上海图书集成本；二是清刻本青莲书屋藏板→清刻本上洋江左书林藏板→清刻本浙江衢州三余堂藏板→民国上海千顷堂书局石印本。

《扁鹊心书》全书共有上、中、下三卷，131 篇。上卷计有论述 10 篇，灸法 3 篇；中卷载病 64 种，计 64 篇；下卷载病 53 种及周身各穴，计 54 篇。卷首有《序》《奏玉帝青词》及《进医书表》各 1 篇；卷末有附方 94 首，《附金线重楼治证》《服金液丹各种引药》《神治诸般风气灵膏》《汗斑神效方》各 1 篇，王琦所作跋 1 篇。其中上卷突出体现了窦材的学术指向，其五脏辨证上承钱钟阳，下启张元素、李东垣，温补思想贯穿始终，自温补诸家上溯易水学派而至《扁鹊心书》。

窦材重视扶阳，提倡灸法，在针灸方面为现代扶阳学派提供了宝贵的历史参考资料；

擅灸关元，引火归原，为临床急重危证提供了新的治疗思路，为后世针灸临床运用提供了历史借鉴。著名针灸学家承淡安曾感叹："伟哉，艾灸之力，诚非其他药石所能及。"福建名医留章杰在 50 年的行医实践中，攻病用灸，卓然有效，他认为灸法很有效，特别是对疑难杂症。针灸名家谢锡亮用灸法治疗慢性乙肝和肝硬化等顽疾，每可救人于险绝中，深得病人信赖。谢锡亮认为，对于疑难大病，灸法已成为常规疗法，有不可思议的效果，堪称简便验法。但书中记载仍有未解之谜，如《太平圣惠方》载"灸柱虽然数足，得疮发脓坏，所患即差"，可推测窦材着肤灸是化脓灸，但何有"一服止可灸五十壮，醒后再服、再灸"的描述。众所周知，化脓灸灸至四五壮时疼痛感最为强烈，之后便不觉疼痛，为何五十壮后仍须服用睡圣散？是其法非如现代化脓灸的操作方法，还是其灼伤非只皮肤？诸如此类问题，有待艾灸的相关研究进一步丰富，阐明其不同的作用机制，以期为临床灸法的推广应用提供充足的理论依据。

参考文献

［1］高希言，田岳凤.各家针灸学说［M］.北京：中国中医药出版社，2016.

［2］李伯聪.扁鹊和扁鹊学派研究［M］.西安：陕西科学技术出版社，1990.

［3］王丽，井明鑫，刘清国.窦材《扁鹊心书》用灸的学术思想及特点［J］.北京中医药大学学报，2016，39（8）：647-649.

［4］王正山，张其成.论《易经》《内经》中扶阳思想［J］.安徽中医药大学学报，2014，33（3）：1-3.

［5］贺彩，范郁山.窦材《扁鹊心书》学术思想浅析［J］.江西中医药，2019，50（11）：17-18.

［6］赵瑞霞.《扁鹊心书》保扶阳气思想探析［J］.中医学报，2019，34（5）：927-930.

［7］陈颖，柴铁劬.《扁鹊心书》扶阳思想钩玄［J］.中医药导报，2018，24（9）：15-17.

［8］刘佳慈，李滋平.《扁鹊心书》治未病思想探析［J］.环球中医药，2018，11（4）：569-571.

［9］王丽，井明鑫，刘清国.窦材《扁鹊心书》用灸的学术思想及特点［J］.北京中医药大学学报，2016，39（8）：647-649.

［10］刘月，符文彬.从"大病宜灸"探讨灸法发展［J］.中华中医药杂志，2016，31（8）：2923-2925.

［11］柴可群，江凌圳，陈嘉斌.《扁鹊心书》版本考证［J］.浙江中医杂志，2015，50（6）：394-396.

［12］王树东，张立德.《扁鹊心书》灸疗学术思想探析［J］.辽宁中医药大学学报，2015，17（4）：157-159.

［13］吕庆超，刘磊.《扁鹊心书》灸法探析［J］.河南中医，2015，35（3）：507-509.

［14］吕庆超，刘磊.窦材《扁鹊心书》学术思想探究［J］.中医药导报，2014，20（14）：7-9.

［15］李洪亮，薛智慧，陈果，等.从《扁鹊心书》浅析窦材的灸法思想［J］.中国中医急症，2014，23（10）：1866-1868.

［16］李金明，傅幸，傅文录.论《扁鹊心书》重视灸疗的临床价值［J］.四川中医，2012，30

（6）：22-25.

［17］张弘，张小霞.《扁鹊心书》考据提要［J］.中医文献杂志，2004，（3）：19-21.

［18］更生.《扁鹊心书》的灸法特色［J］.江西中医药，1996，（3）：49-50.

［19］周庆辉，黄羡明，吴绍德.《扁鹊心书》考辨［J］.中国针灸，1991，（6）：40-42.

［20］王艳君，薛维华，王国明.燕赵古代医家针灸学术思想集萃［M］.北京：中国中医药出版社，2020.

［21］杨丽惠，王曼，周天，等.基于"大病宜灸"理论探讨灸法治疗癌因性疲乏［J］.中医杂志，2019，60（14）：1194-1197.

［22］汪有民.浅析急治与缓图［J］.陕西中医，2005，（5）：478-479.

［23］史锁芳.哮喘"夙根"探讨［J］.中医药学报，1994，（3）：6-8.

［24］蔡华珠，林丹红，纪立金.对《内经》中阳气与神关系的思考［J］.中华中医药杂志，2019，34（8）：3369-3372.

［25］郑若韵，贺娟.《内经》"阳气者，精则养神"理论对精神疾病治疗的指导意义［J］.现代中医临床，2020，27（2）：30-33.

［26］郜文辉，谢雪姣，邹旭峰，等.结合《内经》再析《伤寒论》"观其脉证"法［J］.湖南中医杂志，2020，36（3）：113-114.

［27］张前团.钦安卢氏医学理论在治未病领域中的指导作用初探［J］.中医临床研究，2019，11（10）：51-53.

［28］王彬，顾一煌.关元、足三里的文献研究［J］.中国民族民间医药，2010，19（6）：15-17.

［29］禤达科，毋桂花.石门穴"女子禁不可灸"的中医理论探微［J］.中国针灸，2013，33（5）：460-462.

［30］朱中书，刘方铭，侯献兵，等.石门以何称丹田［J］.中国针灸，2015，35（6）：617-618.

［31］纪昌兰.理性与风尚——宋人宴席劝酒习俗［J］.宋史研究论丛，2019，（2）：322-335.

下篇

窦默

第一章 医家传略与学术渊源

第一节 医家传略

一、生平简介

窦默（约 1196—1280 年），字子声，初名杰，字汉卿，金元广平郡（今河北省邯郸市肥乡区）人，金元时期著名的针灸学家、政治家、文学家。窦默"幼好学，善读儒书"，其叔父欲"令习吏事"，窦默认为此"趋近利而弃远图，非计也"，故"不肯就"。窦默早年逢金元战乱，19 岁被元兵俘后逃脱归乡，家破母亡，遂向南渡过黄河"依母党吴氏居三年"，遇到清流河（今河南省许昌市鄢陵县南坞乡附近）医者王翁，与其女婚配，始学方脉之术以医为业。约 36 岁时，窦默遇"山人"宋子华，初得《交经八穴》抄本。1232 年，蒙古军攻破河南，窦默避乱至蔡州（今河南省驻马店地区辖县汝南县），遇到山东名医李浩，学得铜人针法及四十三穴。后再逃难至德安府（今湖北省安陆市），遇到孝感县令谢宪子，学习理学。至战乱稍平，"北归隐于大名（今河北省邯郸市大名县）"，改名窦默，继还肥乡，"以理学教授诸生，以针术行医自给"。元世祖忽必烈遣召，默改名易字，隐而不就，后不得已任元，深受忽必烈器重，受命教皇太子，拟授太子太傅，因坚辞不受改授翰林侍讲学士，后加授昭文馆大学士。死后追赠太师，封魏国公，谥文正。后人多尊称为"窦太师"或"窦文正公"。

窦默在针灸医学方面，充满了革新精神，彰《黄帝内经》《难经》之微，钩沉索隐，勇于实践，敢于创新，"以针法活人甚多"，并传授于王开父子、许衍、刘执中、罗天益、郑琪、朱彦晖和肥乡好学者等。其对针灸医学有着创造性的卓越贡献和深远的影响。

二、主要著述

窦默是元代名臣，更是元代名医，他出仕以后，仍然潜心研究医学，并在他的宅第设立燕山活济堂，不时为人诊疗疾病。然而他的医名却被他的官声所掩盖，因此在史书上对他的医疗事迹记载不多。从史书记载及现在能见到的窦默著述诸多，但其中部分为窦默自己撰写，有的是出自门徒之手，有的已经遗失。

窦默曾撰有《针经》《指南》二书，但均已不传。1311 年，元代医家窦桂芳将《针经》《指南》二书参合校订后改名为《针经指南》，载有《针经标幽赋》《流注通玄指要赋》《针经直说》《气血问答》《流注八穴》《真言补泻手法》等内容。其学术思想的精髓主要体现在《针经标幽赋》和《流注通玄指要赋》这两篇赋文之中。《针经指南》对《黄帝内经》《难经》以来的针灸理论并结合自己多年的临床经验进行了总结，并有所创新。书中精选五十多种疾病的针治腧穴，后列针经直说、络说、交经辨、气血问答、手足三阴三阳表里支干、八穴定位及所主病证、真言手法、泻必用方补必用圆法、呼吸补泻法、寒热补泻法、春夏刺浅秋冬刺深法、手指补泻法、迎随补泻法、生成数法、夫妇配合、古法流注、杂忌法等。《针经指南》对后世影响很大，为数十种针灸医籍所收录或注释。

第二节　学术渊源

综观历史长河，多数医家学术观点是在继承前人成就的基础上，参以自己的理解与临床经验去粗存精加以发挥而得，学术大家亦如此。窦默在学医的过程中，历经困苦磨难，将前人思想融会贯通，"前后仅十七年，晓会无一二辈"，并且结合临床实践，留下诸多佳作。后世研究窦默的著作，对于其师承源流多有记述与考辨，今笔者试作一简单梳理，总结如下。

一、研习《内》《难》

《黄帝内经》是现存中医典籍中最经典之作，位居中医四大经典之首，被尊称为"至道之宗，奉生之始"，是我国劳动人民长期与疾病做斗争的经验总结。《黄帝内经》全面总结了从春秋战国到秦汉时期的医学思想和医学成就，它的问世开创了中医学独特的理论体系，标志着中医学由单纯积累经验的阶段发展到了系统的理论总结阶段。《难经》大约成书于东汉时期，全书以问答释难的形式，讨论了 81 个问题，阐《黄帝内经》微旨，拓展其所未发。全书多篇论及针灸内容，如经络、腧穴、针法等，在《黄帝内经》的基础上有新的补充和阐发，丰富和发展了《黄帝内经》的针灸理论，在脉学、藏象、经络、疾病、腧穴、针法等方面多有创见。窦默在《黄帝内经》《难经》等中医典籍的基础之上，结合个人的临床医疗经验，形成独特的学术思想。

在金元以前，尽管《素问·异法方宜论》分别介绍了砭石、灸炳、药毒、九针、导引按跷的来源与适应证，但在实际的医疗活动中，治疗疾病都是以方药和灸法为主导。但窦默研习《黄帝内经》，注重针灸治疗疾病，其在《流注通玄指要赋》和《针经标幽赋》的开篇即提到"必欲治病，莫如用针"和"拯救之法，妙用者针"等论述。

对八脉交会穴以及五输穴等特定穴的使用是窦默治病选穴的一大特点。其对五输穴的使用基本遵循《难经·六十八难》中对五输穴的论述，即"井主心下满，荥主身热，输主体重节痛，经主喘咳寒热，合主逆气而泄"，如在《针经标幽赋》中提出"体重节痛而输居，心下痞满而井主"等论述。

针刺手法和补泻方法是针灸治疗的重要组成部分，在《黄帝内经》中已有记载，但在元代以前的各种针灸著作中，由于医家更重视灸法，故而对针刺手法的研究和发展较少。窦默推崇毫针，并且结合其临床实践，将针刺手法在《黄帝内经》的基础上进行了发展和改进，在《素问·离合真邪论》"扪而循之，切而散之，推而按之，弹而怒之，抓而下之，通而取之，外引其门，以闭其神"的基础上，归纳出针刺常用的 14 种手法，涵盖了进针、出针、补冷、泻热、催气、行气等各个方面。此外，窦默在《黄帝内经》《难经》的基础上，对补泻方法进行了详细论述，如其在《黄帝内经》的"补冷""泻热"的理论基础上，明确提出寒热补泻的具体操作方法，为后世烧山火、透天凉等复式手法提供指导。

窦默重视自然变化对针灸的影响，在《针经标幽赋》中提到"察岁时于天道，定形气于予心"，此与《素问·八正神明论》"凡刺之法，必候日月星辰，四时八正之气，气定乃刺之"一脉相承。时间变化是自然变化规律的重要参数指标，因此窦默非常重视子午流注针法，在《针经指南·针经标幽赋》中有许多关于流注取穴方法的论述，如"推于十干十变，知孔穴之开阖；论其五行五脏，察日时之旺衰"，并且在《针经指南·真言补泻手法》中对"古法流注"和"夫妇配合"等问题进行了专门的论述。这些内容是纳甲法和纳子法的理论依据，对后世的子午流注针法的发扬起到了一定的推动作用。

二、师承经验

从文献记载中可以看出，窦默医学师承先后次序为王翁、宋子华、李浩。

师从其岳丈王翁，在窦默墓碑中记载，"有清流河医者王氏妻以其女，且授公以方脉之术。公由是从容安居而生理赡足，平昔义理之学益得所养，而日进于高明矣"，其后明朝人李濂编写的《元史·列传》窦默中亦有相同的文字记载"清流河王翁授以方脉之书，使业医"，可见王翁是窦默第一位业师。

山人宋子华，乃是授之少室隐者所传交经八穴及针术针法者。在《针经指南·流注八穴序》中窦默指出"予少时尝得其本于山人宋子华，子华以此术行于河淮间四十一年"。窦默推崇该法，《针经指南》中设有《流注八穴序》和《定八穴所在》两篇专门对该针法的源流及所涉及的八个穴位的具体定位和主治病证进行了详细论述。在其赋文中也提到"交经八穴者，针道之要也"，称八穴"起危笃患，随手应者，岂胜数哉。一精捷，疾莫不寥"，叹之曰"神乎哉是术也"，并详细列举了八穴的定位、主证，提出了以八脉八穴为主，适当配穴的治法，使灵龟八法初建雏形。

山东名医李浩，乃是窦默在河南蔡州避战乱时所遇。窦默跟随李浩不但习得高超医术，更是不断提高自身医德水平。窦默认为作为医生必须具有高尚的医德水平，医术的高低与医德水平有密切的关系。这一点在《针经指南·窦汉卿流注指要后序》中就有较为明确的体现，其中提到"后避屯于蔡邑，方获诀于李君。其人以针道救疾也……尝谓予曰：天宝不付于非仁，圣道须传于贤者。仆不自揆，遂伸有求之恳，获垂无吝之诚。授穴之所秘者，四十有二；疗疾而不瘳者，万千无一。铭诸心而著之髓，务拯其困而扶其危。而后除疼迅速若手拈，破结聚涣如冰释"。这一段说明其师李浩对其医术、医德均有较为深刻的影响。

第二章　学术思想

第一节　学术观点

一、尊崇《内》《难》，力倡针法

《黄帝内经》由《素问》和《灵枢》两部分组成，有关经络学说和刺法内容的论述很多，奠定了针灸理论的核心部分发展的基础。《黄帝内经》全面论述了十二经脉的名称、循行、病证、治则及诊断等相关内容，同时对经脉与脏腑的络属关系，经脉气绝证，经脉与络脉的区别和十五别络的名称、循行、病证也作了详尽了论述。《难经》在《黄帝内经》的基础上，确立了奇经八脉理论，首创其概念，完善其循行，阐明其生理病理，为后世奇经八脉理论的发展奠定基础；完善了特定穴理论，对八会穴、十二原穴、五输穴、俞募穴理论及临床应用均有论述；对配穴法及刺灸理论作出补充，首创泻南补北法、确立补母泻子法等。

窦默尊崇《黄帝内经》和《难经》，以阴阳五行、脏腑经络为基础，从人体生理、病理特性来分析病因病机，以疾病的寒热虚实为选穴处方的依据。同时窦默力倡针法，《针经标幽赋》首载"拯救之法，妙用者针"，《流注指要赋》首载"必欲治病，莫如用针。巧运神机之妙，开工圣理之深。外取砭针，能蠲邪而扶正；中含水火，善回阳而倒阴"。针刺原则体现了中医整体观念、辨证论治、天人合一的重要思想，其针刺特点严谨变通，同时重视得气与调神，针刺手法既简洁明了又幽深奥妙，对后世针灸的发展起到了传承创新、承前启后的重要作用。

1. 审证求因

窦默在《流注通玄指要赋》中以"病机十九条"作为分类阐述的基础，主要介绍了经络系统的理论和辨证规律。其在腧穴选用上重点应用五输穴和有特殊治疗意义的单穴、对穴，来说明经络、病候、经穴三者之间的关系，并确立循经取穴的法则。窦默主张审证求因，指出"观部分而知经络之虚实，视沉浮而辨脏腑之寒温"，"观二十七之经络，一一明辨；据四百四之疾症，件件皆除"。窦默以经络腧穴的异常反应和病理变化，测知经络脏腑的虚实；诊察脉象的浮沉迟数，可以辨出经络脏腑的寒热。掌握经络理论，分清十二正经和十五大络，熟悉针灸治疗四百余种疾病的方法，就会提高疾病的治愈率，防止针灸的失治与误治。窦默以患者的临床表现依据，探查疾病发生的病因、病位、病程，时刻遵循经络辨证，确保临床一一明辨。

2. 天人相参

窦默将天地人一体的中医思维方式与针灸相结合，在针刺深度方面体现出三因（因时、因地、因人）制宜的思想。如《针经标幽赋》中提到的"察岁时于天道""春夏瘦而刺浅，秋冬肥而刺深"，就是根据年岁的变化和患者的体态身形相应的调整进针深度，并在《针经指南·真言补泻手法》中引《素问·刺要论》原文，进一步阐述了春夏宜浅刺，秋冬宜深刺的观点。其中从阳引阴，从阴引阳，以阴养阳，以阳养阴的理论把针刺深度与人体阴阳相结合，将针刺深度调节脏腑阴阳的功能做了全面的阐述。"明标与本，论刺深浅之经"，在《扁鹊神应针灸玉龙经·注解标幽赋》中解释为"日法寅卯辰上为标，申酉戌下为本，巳午未上为标，亥子丑下为本"，提出了根据时辰、人体部位的不同，针刺的深浅也应做出相应改变。这些都是窦默针法思想中因时、因地、因人制宜的体现。

3. 重视经络

窦默认为医者必须以精确掌握经络为根本。《针经标幽赋》开宗明义"不穷经络阴阳，多逢刺禁；既论脏腑虚实，须向经寻"，强调了经络的重要性。在首韵提出"须向经寻"的观点后，第二韵就将十二经络循行方向、起止点、气血流注经络的顺序娓娓道来，足见其对"明经"的重视程度。医者通过观察人体经络气血的浮沉、盛衰，从而"司外揣内"以探知内在经络、脏腑的阴阳、寒热、虚实，发挥经络的诊断作用，在此基础上正确辨明疾病的病因病机、病位病势，以了解疾病的发生、发展，判断疾病的转归、预后，制定合理治疗方案。窦默以此为基础，"观部分而知经络之虚实，视沉浮而辨脏腑之寒温"，"下手处，认水火是根基"，一再强调对经络全面、正确的诊察是针灸治疗疾病的根基。通过诊察经络从而清楚准确的辨明阴阳、表里、寒热、虚实，才能抓住病因病机，对证施治。

4. 交经八穴

窦默对应用八脉交会穴倍加推崇，并对后世医家产生了深远影响。在其代表作《针经指南》中，对八脉交会穴进行了详细论述。窦默针灸的一大特点，是对八脉交会穴的应用，同时八脉交会穴也是窦默论述最多的特定穴。窦默不仅重视八脉交会穴，而且推崇此法。《针经指南》详细介绍了该针法的源流及八脉交会穴的具体定位和主治病证。八脉交会穴理论是继《黄帝内经》经络理论后出现的新的腧穴理论，包括腧穴定位、取法、特性、主治疾病及临床应用等内容。其中，窦默对腧穴主治的记载最为详细，后世医家也在此基础之上进一步发展了八脉交会穴的主治病证及应用方法，由此产生灵龟八法、飞腾八法，构成了八脉交会穴系统。

5. 推崇毫针

针法在《黄帝内经》《难经》时期为九针并举，临证分病、分证、分类运用不同的针具进行治疗。随着生产力的发展进步，针具也更加精细。针具早在《灵枢·九针十二原》中就有详细记载，从镵针到大针长短不一，形状相异，各有特点，用途不同。在九针中，窦默尤其注重毫针，毫针细微，下针轻巧，创伤性小，便于携带，加之其所处之年代，战乱纷纷，毫针最适合快速治疗，故窦默推崇毫针。如赋文所云："观夫九针之法，毫针最微……然是三寸六分包含妙理，虽细桢于毫发，同贯多歧。可平五脏之寒热，能调六腑之虚实。"此对毫针的功用进行了全面概括的论述，认为毫针虽小，但治疗范围甚广，几乎无疾不医，所治疗病种包括了中医内、外、妇、儿各科病证。《针经指南》一书，对毫针的进针手法（如基本手法、补泻手法），针刺的治神与得气，针刺异常情况发生的预防与处理等诸多问题进行了详细论述。

6. 选穴精当

窦默选穴精当，其常对比周围穴位和临近经脉的主治功能，优中选优，常一二穴治一病，且效如桴鼓；擅用特定穴，尤其重用八脉交会穴。在配穴方面，窦默对腧穴的功用、主治和特性了解得较为详尽，注重单独取穴，善于在临证中通过缜密的辨证论治精选出单独穴位进行针刺治疗。窦默临床灵活应用各种配穴方法，如局部取穴、远部取穴、缪刺法、主客配穴、原络配穴法等。窦默少而精的取穴原则，对现代临床仍有重要的指导意义。

7. 治神得气

窦默重视治神得气，认为得气与否和得气的状况与疗效直接相关。若得气迅速则疗效就会显著，若难以得气则治疗起来就会很困难，即其所言"气速至而速效，气迟至而不治"。此外，窦默认为治神是针刺的基本条件，在《针经指南·针经标幽赋》中窦默多次从不同方面提到了治神，如"凡刺者，使本神朝而后刺；即刺也，使本神定而气随。神不朝而勿刺，神已定而可施"，主张治神为得气之要。窦默于行医中重视治神之法，体会得气针感，得出治神可促得气，得气则效佳的体会。

8. 重视手法

针刺手法是针灸治疗的重要组成部分。窦默推崇毫针，结合其临床实践，以及《素问·离合真邪论》"扪而循之，切而散之，推而按之，弹而怒之，抓而下之，通而取之，外引其门，以闭其神"的论述上发挥出"动、摇、进、退、搓、盘、弹、捻、循、扪、摄、按、爪、切"十四种针刺手法，涵盖了进针、出针、补冷、泻热、催气、行气等针刺手法的各个方面，奠定了后世手法学的基础，为针刺手法后来的大发展做出了重大贡献。

9. 强调补泻

窦默在传承《黄帝内经》和《难经》针刺手法的基础上进行创新，提出"原夫补泻之法，非呼吸而在手指""夫用针之士，于此理苟能明焉，收祛邪之功而在乎捻指"，明确指出了针刺补泻法主要在于手法的操作。在《针经指南》中记录了大量有关针刺补泻方法及原理的论述，对"寒热补泻""呼吸补泻""迎随补泻"及"手指补泻"等补泻手法进行了较为细致的论述，使之更加具有可操作性以适宜临床应用，为金明时期针灸学术的繁荣作出了不可磨灭的贡献。

10. 针刺禁忌

窦默非常重视针刺中的禁忌及针刺注意事项，在《针经标幽赋》中多次提到针刺禁忌及注意事项，此外还有《杂忌法》《针灸避忌太一图序》《冬至叶蛰宫说》《太一血忌之图》等针刺禁忌的论述。《针经标幽赋》中提到的禁忌主要有"大患危疾，色脉不顺而莫针；寒热风阴，饥饱醉劳而切忌。望不补而晦不泻，弦不夺而朔不济。禁刺处而除六俞，二十有二"，包括饥、饱、醉、劳、大患危疾时及色脉不符的禁忌情况，也包括了"寒、热、风、阴"等异常天气禁忌及禁针禁灸的穴位。《针经指南·杂忌法》提出"气血羸劣者，不可刺；久病笃危者，不可刺"的禁忌病证，此外还特别提出了补泻的时间禁忌"望不补而晦不泻，弦不夺而朔不济"。窦默对禁忌情况提出了解决方法，如"然大寒无刺，令病患于无风暖室中，啜以粥食，饮以醪酪，令病患无畏寒气，候气血调匀，然后可刺。如此刺之，无疾不愈。余皆仿此而行之"等，运用暖室、粥食、醪酪等方法使病人气血调匀以不惧寒气，将针刺禁忌化于无形。

窦默医德高尚，学识渊博，针灸技术精湛，对我国针灸技术的发展起到了承上启下的作用。其尊崇《黄帝内经》《难经》等经典专著，结合自身临床，完善了针灸理论，丰富了针刺以及补泻手法，对毫针针法的使用及针刺手法的发展起到了巨大的推动作用。他所写的针灸赋文文字优美，通俗易懂，便于记忆，实用性很强，是针灸文献中不可多得的上乘佳作，受到其下历代针灸医家的重视，是后人学习针灸技术的重要文献资料。

二、辨证论治，审证求因

辨证论治是中医诊断和治疗疾病的主要手段之一。春秋战国及秦汉时代问世的《黄帝内经》代表着中医学理论体系的形成和创建，书中提出"谨守病机"的思想，且列举了"病机十九条"等详细的辨证论治方法，可见《黄帝内经》时期辨证论治的思想已现雏形。辨证主要就是辨病机。《灵枢·逆顺肥瘦》云："圣人之为道者，上合于天，下合于地，中合于人事，必有明法，以起度数。年质壮大……刺此者，深而留之，此肥人也……瘦人者，浅而疾之……婴儿者……以豪刺、浅刺而疾拔针。"《灵枢·通天》指出："古之善用针艾者，视人五态乃治之，盛者泻之，虚者补之。"由于人体脏腑、气血、阴阳的生理或病理变化皆因其各自的体质、禀赋（即"五态"所指）不同而各具特点，临床应详审细辨之方可施治。《素问·异法方宜论》云："医之治病也，一病而治各不同，皆愈，何也？岐伯对曰：地势使然也。"《黄帝内经》已经认识到天、地、人与疾病的相关性，并制定了相应的处理方法。辨证论治是把人的体质禀赋以及人所处的地理环境、时节气候、自然社会等因素作为证候判断的依据进行的治疗。"天人相应"为其理论基础，具体应用则为因人、因时、因地的"三因制宜"，故《素问·阴阳应象大论》云，"治不法天之纪，不用地之理，则灾害至矣"。因此，《黄帝内经》建立的治病形式与远古时代的对症治疗具有本质的区别，开启了中医治病求本的先河。

与他医学体系比较，中医在辨病论治、辨证论治和对症治疗三种手段中，最重视辨证论治，而且对辨证论治用得最多。因此，窦默在著书立说、临床实践中都非常重视辨证论治。他明确指出："正其理而求其原，免投针而失其位。"这里的"理"是指用针理论，"原"是指疾病发生的原因。他认为治病宜明其针道之理，审察疾病之原，以免发生针刺治疗的误差，并列举了疼痛与痒麻在病因与治疗上的不同。他指出，"察麻与痛，分实与虚，实则自外而入也，虚则自内而出欤"，"大抵疼痛实泻，痒麻虚补"。由此充分说明，疼痛多属实证，多因外邪侵袭而致，针刺须用泻法，以祛邪止痛；痒麻多属虚证，多为气血亏虚不能濡养而发，针刺须用补法，以补养气血为主。这就是他将四诊所收集的资料，通过分析综合，辨清疾病的发病原因、病性、病位，以及邪正胜负之间的关系，得出"痛实麻虚"的结论。根据虚实决定针刺补泻，确定相应的治疗方法。

审证求因是中医诊断的基本原则。审证求因是指在审察人体内外的方法基础上，根据病人一系列的具体证候，加以综合分析，求得疾病的本质和症结所在，为临床治疗提供确切的依据。《素问·腹中论》曰："有病胸胁支满者，妨于食……病名为何？何以得之？岐伯曰：病名血枯。此得之年少时，有所大脱血，若醉入房中，气竭伤肝，故月事衰少不来也。"显然《黄帝内经》很重视"何以得之"的病因，且《素问·至真要大论》有"热因寒用，寒因热用，塞因塞用，通因通用，必伏其所主，而先其所因"的明训。《素问·征四失论》还强调："诊病不问其始……何病能中。"以上皆为《黄帝内经》审因论治思维的体现。任何疾病，皆由各种诱发因素导致，发现病因而后祛除病因，以病因为中心的审因论治是非常必要的。《医学源流论》载："凡人之所苦谓之病，所以致此病者谓之因……凡病之因不同，而治各别者尽然，则一病而治法多端矣。"

由此可见，窦默的仔细辨证，可以对疾病具有真切的了解，诊断也能更为确实，从而在治疗上达到"审证求因，辨证论治"的较高境界。

1. 遵循阴阳五行，辨别脏腑经络

阴阳学说、五行学说是中医学理论的哲学基础，它们在《黄帝内经》《难经》中被奉为经旨。窦默在《针经标幽赋》中，依旧遵循《黄帝内经》《难经》的论述，将手足经脉分三阴三阳，并论述了手足三阴三阳的走行规律。如《针经标幽赋》中所言，"手足三阳，手走头而头走足；手足三阴，足走腹而胸走手"，以及"本形金也""短长水也""定刺象木""塞以象土"，都是五行理论的应用。

窦默强调经络辨证在针灸临床中的指导作用，指出"不穷经络阴阳，多逢刺禁；既论脏腑虚实，须向经寻"。经络是经脉和络脉的总称，是运行全身气血、联系脏腑官窍、沟通上下内外的路径。凡属于五脏的经脉为阴经，分布于四肢内侧和胸腹；凡属于六腑的经脉为阳经，分布于四肢的外侧和头面、躯干。《灵枢·海论》说："夫十二经脉者，内属于腑脏，外络于肢节。"《灵枢·本藏》说："经脉者，所以行血气而营阴阳，濡筋骨，利关节者也。"这些皆指出经络是一种运行气血、外络肢节、内属腑脏的通道，同时经络也是诊查和治疗疾病的基础。

中医认为，疾病的发生是因机体阴阳失衡所致，故在治疗上强调调整阴阳的偏盛偏衰。通过脏腑、经络之间的密切联系，来发挥经络抗御邪气、保卫机体的作用，从而达到脏腑的不盛不衰。《针经标幽赋》还论述了经脉的起止流注规律及六经气血多少理论。"原夫起自中焦，水初下漏，太阴为始，至厥阴而方终；穴出云门，抵期门而最后。"《针经标幽赋》开篇便言简意赅地指明十二经脉从中焦出发，依次流注，各按其时，至足厥阴肝经而止。而"况夫阴阳，气血多少为最"，论述了六经气血之多少。该理论首见于《黄帝内经》，是依据阴有余而阳不足、阳有余而阴不足的阴阳互根理论而来，后人以"手足阳明多气血，少气多血太阳厥，少阳少阴与太阴，都是气多而血少"简述之。

窦默还以奇经八脉统摄诸经，指导辨证。奇经八脉是经络体系中的重要组成部分，对十二经脉具有统摄和联络作用，可溢蓄和调节十二经脉的气血，以适应机体不同生理机能的需要。窦默把奇经八脉归为阴阳两大类以治表里之证，"阳跷阳维并督带，主肩背腰腿在表之病；阴跷阴维任冲脉，主心腹胁肋在里之疑"。阳跷、阳维、督脉、带脉属阳在表，分布于肩背腰腿之处，和手足二阳经的某些穴位相通。阳跷主下肢外侧的肌肉痉挛或弛缓；阳维主肤痛、肌痒，寒热、恶风、出汗、癫痫、手足抽搐，甚者失音不语；督脉主腰背强直，头重，大人癫病，小人风痫；带脉主妇人腰腹胀痛，经带诸疾。同样，阴跷、阴维、任脉、冲脉属阴为里，分布于胸腹胁肋，通于手足二阴经的若干穴位。阴跷主下肢内侧肌肉痉挛或弛缓；阴维主心痛，癫痫，僵仆失音；任脉主男子疝气，女子癥瘕、带下；冲脉主气从少腹上冲，腹中胀痛等疾。这些理论在目前的临床上仍有一定的指导意义，若临证时能灵活运用奇经八脉指导辨证，选取手足十二经上的八脉交会穴，则可大大提高针灸的治病疗效。

2. 临床辨证施治，内科杂症为主

窦默不仅针灸基础理论根基深厚，而且临证经验丰富，疗效显著。在治疗原则方面，他吸取了《黄帝内经》《难经》的精华。《灵枢·经脉》说："盛则泻之，虚则补之，热则疾之，寒则留之，陷下则灸之，不盛不虚以经取之。"窦默认为："大抵疼痛实泻，痒麻虚补。"又《难经·六十八难》云，"井主心下满，荥主身热，输主体重节痛，经主喘咳寒热，合主逆气而泄"，与《针经标幽赋》中"体重节痛而俞居，心下痞满而井主"，皆是一脉相承。窦默在《针经标幽赋》中列举了十余种内科疾病的针刺疗法，其中不乏中风等重症。治疗时，窦默绝大部分都是依据"宁失其穴，勿失其经"的原则循经取穴，并以五输穴、原穴、络穴、郄穴为主。如虚弱劳损类的疾病用胃经的募穴天枢来治疗，心胸胀满用肝经的原穴太冲治疗，等等。而在针灸医案中，窦默记载其师用针之法，来说明针灸治病的神奇作用。如针刺"少阳与交别"，使"聋夫听夏蚋之声"，如今治疗突发性耳聋也多取听会穴、阳池穴，疗效颇佳。至于"漏崩带下，温补使气血依归"，是用温针以补之，使营血卫气调和。"阴阳维而下胎衣"，是指泻肾经的照海穴，补三焦经的外关穴，有下胎衣的作用。此与补大肠经的合谷穴，泻脾经的三阴交穴，有异曲同工之效。因为胎儿乃精血形成之物，妇人常多气少血，孕妇之血更当补而不当泻。

3. 把握整体观念，兼备针灸宜忌

整体观念是中医学理论体系的主要特点之一，是中医学关于人体自身的完整性及人与自然、社会环境的统一性的认识。整体观念认为，人体是由多个层次结构构成的有机整体。《灵枢·岁露论》："人与天地相参，与日月相应。"古人通过观察发现"月满则海水西盛"，根据天人相应的理论，则"人血气积，肌肉充"，"至其月郭空，则海水东盛，人气血虚"。朔是每月初一，月相是新月，人体气血开始由虚转实；望是每月十五日，月相为满月，气血状态为实。朔望都不宜补。弦分上下，上弦是每月初七、初八，下弦是每月

二十二、二十三。晦则是每月三十，这些时候人体气血为虚，不宜泻。窦默以中医学的整体观、天人合一学说为指导，提出"天地人三才也，涌泉同璇玑、百会；上中下三部也，大包与天枢、地机"，此句即是整体观念的具体表现。天在上为阳，地在下为阴，人在中为和，人体头面则为天，下肢为地，躯干为人。十二经脉之气阳降阴升，阳经同阴经相接，如环无端，运行不息。"察岁时于天道，定形气于予心"，"春夏瘦而刺浅，秋冬肥而刺深"，"午前卯后，太阴生而疾温；离左酉南，月朔死而冷"，"望不补而晦不泻，弦不夺而朔不济"，均指出自然界一年之中有春、夏、秋、冬四季之更，一月之中有月圆、月晦之分，一日之中又有日出、日落之别，而人体的气血运行以及脏腑的功能活动也会随着日月、寒温的变化而呈现周期性的盈亏、盛衰。因此，治疗时应根据不同的时令、季节、地理环境以及患者个人的体质、病情等综合考虑。

三、选穴精当，重视特定穴

窦默选穴精当，善于用一二穴治一病，且效如桴鼓。每于临证之时，必审慎取穴，如其言"取五穴用一穴而必端，取三经用一经而可正"，通过对穴位间差异的比对与考量，强调了取穴精准对于提高临床疗效的重要性。在配穴方面，窦默对腧穴的功用、主治和特性了解详尽，十分注重单独取穴，善于在临证中通过缜密的辨证论治选出单穴进行针刺治疗，《流注通玄指要赋》中记载了 50 余种其独取一穴治疗头面五官、四肢、胸腹及肩背腰脊部疾患。另外，对于多个穴位的选择配伍上，窦默配穴方法灵活多样，如主客配穴、缪刺配穴、时间配穴等，为后世临床针刺配穴提供了配伍思路，提高了临床疗效。

窦默重视特定穴，在穴位选择上常选用特定穴。如《针经标幽赋》载症 21 例，用穴 35 个，其中特定穴占 27 个；《流注通玄指要赋》载症 50 余例，记录了 31 个特定穴。特定穴是十四经腧穴中具有特殊的治疗作用并按特定称号归类的腧穴，在针灸理论和临床中占有十分重要的地位，由于其分布广泛，且取穴简单、操作方便、疗效独特，故窦默在临床中非常注重特定穴的运用。针对脏腑病，窦默言"岂不闻脏腑病，而求门、海、俞、募之微"，强调对于脏腑病的治疗应选取"门、海、俞、募"等特定穴。其中"门"为五输穴，"海"为四海对应腧穴，亦有一说指包含"门""海"命名的腧穴。俞、募穴在位置上与其相应的脏腑部位接近，在治疗脏腑病时，常以俞、募二穴作前后配穴。对于经络阻滞不通，窦默主张选取"原、别、交、会"，即窦默所云"经络滞，而求原、别、交、会之道"。"原"即指十二经脉在腕、踝关节附近的原穴。"别"者，吴氏注云"别，谓十二经别走之络，为阴阳表里往来之关也"，意指"别"为十五络穴。"交"为交会穴，一经气血阻滞，可选其与他经交会处的腧穴进行治疗，通其经络，去其壅滞。"会"则指八会穴，对于脏、腑、气、血、筋、脉、骨、髓等相应疾病具有特殊的治疗作用。窦默在《针经标幽赋》和《流注通玄指要赋》中多次提到采用特定穴治疗内、外、妇、儿等各科疾病，为后世临床应用提供指导，详见表 3、表 4。

表3 《针经标幽赋》中特定穴所治疾病

原文	穴位	主治疾病
阴交阳别而定血晕	三阴交、阴交、阳池	妇人血晕
阴跷、阳维而下胎衣	照海、外关	妇人胎衣不下
必准者，取照海治喉中之闭塞	照海	喉中闭塞
端的处，用大钟治心内之呆痴	大钟	心神失常痴呆
心胀咽痛，针太冲而必除	太冲	心肋部胀痛、咽痛
脾冷胃疼，泻公孙而立愈	公孙（泻）	脾阳虚所致胃疼
胸满腹痛刺内关	内关	胸满腹痛
胁疼肋痛针飞虎	支沟	胁肋疼痛
筋挛骨痛而补魂门	魂门	筋骨挛痛
体热劳嗽而泻魄户	魄户	体热虚劳咳嗽
头风头痛，刺申脉与金门	申脉、金门	风头痛
眼痒眼疼，泻光明于地五	光明、地五会	眼痒、眼痛
泻阴郄止盗汗，治小儿骨蒸	阴郄	盗汗、小儿骨蒸
刺偏历利小便，医大人水蛊	偏历	腹水
中风环跳而宜刺	环跳	中风
虚损天枢而可取	天枢	虚损
抑又闻高皇抱疾未瘥，李氏刺巨阙而后苏	巨阙	昏迷
太子暴死为厥，越人针维会而复醒	百会、中极（一说阳辅）	尸厥
肩井、曲池，甄权刺臂痛而复射	肩井、曲池	臂痛
悬钟、环跳，华佗刺躄足而立行	悬跳、环跳	筋脉挛急致足不能行
秋夫针腰俞而鬼免沉疴	腰俞	腰痛
王纂针交俞而妖精立出	交会穴（一说孙思邈十三鬼针）	精神类疾病
取肝俞与命门，使瞽士视秋毫之末	肝肾、晴明	目盲
刺少阳与交别，俾聋夫听夏蚋之声	听会、阳池	耳聋

表4 《流注通玄指要赋》中所治疾病

原文	穴位	主治疾病
行步难移，太冲最奇	太冲	足痛
人中除脊膂之强痛	人中	脊柱强直
神门去心性之呆痴	神门	痴呆
风伤项急，始求于风府	风府	风邪致颈项强痛
头晕目眩，要觅于风池	风池	头晕目眩
耳闭须听会而治也	听会	耳聋

原文	穴位	主治疾病
眼痛则合谷以推之	合谷	眼痛
胸结身黄，取涌泉而即可	涌泉	肝胆湿热郁结所致的胸胁胀痛兼黄疸
脑昏目赤，泻攒竹以偏宜	攒竹	脑昏目赤
两肘之拘挛，仗曲池而平扫	曲池	两肘拘挛
四肢之懒惰，凭照海以消除	照海	四肢懒惰
牙齿痛吕细堪治	太溪	牙痛
头项强承浆可保	承浆	头项强
太白宣道于气冲	太白	气上冲胸
阴陵开通于水道	阴陵泉	水肿
腹膨而胀，夺内庭兮休迟	内庭	腹部膨胀
筋转而疼，泻承山而在早	承山	腿部转筋
脚腕痛，昆仑解愈	昆仑	脚腕痛
股膝疼，阴市能医	阴市	股膝疼
痫发癫狂兮，凭后溪而疗理	后溪	癫、狂、痫
疟生寒热兮，仗间使以扶持	间使	疟疾寒热往来
期门罢胸满血膨而可以	期门	胸胁支满、肝气亢逆与瘀血凝滞成块而膨胀
劳宫退胃翻心痛亦何疑	劳宫	翻胃、呕恶、心痛
大敦去七疝之偏坠，王公谓此	大敦	七疝睾丸偏坠
三里却五劳之羸瘦，华佗言斯	足三里	五劳之羸瘦
腕骨祛黄	腕骨	黄疸
然骨泻肾	然骨	肾之热证
行间治膝肿目疾	行间	膝关节肿痛、目赤肿痛
尺泽去肘疼筋挛	尺泽	肘疼筋挛
目昏不见，二间宜取	二间	视物不清
鼻塞无闻，迎香可引	迎香	鼻塞
肩井除两臂难任	肩井	两臂疼痛
丝竹疗头疼不忍	丝竹空	头疼
咳嗽寒痰，列缺堪治	列缺	咳嗽寒痰
眵䁾冷泪，临泣尤准	头临泣	眼屎凝积、冷泪
髋骨将腿痛以伤残	居髎、环跳（一说梁丘；一说在委中上三寸，髀枢中，垂手取之，治腿足疼痛，针三分）	脚疼
肾俞把腰疼而泻尽	肾俞	腰疼
越人治尸厥于维会，随手而苏	百会、中极（一说阳辅）	尸厥

续表

原文	穴位	主治疾病
文伯泻死胎于阴交，应针而殒	三阴交	泻死胎
心胸病，求掌后之大陵	大陵	心胸病
肩背患，责肘前之三里	手三里	肩背疾患
冷痹肾败，取足阳明之土	足三里	寒湿所侵、肾气不足的腰背痛痹
连脐腹痛，泻足少阴之水	阴谷	风寒所致脐腹疼痛
脊间心后者，针中渚而立瘥	中渚	心背相引而痛
胁下肋边者，刺阳陵而即止	阳陵泉	胁下肋边疾病
头项痛，拟后溪以安然	后溪	头项痛
腰脚疼，在委中而已矣	委中	腰脚疼

1. 选穴精当，配穴严谨

（1）取穴精准：人体腧穴遍布周身上下，诸穴之间相邻紧密，穴位选择的正确与否，往往会影响最终针刺疗效，因此针刺治疗必须对腧穴定位熟练掌握，并结合医者的临床经验及患者体型等因素进行治疗。正如窦默在《针经标幽赋》中言，"大抵取穴之法，必有分寸，先审自意，次观分肉。可伸屈而得之，或平直而安定"，窦默强调了针刺治疗时，医者应先审视自意，安定心神，然后再观察患者外形，以其同身寸、骨度分寸进行测量。其又云，"在阳部筋骨之侧，陷下为真；在阴分郄腘之间，动脉相应"，对于处于两筋、两骨之间，及肌肉、动脉等特殊位置的腧穴，则应明确其与体表位置及周围穴位的关系，体现了窦默严谨的治学思想和学术特点。

（2）三才取穴法：《周易》首次提出三才之说，《周易·系辞下》"公有天道焉，有地道焉，有人道焉"对三才关系进行了初步阐述，并认为天在上为阳，地在下为阴，人居于天地之间为和。《素问·六微旨大论》指出"上下之位，气交之中，人之居也"，表明天、地、人之间互相联系并互相影响。窦默继承先贤理论，在针灸临床中提出具体的应用方法。如《针经标幽赋》中云，"天地人三才也，涌泉同璇玑、百会；上中下三部也，大包与天枢、地机"，明确指出了天、地、人三部具体对应的穴位，其以三才理论为依据制定的三才取穴法为后世相关针灸理论研究奠定了坚实的基础。百会与涌泉分处人身两极。百会为督脉腧穴，由于手足三阳经及督脉的阳气在此交会，且督脉循行"入属于脑"，"脑为髓之海，其输上在于其盖"，因此，百会可调节髓海并激发各经阳气。涌泉与人体生命息息相关，位居人体最低处受万物生发之地气，其穴名即水如泉涌之意。水是生物体进行生命活动的重要物质，有浇灌、滋润之能。璇玑在中有枢纽之意，具有调畅气机之功。三穴同取，阴阳相应，布穴合理，配伍严谨，共奏开脑窍、通脑络、畅血脉、平衡阴阳、调整机体之功。三才取穴法强调人体阴阳、左右、上下、内外是一个有机联系的整体，后人据此发挥将三才取穴法应用于治疗一些痛证，取得了很好的疗效。

（3）主客取穴法：《针经指南》云："交经八穴者，针道之要也。"窦默在此书中提出了交经八穴并定八穴所在及主治病证，"公孙穴主治二十七证：九种心痛、痰膈涎闷……先取公孙，后取内关……临泣穴主治二十五证……先取临泣，后取外关"。窦默言此法"明俾上下合而攻之，如会王师，擒微奸，捕细盗，虽有不获者，寡矣"，形成了上下主客配穴的针刺治疗思路。上下主客配穴指将腰部以上或上肢腧穴，和腰部以下或下肢腧穴配合应用。"主"指主症之穴，"客"指相合之穴，即治疗某一交经八穴的主症时，取此穴为主穴，配以相合之穴为客穴。窦默将八脉交会穴的八个腧穴分为四组：公孙配内关，主治胃、心、胸的疾患；列缺配照海，主治咽喉、肺、胸膈、肝、肾的疾患；外关配足临泣，主治目外眦、耳后、颊颈、肩、胁肋的疾患；后溪配申脉，主治目内眦、耳、颈项、肩膊、腰背的疾患。在临床应用时，先针主穴，后刺客穴，这种主客上下相配的规律，可使全身上下气血相通，将八脉交会穴主治范围进一步扩大，正如《针经指南》中所言："上法先刺主症之穴……必求合穴……使上下相接，快然失其所苦。"后世《针灸大成》《针灸大全》在窦默八穴主症的基础上进一步完善了上下主客配穴，如《针灸大成·八法交会八脉》中提出"列缺二穴主通任脉，照海二穴客通阴跷脉，合于肺系、咽喉、胸膈"，表明在治疗肺系、咽喉、胸膈部位的疾病时，可先取主穴列缺，再取客穴照海，可使循行经过这些部位的任脉与阴跷脉脉气上下相通，从而治愈疾病。

（4）缪刺取穴法：《素问·缪刺论》载，"邪客于经，左盛则右病，右盛则左病，亦有移易者，左痛未已而右脉先病，如此者，必巨刺之，必中其经，非络脉也。故络病者，其痛与经脉缪处，故命曰缪刺"，指出巨刺与缪刺分别对应治疗经病与络病，二者虽有针刺深浅部位的不同，但均采用左病治右，右病治左的治疗原则。窦默在《黄帝内经》的影响下提出："交经缪刺，左有病而右畔取，泻络远针，头有病而脚上针。"针刺治疗时按左病右取，右病左取的原则取穴，通过针刺健侧穴位调动其经脉之气，促进气血运行，以祛患侧同经之邪，同时激发患侧经络的功能，通过经络的全身整体调节作用，使左右阴阳协调，最终起到疏通经络、调和阴阳、调整机体平衡的作用。同为元代著名针灸医家的王国瑞亦善用"巨刺""缪刺"法。如在《扁鹊神应针灸玉龙经·盘石金直刺秘传》中，针对中风半身不遂的针刺治法，主张"先于无病手足针宜补不宜泻，次针其有病手足，宜泻不宜补"；对头风偏痛不可忍，半边口燥热，取解溪穴时注明须"左疼取右，右疼取左"；对胸胁疼痛，语言咳嗽难，不可转侧，取支沟时注明"右疼泻左，左疼泻右"等，均是窦默《针经标幽赋》中"交经缪刺，左有病而右畔取"思想的继承和运用。

（5）按时取穴法：窦默推崇按时取穴，不仅强调针刺深浅受季节变化而影响，如"春夏瘦而浅刺，秋冬肥而刺深"，同时还由于应时之穴经气旺，刺之可获事半功倍之效，故而主张依时辰而行针。在《针经指南》中窦默还阐述了针刺治疗逐日按时开穴针法的具体应用方法，即以五输穴、原穴为基础，根据人体经络运行周期的规律并结合十二经脉气血的盛衰，分别配属十二时辰进行针刺治疗。另外，窦默在赋中还阐述了针灸时间的宜忌和时间补泻的基本方法"午前卯后，太阴生而疾温；离左酉南，月朔死而速冷"，即午前卯后、辰巳两个时辰用温补法，离左酉南、未申两个时辰用冷泻法。《扁鹊神应针灸玉龙经》注曰："子、丑、寅三时，阴中之少阳不足为用也。午前卯后，乃辰巳之时，阳中之老阳，可治万病之虚寒。酉、戌、亥三时，阴中之老阴，不足生发也。离左酉南，乃未申之时，阳中之少阴，可治万病之烦躁者。温其虚寒则针而补之，灸而呵之；冷其烦躁则针而泻之，灸而吹之。"此论即通过观察日时阴阳之气的旺衰，候时而针刺，以取得或温补、或冷泻的治疗目的，此法亦是窦默善于运用按时配穴思想的体现。在金元干支学说盛行的时期，窦默所倡导的按时取穴对于推动时间节律在针灸临床中的运用起了一定的推动作用，并为后世研究子午流注、灵龟八法等时间医学问题，提供了必要而较完整的珍贵资料。

2. 重视特定穴

（1）八脉交会穴：八脉交会穴，最初称为"流注八穴"，又称"交经八穴"，最早见于窦默《针经指南》，明代医家刘纯在《医经小学》称其为"经脉交会八穴"，后徐凤《针灸大全》以"八脉交会八穴"相称。八穴分布于四肢肘膝关节以下，分属心包、脾、三焦、胆、小肠、膀胱、肺、肾八经，与奇经八脉脉气相通。临证以主客相配应用时，八脉交会穴具有适应证广、针感强、高效安全等特点，因而为后世针家所重视。窦默于《针经指南》书中言此术为山人宋子华所传，但家中图籍藏本因屡遭兵乱而佚失，后其根据铜台王氏所藏而转述，并使之发扬光大。窦默善用且倡用八脉交会穴进行临床治疗，于《针经指南·流注八穴序》中尝言"以此术行于河淮间四十一年，起危笃患，随手应者，岂胜数哉"，其又在《针经指南·针经标幽赋》中云"八脉始终连八会，本是纪纲，十二经脉十二原，是为枢要"，表明窦默认为以八脉交会穴治疗疾病具有独特疗效。同时窦默在《针经指南·针经标幽赋》中还对八脉交会穴的功效进行了高度的概括，即"阳跷、阳维并督带，主肩背腰腿在表之病；阴跷、阴维任冲脉，去心腹胁肋在里之凝"，其根据八穴与八脉的关系，将八穴分属阴阳、表里，并分治经络与脏腑，可谓提纲挈领，故为后世所尊崇。

（2）五输穴：五输穴属特定穴，首见于《灵枢·九针十二原》，文中载"所出为井，所溜为荥，所注为输，所行为经，所入为合"，《难经》云"井主心下满，荥主身热，俞主体重节痛，经主喘咳寒热，合主逆气而泄"。窦默尊崇经旨，临床中亦常选用五输穴进行治疗，如"体重节痛而俞居，心下痞满而井主"，即通过井穴治疗心下痞满及脏腑疾病，并以俞穴治疗肢体沉重、活动不便及关节疼痛的病证；"劳宫退胃翻心痛亦何疑"，指通过运用荥穴以泻火清心、除烦止痛；"疟生寒热兮，仗间使以扶持"，为通过手厥阴心包经的经穴间使，以和解少阳、清热截疟。窦默在《流注通玄指要赋》中举五输穴治疗常见病20余例，"胸结身黄，取涌泉而即可"，即涌泉治疗肝胆湿热郁结所致的胸胁胀痛兼黄疸症状；"然谷泻肾"，然谷为足少阴肾经穴，可滋肾阴，降虚火，治疗肾之热症；"脊间心后者，针中渚而立痊"，心与背相引而痛取三焦经的中渚有良好的疗效；"阴陵开通于水道"，可以阴陵泉治疗水肿、小便不利等症状。

（3）原、络穴：原穴为脏腑原气经过与留止的部位。《难经·六十六难》记载，"脐下肾间动气，人之生命也，十二经之根本也，故名曰原"，指出原穴源于肾间动气，是人体生命活动的动力来源。五脏之原，加上膏、肓之原，合称"十二原"。窦默在临床中擅于通过原穴通达三焦，激发原气，调动机体正气以御病邪，从而调整脏腑经络的虚实病变。如其提到"心胀咽痛，针太冲而必除"，通过针刺太冲穴以治疗心胁部胀痛及咽痛；又如

"抑又闻心胸病，求掌后之大陵"，即心中烦热、胸中闷胀或痛如针刺等实证，以及心悸怔忡、胸背相引疼痛的虚证，都可针刺心包经原穴大陵。

络穴首见于《灵枢·脉经》，是络脉从十四经脉别出之腧穴，共计十五个，合称"十五络"。窦默在《针经指南》中言，"络一十有五，有横络三百余，有丝络一万八千，有孙络不知其计"，"原夫络别支殊，经交错综"，指出络脉遍布周身上下，是机体内外沟通的桥梁和纽带。窦默在《黄帝内经》指导下，提出"络穴正在两经中间……若刺络穴，表里同治"，强调通过针刺络穴不仅可以治疗与之相关的脏腑病及所循行部位的病变，还可治疗表里两经病证，如"咳嗽寒痰，列缺堪治""胸满腹痛刺内关""刺偏历利小便，医大人水蛊"等。另外窦默还积极拓展络穴的临床应用，即"住痛移疼，取相交相贯之迳"，将络穴的功能主治进一步扩大，指出对于疼痛症状亦可选取表里两经相交的络穴，体现了窦默重视和灵活运用特定穴的学术思想。

（4）俞、募穴：俞、募穴分别是脏腑经气输注和结聚之处，与所属脏腑经气相通，因此俞、募穴与各脏腑病变有着密切的关系。窦默善于应用俞、募穴治疗脏腑病，提出"岂不闻脏腑病，而求门海俞募之微"，指出俞、募穴是针灸治疗脏腑疾病的重要穴位。窦默言"期门罢胸满血膨而可已"，即以期门治疗因肝气亢逆致胸胁支满并与瘀血凝滞成块而膨胀的症状；"肾俞把腰疼而泻尽"，指通过肾俞以扶正补虚，疏通经络，调节脏腑机能，从而治疗腰痛；"刺肝俞与命门，使瞽士视秋毫之末"，通过针刺肝俞、睛明以治疗眼疾。窦默不仅在临床上善用俞、募穴，同时还指出应注意其中的针刺禁忌，"禁刺处而除六俞，二十有二"，即对肺、心、膈、肝、脾、肾俞等二十余个穴位应谨慎针刺，以避免出现意外。

（5）郄穴、八会穴："郄"与"隙"通用，是空隙、间隙的意思。郄穴是脏腑经气深聚的地方，首见于《针灸甲乙经》中，有"十六郄穴"之说，即十二正经每条经脉各有一个郄穴，与阴阳维脉、阴阳跷脉合为十六郄穴。窦默常于临床中选取郄穴，如《针经指南·针经标幽赋》中："头风头痛刺申脉与金门。"金门为足太阳膀胱经的郄穴，通过针刺金门及申脉可显著缓解头痛症状；"泻阴郄止盗汗，治小儿骨蒸"，刺心经之郄穴阴郄以泻内热，治疗骨蒸、盗汗阴虚之症。

八会穴为脏、腑、气、血、筋、脉、骨、髓之精气所会聚之处的八个腧穴，最早见于《难经》。《难经·四十五难》云："府会太仓，脏会季胁，筋会阳陵泉……热病在内者，取其会之气穴也。"窦默亦善用八会穴，提出"经络滞，而求原别交会之道"，指出八会穴在经络病中亦同样适用。如"悬钟、环跳，华佗刺躄足而立行"指悬钟和环跳穴对于缓解下肢疾患具有较好疗效，刺之能使下肢瘫痪、跛足之人立时行走；"胁下肋边者，刺阳陵而即止"即胁下肋边疾病，可针刺阳陵泉治疗。

四、交经八穴，起危救笃

"交经八穴"又名八脉交会穴，是奇经八脉之经气通于十二正经的八个腧穴，它们分布在手足腕踝部，分为四对，每一对在上下肢各有一穴，由足临泣与外关、后溪与申脉、列缺与照海、公孙与内关组成。该组穴位名称首次见于山人宋子华所著的《流经八穴》，但此书已经失传，其内容被金元时期著名针灸学家窦默收录在《针经指南》中。窦默深得宋氏所传其法，临床应用中对交经八穴倍加推崇，而交经八穴也是窦默论述最多的特定穴，在其赋文中提道"交经八穴者，针道之要也"，"八脉始终连八会，本是纪纲；十二经络十二原，是为枢要"，由此可见其对交经八穴的重视程度。窦默在其代表作《针经指南》中的《流注八穴序》和《定八穴所在》两个专门篇幅中，对交经八穴进行了详细论述，介绍了该针法的源流及交经八穴的具体定位和主治病证。故后人又称"交经八穴"为"窦默八穴"，历代针灸著作均将该八穴作为治疗奇经八脉疾病的特定穴。

1. 交经八穴

"交经八穴"理论作为《黄帝内经》之后新出现的腧穴理论，阐释了包括腧穴的定位、特点、主治疾病及临床应用等内容。其中对腧穴主治的记载最为详细，后世医家对交经八穴的应用和发展多以此为基础，产生灵龟八法、飞腾八法等针刺手法，在临床上得到广泛应用，并成为按时取穴法的重要穴位。交经八穴多分布于手足腕踝部，为十二经脉与奇经八脉相通之所。在经脉归属方面，申脉、照海为足太阳膀胱经与足少阴肾经腧穴。公孙、内关、外关、列缺分属足太阴脾经、手厥阴心包经、手少阳三焦经、手太阴肺经，且为所属经脉之络穴，可沟通表里两经，治疗本经及相表里经脉的病证。后溪、足临泣为手太阳小肠经和足少阳胆经腧穴，为五输穴的"输穴"，可"主体重节痛"，具有主表之功效。窦默还在《针经指南》中言明交经八穴与奇经八脉的关系，"公孙（通冲脉）、内关（通阴维）合于胃心胸……临泣（通带脉）、外关（通阳维）合于目锐眦……后溪（通督脉）、申脉（通阳跷）合于内眦……列缺（通任脉）、照海（通阴跷）合于肺系、喉咙、胸膈"，由此确定了八穴与八脉的结合。

八穴定位之所在亦各有特点。其阳脉的穴位由两对同名经穴组成，后溪与申脉分别属于手足太阳经，外关与足临泣分别属于手足少阳经。阴脉的穴位虽不属同名经，但其所处部位呈对称的特点。如列缺位于手桡骨茎突部，照海在足内踝部位，分部位置呈现上下对称；公孙属于足厥阴、足少阴经之间的足太阴经，内关则位于手太阴、手少阴经之间的手厥阴经，分部位置也呈现出对称的特点。

此外，每对上下肢穴位的主治也呈现相同或相近性：足临泣与外关均可治疗目锐眦、耳后、颊颈、肩、缺盆及胸膈的疾病；后溪与申脉均可治疗目内眦、颈项、耳户、膊、小肠与膀胱的疾病；列缺与照海均可治疗肺系、喉咙、胸膈的疾病；公孙与内关均可治疗心、胸、胃的疾病。

2. 八穴主治症

窦默在《针经指南》中提出交经八穴共治疗213个病证，对内、外、妇、儿、五官等科的疾病均有治疗效果。据《针经指南·流注八穴序》的相关记载显示，公孙主治27证，内关主治25证，足临泣主治25证，外关主治27证，后溪主治24证，申脉主治25证，列缺主治31证，照海主治29证。正所谓："以上八穴主治诸证，用之无不捷效。"由此可见，交经八穴的主治病证十分广泛，可针对各科疾病进行治疗。

窦默在《针经指南·针经标幽赋》中概括了八穴主症为："阳跷阳维并督带，主肩背腰腿在表之病；阴跷阴维任冲脉，去心腹胁肋在里之疑。"此处以八经代八穴，点名交经八穴的总的主治范围。公孙为足太阴脾经络穴，其络别走足阳明胃经，通过胃经"入气街中"与冲脉相通，内关为手厥阴心包经络穴，经脉从胸走手，在胸中与阴维脉相通，而冲脉与阴维脉通过足太阴脾经、足阳明胃经和足少阴肾经与胃、心、胸相合，进而相关脏腑疾病。列缺为太阴肺经腧穴，通过经脉"从肺系"与任脉相通，照海为足少阴肾经腧穴，为阴跷脉所起之处，故通于阴跷脉，两穴通过经脉联属关系，合于肺系、咽喉、胸膈部，故可用以治疗胸部、呼吸系统、咽喉、膈、肾以及阴虚内热等证候。此4个腧穴均为阴经腧穴，主要与胸腹部相通，治疗当以脏腑病证及里证为主，位置多分布于心腹、胸胁及咽喉部位。足临泣为足少阳胆经输穴，通过胆经"过季胁"与带脉相通，外关为手少阳三焦经络穴，经脉循肩上行通于阳维脉，二者相合于目锐眦、耳后、肩、颈等部位；申脉为足太阳膀胱经腧穴，为阳跷脉起始处，故与阳跷脉相通，后溪为手太阳小肠经输穴，通过经脉循行与督脉交与大椎，二者交于目内眦、项、耳、肩膊等部位。以上4穴均为阳经腧穴，且相合部位多位于体表，故其治疗以头面、肩颈等在表之症。

对于交经八穴的针刺操作方法，窦默在《针经指南》中提出："右法，先刺主证之穴，随病左右上下所在取之，仍循扪导引，按法祛除。如病未已，必求合穴，须要停针待气，使上下相接，快然无其所苦，而后出针。"窦默称交经八穴的配穴为"合穴"，在针刺治疗时应按照八穴的主治进行辨证论治，先刺主症穴位，并在得气后，循着经脉走行循按导引，使得气至病所；若病未已，则选择相对应的穴位进行针刺，并应停针待气，使得上下经气相通，以提高治病效果。例如，在治疗咽喉闭塞时，可先取照海穴，再取其相应的合穴列缺穴，之后停针以候气，使照海与列缺两穴上下相合，调气以攻邪。

五、补泻施术，贵在手指

补泻方法作为针刺操作手法的重要组成部分，是针刺疗法取效的关键因素之一。《黄帝内经》和《难经》中对补泻方法的论述较为丰富。但《黄帝内经》以后一直到宋代，各种中医文献对补泻手法的论述基本与《黄帝内经》相同，少有新的发展。自金元始，复式手法趋于流行，受到了越来越多医家的重视，并从《黄帝内经》中发展出来一系列的操作技巧。窦默继承并发扬了《黄帝内经》和《难经》的补泻手法与理论，在《针经指南》中记录了大量有关针刺补泻方法及原理的论述，对补泻施术的过程进行了详细描述，重视手指操作在补泻中的作用。如《针经指南·针经标幽赋》云"原夫补泻之法，非呼吸而在手指"，《针经指南·流注通玄指要赋》载"夫用针之士，于此理苟能明焉，收祛邪之功而在乎捻指"，均明确指明，针刺补泻能否达到扶正祛邪之功，与手指的操作密切相关。如其在《针经指南·真言补泻手法》中对"呼吸补泻""泻必用方、补必用员""寒热补泻"及"迎随补泻"等补泻手法的手指操作过程进行了较为细致的论述，使之更加具有可操作性以适宜临床应用，为金明时期针灸学术的繁荣作出了不可磨灭的贡献。

1. 呼吸补泻，取卫散荣

呼吸补泻针法是在应用针刺手法的同时配合病人呼吸的方法。随呼进针，随吸出针，属补法；随吸进针，随呼出针，属泻法。呼吸补泻，首载于《黄帝内经》。《素问·离合真邪论》中阐明了呼吸补泻的原则，"吸则内针，无令气忤；静以久留，无令邪布；吸则转针，以得气为故；候呼引针，呼尽乃去，大气皆出，故命曰泻"，"呼尽内针，静以久留，以气至为故；如待所贵，不知日暮；其气以至，适而自护；候吸引针，气不得出，各在其处；推阖其门，令神气存，大气留止，故命曰补"。可知《黄帝内经》中的补法操作应为在病人呼气时进针，经行针、留针后，病人吸气时出针，出针后按闭穴孔。泻法则是在病人吸气时进针，常行针，在病人吸气时捻转针体，经留针后，病人呼气时出针。《素问·调经论》同样以吸气时进针为泻，呼气时进针为补，并以"针与气俱内""针与气俱出"和"气出针入""气入针出"两种方法来区分针刺补泻作用的不同。窦默在《针经指南·真言补泻手法》中所记载的呼吸补泻之法即来源《黄帝内经》，并引入《难经·七十六难》所载"当补之时，从卫取气，当泻之时，从荣置气"的理论，提出呼吸补泻补法为"然补之时，从卫取气也。取者，言其有也。《素问》曰：必先扪而循之，切而散之，推而按之，弹而怒之，抓而下之，通而取之，外引其门，以闭其神。呼尽内针，静以久留，以气至为故；如待所贵，不知日暮。其气以至，适而自护；候吸引针，气不得出，各在其处；推阖其门，令神气存，大气留之，故命曰补。是取其气而不令气大出也"。呼吸补泻泻法为"当泻之时，从荣置气也。置其气而不用也。故《素问》曰：吸则内针，无令气忤；静以久留，无令邪布；吸则转针，以得气为故；候呼引针，呼尽乃去，大气皆出，故命曰泻。泻者，是置其气而不用也"。

呼吸能平衡阴阳，调整三焦气机，加强经络中营卫气血的运行，从而使经络中的气血疏通，营卫调和，脏腑机能恢复正常。呼吸在补泻手法中的机理，古人是以使"气不得出"和使"大气皆出"为根据的。《灵枢·小针解》谓："迎而夺之者，泻也；追而济之者，补也。"在泻法时，"吸则内针"气入针入，针与气相迎，迎而夺之，可以夺其有余；"候呼引针"，气出针出，可令邪气随针散泄，故为泻法。在补法时，"呼尽内针"气出针入，针与气相随，随而济之，可以补正扶虚；"候吸引针"，气入针出，可令真气内存，不致随针外泄，故为补法。可见此法，此论符合《灵枢·终始》"泻者迎之，补者随之，知迎知随，气可和之，和气之方，必通阴阳"的原则。

营、卫之气皆来源于饮食水谷，经脾胃消化、吸收，泌其糟粕，性质精纯、富涵养分者化为营气，慓疾滑利、易于流行者化为卫气。"营属阴"，其气分布在经脉深部，化而为血，独得行于经隧，循脉上下以奉养脏腑肢节，终而复始、营周不休；"卫属阳"，其气布散于经脉浅部，不受脉道约束，在外循皮肤分肉之间，司腠理开阖以抵御外邪入侵，在内温煦器官形体，故有"卫气和则分肉解利，皮肤调柔，腠理致密矣"的描述。呼吸补泻也离不开营卫气血的深入浅出和上下往来，在浅取卫分，深取营分的基础上，结合呼吸方法，以呼吸定论。浅层为卫，属阳；深层为营，属阴。呼则气出，为阳；吸则气入，为阴。顺其气为补，针与气不相逆，可以随针力推送而添其不足；逆其气为泻，针与气相逆，可以夺其有余，损耗过盛的邪气。

　　窦默提出"原夫补泻之法，非呼吸而在手指"，并在《针经指南·真言补泻手法》中对"手指补泻"进行了简要的介绍说明。"手指补泻"是从《难经·七十八难》"补泻之法，非必呼吸出内针也。然知为针者信其左，不知为针者信其右"变化而来。但应当注意的是，窦默所要表达的并不是补泻时不需要配合呼吸进行操作，而是认为在重视呼吸调节的同时，更需要重视呼吸过程中所实施的操作手法，通过针刺时左右手手法操作以及配合，进而达到"从卫取气，从荣置气"的目的。从卫取气，并使所产生的气不得外泄，各在其所发挥作用，这就起到了补的作用。从荣置气，使已有的气，泻出体外弃置不用，这就起到了泻的作用。在此过程中，手法是达到取气和置气的最主要的手段，呼与吸是在这个过程中为了使手法发挥最大作用从而达到最佳补泻效果的操作时机。因此，窦默一方面强调了"原夫补泻之法，非呼吸而在手指"，而另一方面为了使手法更好地发挥作用，在他的补泻方法中往往又都是手法与呼吸配合进行。

2. 泻必用方，补必用员

　　"泻必用方，补必用员"出自《素问·八正神明论》，历代医家多从针刺补泻入手对其论述。"泻必用方"，窦默在《针经指南·真言补泻手法》中引用《素问》原文，提出"泻必用方，以气方盛也，以月方满也，以日方温也，以身方定也，以息方吸而内针，乃复候其方吸而转针，乃复候其方呼而徐引针，故曰泻。"此处"泻必用方"指真气充盛为刺泻之机，邪气易泻。在外界环境影响下，当选择"月方满""日方温""身方定"的时机，在实施针刺操作时，当候"息方吸""复候其方吸""复候其方呼"的时机分别予以内针、转针、徐引针的干预。"方"更强调的是当其时、当其机，此时此机便是"气盛"，真气充盛而邪气易泻。

　　窦默引用《素问·八正神明论》及王冰注"夫补必用员，员者行也，行者移也。行谓行不宣之气，移谓移未复之脉，故刺必中其荣，又复候吸而推针至血"。"补必用员"，"员"为圆活、通圆之意。马莳云："正以物之圆也，可行可移。"张景岳也指出，"行者行其气，移者导其滞……必用员以行之补之"，强调补法需使经气流通，若圆之外形，回还周流无滞涩之弊。"员"应是指根据经气的气血运行规律，把握时机、颐养五脏血气与神气，则可达补益真气至隆至盛的目的。

　　可见，"泻必用方，补必用员"实际上指出了针刺补泻时必须掌握的规律。张志聪云，"方圆之道，非用针之妙，在得气之神也"，此即说明了"方圆"并不是指针，而是指如何促使得气取效，这是针刺的目的所在，为此即应掌握一定的规律。张志聪解释"泻必用方，其气乃行焉"时，特别强调了这个问题，"气方盛，月方满，日方温，则人之真气充而邪气勿泻也。身方定，阴阳不相错也，思方吸而内针，吸天地之气以助其气也，故泻必用方，其气盛而勿行焉"，从而说明了这个规律是掌握适当的时机。从另一方面讲，"方圆"亦有表天地之意。例如汉代班固《西都赋》中有"据坤灵之正位，仿太紫之圆方"，唐代吕向注释曰"言建宫室，方圆取象天地"。此外《淮南子·本经训》亦有"戴圆履方"的记载。自然方圆有指天地之说法，可以看出"泻必用方"就方义而引申解之，则方者以天人之气方盛，天气盛以月方满，以日方温也；人气盛，以身方定，以息方吸也，此时再按呼吸补泻的方法进针。故泻必用方，候其气盛而行焉，可见"泻必用方"指的是针刺补泻的时机。

总而言之，"泻必用方，补必用员"指出了针刺时应掌握的具体规律，这种规律即针刺的时机，其内容在《黄帝内经》中有许多地方均有相关论述。例如《灵枢·九针十二原》中说"粗守关，上守机"，意为上工能了解经气至的时机。"其来不可逢，其往不可追，知机之道者，不可挂以发，不知机道，叩之不发"，这里就指出粗工与上工的最大差异是不能掌握此种针刺规律，即不能及时掌握补泻的时机。"泻必用方，补必用员"这种补泻规律的要领，即根据气的盛衰、呼吸之气的出入，进行进针或出针。此法为针刺的补泻奠定了理论基础，这种规律为后世的"子午流注"与"灵龟八法"提供了理论依据。

3. 寒热补泻，方法详实

寒热补泻手法，是由多种单式手法组合而成，是比较常用的复式补泻手法之一。其针刺理论首见于《黄帝内经》，但只是理论上的阐述，并没有具体的操作方法。窦默在《黄帝内经》的基础上明确提出了寒热补泻的具体操作方法，为针刺补泻作出了重要贡献。

《素问·针解》中有"刺虚则实之者，针下热也，气实乃热也。满而泄之者，针下寒也，气虚乃寒也"的针刺补泻要求，并指出了其原理是"刺实须其虚者，留针阴气隆至，乃去针也。刺虚须其实者，阳气隆至，针下热乃去针也"，即针下阴气隆则寒，阳气隆则热。但该篇并没有给出相应的具体补泻的针法，窦默在此篇的基础上提出了一套能够在补泻时使患者产生明显寒热感觉的针法，并命名为"寒热补泻"。《针经指南·真言补泻手法》指出："假令补冷，先令病人咳嗽一声，得入膝理；复令病人吹气一口，随吹下针，至六七分，渐进肾肝之部，停针。徐徐良久，复退针一豆许，乃捻针，问病人觉热否？然后针至三四分，及心肺之部。又令病人吸气，内针、捻针，使气下行至病所。却外捻针，使气上行，直过所针穴一二寸，乃吸而外捻针出，以手速按其穴，此为补。"该方法是在呼吸补泻的基础上使用捻针、开阖等手法操作，并按照生成数将鼻吸口呼及口吸鼻呼的呼吸诱导方法结合到补泻方法中，从阴引阳，从阳引阴，以达到使患者产生寒热感觉的目的。针刺治虚证可以使正气充实，针下产生热感，只有气得以充实，针下才能有热的感觉产生；针刺治实证可以使邪气得泄，针下产生凉感，只有邪气衰去之后，针下才能有凉的感觉产生。

虚补实泻、清热温寒，皆为临床诊治时必须遵守的基本原则。针刺治病有时有效，有时无效，这是医生离开了补虚泻实、清热温寒这个基本原则。在临床针刺治疗疾病时，针刺实热证须使邪气虚衰，可以留针，待阴气隆盛，针下有寒凉的感觉后，就可出针，可以起到泻实清热的作用；针刺虚寒证须使正气充实，留针过程中施以多种手法，使阳气隆盛，针下有温热的感觉后，方可出针。气至后，应该谨慎守候，决不能失此时机而随意变更手法。窦默根据《黄帝内经》理论，并结合自己多年的临床经验，总结出寒热补泻的操作方法，这对后世的一些复式补泻手法起到了承前启后的作用。

4. 迎随补泻，泻南补北

《黄帝内经》中提到的"迎随"即是一种补泻方法又常常借代整体的补泻。如《灵枢·九针十二原》中"逆而夺之，恶得无虚，追而济之，恶得无实。迎之随之，以意和之，针道毕矣"里的"迎随"即是"补泻"的意思，并不是特指某种补泻针法。而《灵枢·终始》中"阴者主脏，阳者主腑，阳受气于四末，阴受气于五脏，故泻者迎之，补者随之。知迎知随，气可令和"，所说的迎随明显是指某种补泻方法，但并未明确提出迎随补泻的具体操作方法。至金代张壁对迎随补泻的操作方法进行详细描述，其在《云岐子脉经》中指出，"凡用针，顺经而刺为之补，迎经而刺为之泻。故迎而夺之，安得无虚；随而济之，安得无实。此谓迎随补泻法也"，即针尖的方向与经脉气血流注的方向相同为"随"为补法，针尖与经脉气血的流注方向相反为"迎"为泻法。现代医家也多以此法为迎随补泻的操作要点。但《难经·七十九难》记载"迎而夺之者，泻其子也；随而济之者，补其母也。假令心病，泻手心主俞，是谓迎而夺之者也；补手心主井，是谓随而济之者也"，认为迎随补泻为按照经脉腧穴母子关系进行治疗的取穴方法。窦默在《针经指南·真言补泻手法》中记载的迎随补泻就是依据难经这一说法而来，并将其与《难经·七十五难》中的"东方实，西方虚；泻南方，补北方"的理论进行了结合。在《针经指南·真言补泻手法》中迎随补泻一节中提出："经云：东方实而西方虚，泻南方而补北方，何谓也？此实母泻子之法，非只刺一经而已。假令肝木之病实，泻心火之子，补肾水之母，其肝经自得其平矣。五脏皆仿此而行之。"该观点认为《难经·七十五难》中"泻南补北"的方法实质也是利用"实则泻其子，虚则补其母"的五行生克原理实现的，因此将其归入了《难经·七十九难》中的"迎随补泻"。由于《难经·七十九难》所提出的迎随补泻只是以同一经脉上的穴位五行关系进行的补母泻子，而"泻南补北"是利用不同脏腑经脉的五行属性进行的补母泻子。因此，窦默在补充了"此实母泻子之法，非只刺一经而已"的解释说明，可知窦默的这一观点是对《难经》的"迎随"补泻方法进行了进一步的阐释和发挥。

六、一十四法，针要所备

一十四法，载于《针经指南·真言补泻手法》的"手指补泻"部分。手指补泻是指针刺治疗时医者通过一定的操作，用手指作用于针体或局部，以达到行气调气进行补泻的目的。它包括单式手法和复式手法两类。有关内容最早见于《素问·离合真邪论》："扪而循之，切而散之，推而按之，弹而怒之，抓而下之，通而取之，外引其门，以闭其神。"此后《难经》也进行了相关描述，如《难经·七十八难》曰"当刺之时，必先以左手压按所针荥俞之处，弹而努之，爪而下之"，"补泻之法，非必呼吸出内针也"等。窦默在传承内、难针刺手法的基础上创新性地提出"原夫补泻之法，非呼吸而在手指"，"夫用针之士，于此理苟能明焉，收祛邪之功而在乎捻指"，明确指出了针刺补泻法主要在于手法的操作，将有关手法整理归纳为"手指补泻十四法"，即动、摇、进、退、搓、盘、弹、捻、循、扪、摄、按、爪、切。该部分内容在《针经指南·真言补泻手法》进行了详细描述。

窦默除了言明十四种针刺手法的操作要领外，还对每种针刺手法的应用范围进行了详细说明。例如《针经指南·针经标幽赋》中，"循扪弹怒，留吸母而坚长；爪下伸提，疾呼子而嘘短。动退空歇，迎夺右而泻凉；推内进搓，随济左而补暖"，即是对其手法功效的描述，为补泻手法、复式手法奠定了基础，为系统研究手法的先驱，为针灸学的发展做出了巨大贡献。下文按照针法的不同作用进行论述。如下针之法、进针不痛，爪法、切法就是欲令气散使进针不痛；催促得气、速至速效，动、进、摄、循、弹、盘法等都是通过行针催针气至，或使针感循经传导；补泻之法，辨证施治，摇法、搓法、扪法、按法、捻法等通过不同针刺手法以达补泻之功。

动法：《针经指南·真言补泻手法》将其列为十四法之首。"动者，如气不行，将针伸提而已。"其源于《难经·七十八难》："动而伸之。"动法是指入针后，如气不行，摇动针体并结合提插捻转，以使气行的方法。

退法：《针经指南·真言补泻手法》："退者，为补泻欲出针时，各先退针一豆许，然后却留针，方可出之，此为退也。"欲出针时，先将针退到浅部再略做停留，而后出针，可减轻出针时的疼痛与出血。

搓法：《针经指南·真言补泻手法》："搓者，凡令人觉热，向外针似搓线之貌，勿转太紧，治寒而里卧，依前转法，以为搓也。"搓法是以手指向左或向右，或前或后的单向捻转针体，通过针体不同的速度转动而产生补泻和扩大针感的作用。同时，因左右、前后转动还可出现寒凉感和温热感，故是一种简单的热补、凉泻手法。应用捻搓法要根据指下的感觉，适当地运用指力，依具体情况掌握捻转角度，勿搓太紧而滞针，以免牵扯皮肤引起疼痛。

进法：《针经指南·真言补泻手法》："进者，凡不得气，男外女内者，及春夏秋冬，各有进退之理，此之为进也。"其源于《灵枢·官能》："微旋而徐推之。"进法是指入针后，凡不得气者，捻针进至一定深度以候气至的方法。

盘法：《针经指南·真言补泻手法》："如针腹部，于穴内轻盘摇而已，为盘之也。"盘法是在得气后，将针由地部提至天部，使针倾斜，与皮肤呈 45°，以针孔为圆心，使其做弧形运动，具有加强反应及控制感觉传导方向的作用。盘而带按为补，带提为泻。一般盘 90°，有时可盘 180°，适用于肌肉松弛丰盈处，不宜在皮薄肉少处施行。

摇法：《针经指南·真言补泻手法》："凡泻时欲出针，必须动摇而出者是也。"其源于《灵枢·官能》："摇大其穴。"摇法即搬动针柄，以针尖部位为支点，使针体往复摇动，摇而带提或边摇针边出针，属于一种泻法，多用于浅表部位。摇法还能加强针感，有促使针感向一定方向传导的作用。直针而摇，可以加强针感，如进退手法、提插捻转六数，即为"白虎摇头"法。卧倒针身而摇，可使针感向一定方向传导，如将针向行气摇法及九六数结合使用，即"青龙摆尾"法。

弹法：《针经指南·真言补泻手法》："凡补时可用大指甲轻弹针，使气疾行也。如泻，不可用也。"《素问·离合真邪论》中"扪而循之……弹而怒之，抓而下之，通而取之，外引其门，以闭其神"和《难经·七十八难》"当刺之时，必先以左手压按所针荥俞之处，弹而努之，爪而下之"，都有对弹法的描述。弹法有两方面的内容，一为弹穴，一为弹针。弹穴即《黄帝内经》"弹而怒之"，用手轻弹肌肤，使经络气血充盈，具有辨别经络虚实，测知气血盛衰、促使气行的作用，用于针前。弹针是在针刺得气后，以指甲轻弹针柄数次，具有加强针感使气速行的作用。本法多用于进针后经气未至，或得气迟缓者、针感限于局部不能沿经传导者，以及针下紧急、不得捻转者。一般多在留针过程中使用。

捻法：《针经指南·真言补泻手法》："捻者，以手捻针也。务要识乎左右也，左为外，右为内，慎记耳。"捻法将针左右捻转，左转为补，右转为泻，治上左转，治下右转，在不得气时可参考应用，但捻转不必拘泥左右。

循法：《针经指南·真言补泻手法》："循者，凡下针于属部分经络之处，用手上下循之，使气血往来而已是也。"循法源于《素问·离合真邪论》"扪而循之"，即进针前用指腹沿针刺穴位所属经脉的循行路线，轻轻循按或拍打，一方面可以手法探察经络虚实，另一方面通过这些手法以调和气血、导引经气，激发经气运行，使针刺容易得气，从而达到调和阴阳、治疗疾病的目的。此法多用于进针后经气未至、得气迟缓的患者，又可作为控制针感使气至病所的辅助方法。

扪法：《针经指南·真言补泻手法》："凡补时，用手扪其穴是也。"其源于《素问·离合真邪论》："扪而循之。""扪"为探、触之意，窦默将其释为补法之"闭其穴"。扪法是在出针后，用手指扪按针孔，不使经气外泄，即开阖补泻之补法，用于各种虚证的治疗。现在临床上常在起针后用酒精棉球按揉针孔，以防止出血、消除针后不适感。

摄法：《针经指南·真言补泻手法》："摄者，下针如气涩滞，随经络上，用大指甲上下切其气血，自得通行也。"摄法指用大指、中指或食指指甲在所针经络处来往按切，可使肌肉松弛，气血流通，以解除滞针，并有引气通节，扩大针感传导的作用。本法多用于针刺感应迟钝和发生滞针的患者。

按法：《针经指南·真言补泻手法》"按者，以手捻针无得进退，如按切之状是也"，此与《灵枢·九针十二原》"泻曰迎之，迎之意，必持内之，放而出之，排阳得针，邪气得泄，按而引针"的描述相似。按法是在入针之后，连续施以一松一按的操作，如发弩机之状，具有加强针感，促使气血运行的作用。后世医家又进一步阐发，把紧按用于补法，慢按用于泻法，提按结合叫作捣，具有加强针感，促使气血运行的作用。

爪法：《针经指南·真言补泻手法》："爪者，凡下针用手指作力置针，有准也。"《素问·离合真邪论》"抓而下之"，和《难经·七十八难》"当刺之时，必先以左手压按所针荥俞之处，弹而努之，爪而下之"，都是对爪法的描述。爪法是用指甲掐按穴位，以便准确进针的一种方法；还可宣散气血、减轻患者对针刺的恐惧心理，减少肌肉的紧张度，再配合右手快速进针，可以减轻针刺引起的疼痛。

切法：《针经指南·真言补泻手法》："切者，凡欲下针，必先用大指甲左右于穴切之，令气血宣散，然后下针，是不伤荣卫故也。"其源于《素问·离合真邪论》："切而散之。"此即临床常用的爪切进针法，具有宣散气血，诊查经络虚实和固定穴位的作用，并且还能分离筋骨，避开血管，减少进针时的疼痛。

1. 下针之法，进针不痛

一般来说，患者在针刺前常可因精神紧张而使局部肌肉挛缩，进针自然会痛，严重的甚至会滞针。若在腧穴上按压，可松弛挛缩的肌肉，减少滞针的发生。由于针刺是在医生与患者的肌肤接触中进行的，医者对患者皮肤进行轻柔的按摩，病人可以获得心理上的安慰和鼓励，从而减轻或消除紧张情绪，有利于针刺治疗的顺利进行。《难经·七十八难》说："当刺之时，先以左手压按所针荣俞之处，弹而努之，爪而下之。其气之来，如动脉之状，顺针而刺之。"另外，按照《难经·七十八难》中"知为针者信其左，不知为针者信其右"的思想，强调刺手"轻而徐入"的同时，不可忽略押手与刺手共同配合的重要作用。如《灵枢·九针十二原》记述的"右主推之，左持而御之"，以及窦默《针经指南·针经标幽赋》中指出的"左手重而多按欲令气散，右手轻而徐入不痛之因"等，均是此意。《针经指南》中的爪法和切法就是起到这样的作用，针刺前通过押手爪切穴位，一方面能通过定位揣穴，分离筋骨，避开血管，以确保准确取穴及进针的安全性；另一方面通过爪切疏散穴位卫气，宣散穴部气血，避免损伤人体体表正气；此外，还可以分散注意力，减轻患者对针刺的恐惧心理，减少肌肉的紧张度。三种作用叠加可以减轻针刺时的痛感。西医学认为爪切腧穴可使局部皮下毛细血管充血，皮肤疼痛阈值升高，故针刺不痛。因此，下针之时注重押手的爪法、切法，以使气散，减轻针刺时的疼痛之感。

2. 催促得气，速至速效

针刺治病的目的是得气取效，对于针刺后患者未得气，使用催针之法可使患者经气速至。《神应经》云："用右手大指及食指持针，细细动摇、进退、搓捻，其针如手颤之状，是谓催气。"此外，如刮动针柄、弹摇针身、沿经循摄等法，也都有催气的作用。针刺后已得气的患者，可使用行气之法使针感传导，增强疗效。传导感就是患者在针刺时自觉穴处有酸麻重胀之感，并能沿着一定方向传导，可起到推动气血，激发经气，治疗疾病之功。《灵枢·九针十二原》云："刺之而气不至，无问其数。刺之而气至，乃去之，勿复针。至而有效，效之信，若风之吹云，明乎若见苍天，刺之道毕矣。"《灵枢·终始》曰："浅而留之，微而浮之，以移其神，气至乃休。"明代杨继洲在《针灸大成》中记载道："有病道远者，必先使气直到病所。"这些论述都强调得气的重要性，气至后效果明显，如风吹云，显而易见，并以得气为度、得气即止。《针经指南·针经标幽赋》既强调行针必以得气为要，又云"气速至而效速，气迟至而不治"，在临床上总结出得气的快慢与疗效关系密切，这是窦默对得气与疗效的关系进行的高度概括，可以此判断预后。若得气快的患者，往往正气旺盛、气血充盈，针刺治疗时效果较好、预后较好；得气慢的患者，往往正气虚弱、气血亏虚，针刺治疗时效果较差，预后不好。

《针经指南》中的动、进、摄、循、弹、盘、搓、按、摇法可催促经气速至或使针感传导，增强疗效。动法是指摇动针体并结合提插、捻转，以使气行的方法。进法指入针后，捻针进至一定深度以候气至的方法。摄法是用指甲在所针经络处来往按切，可使肌肉松弛，气血流通，引气通节，扩大针感传导的作用。循法是指进针前用指腹轻轻循按或拍打穴位所属经脉循行路线，调和气血，导引经气，激发经气的运行，使针刺容易得气。弹法是在针刺得气后，以指甲轻弹针柄数次，使气未至或得气迟缓，或针感限于局部不能沿经传导者，针感加强，使气速行。盘法是在得气后，将针由地部提至天部，使针倾斜，与皮肤呈 45°，以针孔为圆心，使针做弧形运动，具有加强反应及控制感觉传导方向的作用。搓法是以手指向前后、左右单方向捻转针体，加强行气，促进针感扩大。按法是在入针之后，连续施以一松一按的操作，具有加强针感，促使气血运行的作用。摇法直针而摇时，可以加强针感。

现代生理学认为，"刺激"首先作用于感受器使之发生兴奋，兴奋沿着传入神经传至中枢神经系统，经过中枢神经系统各级水平的整合作用，再沿传出神经到达一定的效应器，引起相关感应。针刺作用的部位主要集中在软组织，当针刺刺激，尤其是给予一定行针手法时，机体对外界刺激的保护性反应被激活，针刺部位软组织的黏性和（或）弹性发生了相应变化，使得医者和患者产生不同的感觉。因此，在针刺时多采用动法、进法、摄法、循法等催气之法，以使气速至，提高临床疾病的治愈率。

3. 补泻之法，辨证施治

得气，是针刺入皮肤后，达到一定深度，医者得到或感觉针下"邪气来也紧而疾，正气来也徐而缓"，如滞涩感；病者有酸、麻、胀、重、痛、凉、热、蚁走感和触电感等感觉。在得气的基础上，使用实则泻之，虚则补之，不盛不虚以经调之等补泻手法，达到气至。这样整个针刺治疗疾病的过程，在手法上才算完成，正如《难经·七十八难》"得气，因推而内之，是谓补；动向伸之，是谓泻"所言。《备急千金要方》也说："凡用针之法，以补泻为先。"因此，针刺补泻是针刺治病的一个重要环节，贯穿于针刺治疗的全过程，也是针刺疗法取效的关键因素之一。针刺补泻就是通过针刺腧穴，采用适当的手法激发经气以补益正气、疏散病邪而调节人体脏腑功能，促使阴阳平衡而恢复健康。补法指能鼓舞人体正气，使低下的功能恢复旺盛的方法。泻法则指能疏泄病邪，使亢进的功能恢复正常的方法。

《针经指南》中的摇法、搓法、扪法、捻法等，可从不同方面体现针法的补泻原理。摇法即搬动针柄，以针尖部位为支点，使针体往复摇动，摇而带提或边摇针边出针是泻，开大针孔，以泄邪气，泻法用之。搓法是以手指向左，或向右，或向前，或向后单向捻转针体，通过针体以不同的速度转动而产生补泻和扩大针感的作用；同时，因左右、前后转动还可出现寒凉感和温热感，故是一种简单的热补、凉泻手法，后世提出的烧山火、透天凉针法就是在此基础上完善改进的。扪法是在出针后，用手指扪闭针孔，无令正气外泄的方法，是开阖补泄之补法，用于各种虚证的治疗。

针刺补泻是针刺治疗的基本原则，是针对病证虚实而实施的针刺手法。《素问·通评虚实论》云，"邪气盛则实，精气夺则虚"，用摇法、搓法、扪法、捻法等针刺补泻，使"有余者泻之，不足者补之"，从而达到"阴平阳秘，精神乃治"的目的。

七、治神得气，神定效至

中医"得气"概念始见于《素问·离合真邪论》，此篇亦将"得气"称为"气至"。《灵枢·九针十二原》中云"刺之要，气至而有效"，提出针刺得气是取得疗效之关键。《灵枢·终始》曰"令志在针……以移其神，气至乃休"，此为"得气"与"治神"关系之起源。窦默据此，颇有所悟，并对其一步阐发，于《针经指南·针经标幽赋》中提出"凡刺者使本神朝而后入，既刺也使本神定而气随，神不朝而勿刺，神已定而可施"的观点，主张治神为得气之要。其在行医中重视治神之法，体会得气针感，得出治神可促得气，得气则效佳的体会。此外，窦默还重视行针手法对得气的影响，为针刺起效提供了必要且珍贵的资料。

1. 推崇《内》《难》，治神得气

《黄帝内经》中"治神"为针刺治疗中的具体应用，包括了针刺全程对神的调摄，其目的是针刺得气、收效。所谓得气，是针刺疗效判别的依据。得气之法，是刺时利于得气所使用的方法，可令医者手下存针感，患者应针觉、针刺前后脉有别，以此来提高疗效，达到治疗目的。窦默推崇《内》《难》，继承其治神、得气之思想，发展其治神、得气之方法，在行医之时运用体会，其心得尽于书中详述，为后世留下宝贵经验。

（1）尊经典：基于《黄帝内经》的影响，窦默对治神得气有所认识。如《灵枢·本神》中"凡刺之法，先必本于神"，《素问·宝命全形论》曰"凡刺之真，必先治神"，强调"治神"在针刺治疗中的重要性。《灵枢·小针解》所言"上守神者，守人气血有余不足，可补泻也"，故"治神"基于针刺之神可有平静思绪、安定气血之意。因此，"治神"对于患者而言就是要平心静气、专心致志体会针下感觉使"志意和"；对于医生而言就是要在针刺时做到《素问·宝命全形论》所讲的"深浅在志，远近如一，如临深渊，手如握虎，神无营于外物"，精神高度集中，不受外界干扰，如此才能体会针下气血的细微变化，抓住补泻操作的时机，促进得气，提高疗效。对于针刺得气之感，《难经·七十八难》云"其气之来，如动脉之状"；《素问·宝命全形论》云"是谓冥冥，莫知其形，见其乌乌，见其稷稷，从见其飞，不知其谁"，形容针下气感的到来如空中飞鸟之往来，忽而积聚，忽而散失；又《灵枢·终始》云"邪气来也紧而疾，谷气来也徐而和"，提示针刺得气后的针感有如水谷之气般和缓充盛。此外，《灵枢·终始》对于得气还存在另一种认识，其言"所谓气至而有效者，泻则益虚，虚者脉大如其故而不坚也，坚如其故者，适虽言故，病未去也。补则益实，实者脉大如其故而益坚也，夫如其故而不坚者，适虽言快，病未去也。故补则实，泻则虚，痛虽不随针减，病必衰去"，指出针刺后应密切观察患者脉象变化，并与针刺前相比较，从而确认针刺补泻手法是否有效。

（2）得己见：《灵枢·天年》云："黄帝曰：何者为神？岐伯曰：血气已和，荣卫已通，五脏已成，神气舍心，魂魄必具，乃成为人。"生命诞生之时，气血流畅，五脏调和，又具有感觉、知觉、意识、思维等心理活动，都是神之原动力推动的结果，可见"神"不仅与人心理活动有关，更与人体气血紧密相连。窦默受《黄帝内经》《难经》之影响，对治神与得气尤为重视。于《针经指南》中多次强调治神得气，认为其是影响针刺疗效的重要原因。针对治神，窦默认为首先医生针刺过程中应精神集中，全神贯注，并强调针刺之时，应做到"目无外视，手如握虎，心无内慕，如待贵人"。其次，在进行针刺的同时，医者需密切观察患者的精神状态，做到"使本神朝而后入"，即在患者精神集中和安定的情况下才能施以针刺，亦是《黄帝内经》中"凡刺之真，必先治神"观点的体现。窦默对调节人体气血之神，提出了许多具体方法，并加以应用以提高疗效。窦默在《内》《难》基础上，进一步强调了针刺得气的重要性，其于《针经指南·针经标幽赋》中云"气速至而速效，气迟至而不治"，指出"得气"是针刺取效的关键。"气至"的患者，往往气血充盛，疗效、预后较好；"气未至"的患者一般气血虚弱，疗效、预后较差。关于得气之感，窦默做了形象描述，"轻滑慢而未来，沉涩紧而已至"，"气之至也，如鱼吞钩饵之沉浮；气未至也，如闲处幽堂之深邃"，提示针刺若得气时，则针下感觉滞涩而沉紧，就像在钓鱼时鱼吞钩饵的感觉。这些论述详细描述了得气时的针感，至今仍是医者辨别得气与否的方法。

2. 重视治神，气至效达

窦默针刺"治神"，不仅包括调摄医患双方之神，还包括对人体气血之神的治疗调节。窦默从多方面考虑影响患者气血的因素，从生理病理把握气血之神，以求做到针刺后患者体内气血有所调节改善或恢复正常，从而达到神定效至。

（1）治情志之神：窦默遵从《黄帝内经》治神的观点，从调节医患情志两个方面论针刺"治神"。其云"目无外视，手如握虎，心无内慕，如待贵人"，要求医生在针刺治疗中，精神集中，全神贯注，专心致志地体会针下感觉和观察病人反应，绝不可粗心大意，轻浮草率，且还要求医者的品德高尚，端正思想，有高度的同情心和责任感，才能够令气聚于针下使得气。窦默又进一步指出，"既刺也，使本神定而气随"，"神已定而可施"，医者不能局限于针刺的刺激作用，而应先掌握和重视病人的精神状态和机体变化情况，进针之前，必须环境安静，让病人适当休息，对初次针刺的病人，要消除其对针刺的恐惧感或怀疑针刺疗效的心理，增强患者恢复健康的信心，以保持情绪稳定，精神乐观，思想集中，然后再进针施术，这样才能促进得气，提高效果。若病人精神疲惫，恐惧不安都不利于得气，故不宜针刺治疗。除此之外，窦默强调进针后要时时注意病人的表现变化，随其反应适当施术，在确定安全的前提下令气至效达。

（2）治气血之神：窦默在针刺时不仅注重对医患双方精神情志的调节，且对于调摄患者气血之神颇有心悟。窦默在《针经指南·针经标幽赋》中强调气血的重要性，从取穴到针刺补泻手法都必须以气血为基础，如"定脚处，取气血为主意"，"先详多少之宜，次察应至之气"，说明针刺治病原则在于通过调理气血使经络畅通而达到祛邪扶正的目的。窦默对患者气血之神的调节与治疗，在针刺后皆有体现。进针前，根据日中时辰选择气血充盛的穴位，并给予押手按压之法促进此穴位气血的运行；进针后，根据月相盈亏、病邪深浅反映的人体气血盛衰情况行补泻之手法；留针时，根据人体气血的充足与否，决定留针的时间长短。可见，治神贯穿整个行针过程，且治神既是调节人体气血，促进得气的方法，也是得气的目的。

《灵枢·九针十二原》曰，经气"其来不可逢，其往不可追。知机之道者，不可挂以发；不知机道，叩之不发。知其往来，要与之期"，可知准确判断经气来至的时间和针刺时机，可以准确得气、促进行气的效果，是提高临床疗效的关键环节。据此，窦默指出关于针刺之前取穴位的方法，言"一日刺六十六穴之法，才见幽微；一时取一十二经之原，始知要妙"。"一日刺六十六穴之法，方见幽微"，是指纳甲法，其根据十二时辰，配合十二经脉气血盛衰，按一日中开某穴方法，准确的选取针刺穴位，从而易于得气，提高疗效。

《针经指南·针经标幽赋》中云："左手重而多按，欲令气散；右手轻而徐入，不痛之因。"窦默强调每于针刺治疗中，医者双手协同的重要性，即针刺治疗前，要在应刺的穴位上用左手拇指或食指做较重的按压、揉捏或爪甲掐切，以达到"欲令气散"之目的，同时可令筋肉松弛，待肌表痛觉稍减，以右手持针轻轻点刺入穴，并徐徐而进，使针刺不痛。通过左右手相互协作，既可以消除病人的紧张情绪，又可使针刺穴位气血流畅，减少肌肉挛急发生滞针，同时还可固定穴位，使其充分显露，置针准确，从而使气速至。

在进针后，窦默根据天人相应的观点，将人体气血盛衰与月之盈亏相类比，以此来选取补泻手法。《针经指南·针经标幽赋》云，"午前卯后，太阴生而疾温；离左酉南，月朔死而速冷"，认为人体气血盛衰的过程，可以比拟为日月光辉，有着固定的强弱时间，可作为针法补虚泻实的依据。"望不补而晦不泻，弦不夺而朔不济"，提出针刺应根据月郭盈亏来实施。若妄施补法，则产生如吴昆《针方六集》所言"人身营气与太阴同盈亏，故当其盈而补，是谓重实，令人络有留血"的不良后果。

留针时间应根据疾病的虚实寒热。《针经指南·针经标幽赋》云："经气已至，慎守勿失，未至也，据虚实而候气。"此说明应据病候的寒证、热证、虚证、实证及患者的体质等具体情况，决定留针与否。寒证、虚证宜留针，热证、实证不宜留针。气不至时，采用不同的候气法静留以待气至，或施行进退、提插的针法，以催得气，从而达神定效至的目的。

窦默重视针刺时医患精神之神，患者气血之神，从而调节人体气血，其根本目的是使人体气血调和、阴阳平衡，达到最终的"治神"，获得针刺疗效。正如窦默《针经指南·针经标幽赋》所言"凡刺之真，必先治神"，"蠲邪扶正"，"决凝开滞……可平五脏之寒热，能调六腑之虚实"，由治情志之神，到治气血之神，达到"气血依归"的治疗作用，可见治神得气，神定则效至之深刻含义。

八、天人合一，按时取穴

1. 溯本求源，探微索隐

窦默在《针经指南》一书中强调并尊崇天人合一的整体观念，曰："午前卯后，太阴生而疾温；离左酉南，月朔死而速冷。"窦默在此句中指出，在针刺过程中要按照一日十二个时辰的顺序。午前卯后是辰时、巳时，此时就像上半月之月亮，人身体之气血也随时刻变化由虚转实，故应顺其势而用温补法；离左西南是未时申时，即在午后，人身体之气血就像下半月之月亮，由实转虚，应顺其势而用凉泻之法。"望不补而晦不泻，弦不夺而朔不济。"窦默根据潮水涨落原理解释人体气血在最旺盛和有余之时，针刺不宜使用补法；人体的气血衰微不足之时，不宜采用泻法。这些内容都反映出人体与自然界是内外统一、天人合一的整体关系。以上与《灵枢·岁露》记载的"人与天地相参也，与日月相应也"相呼应，更体现出窦默对经典理论的继承，溯本求源后，结合自身实践，加强了对天人合一的整体思想的认识并不断发展其理念。

"天人合一"是中医基础理论的指导思想之一，亦是中国哲学思想，儒、道等诸家各有阐述。"天"指天空，也指天道，还指自然大道。所不同的是道家倾向于把人自然化，儒家倾向于将自然人化，但他们都认为人和天地之气是相应的，以求"天地与我并生，万物与我为一"的境界。《庄子·达生》曰："天地者，万物之父母也。"《周易》中将天、地、人并立起来，强调三才之道。天有天之道，天之道在于"始万物"；地有地之道，地之道在于"生万物"；人有人之道，人之道的作用在于"成万物"。将人放在中心地位，这就说明人处于天地之间，必然会受到天地之气变化的影响，同时人的生理活动也必然随着天地的变化而调节，以适应自然界的变化。《素问·宝命全神论》："夫人生于地，悬命于天，天地合气，命之曰人。人能应四时者，天地为之父母……""天覆地载，万物悉备，莫贵于人。人以天地之气生，四时之法成。"《淮南子·精神训》曰："天地运而相通，万物总而为一。"以上论述无不揭示出凡有生命的物质都与天地相通，应四时而变，同气相求，同类相应，顺则为利，逆则为害，这就是人与自然界的统一象征。

《灵枢·邪客》曰："天圆地方，人头圆足方以应之。天有日月，人有两目。地有九州，人有九窍。天有风雨，人有喜怒。天有雷电，人有音声。天有四时，人有四肢。天有五音，人有五脏。天有六律，人有六腑。天有冬夏，人有寒热。天有十日，人有手十指。辰有十二，人有足十指，茎垂以应之，女子不足二节，以抱人形。天有阴阳，人有夫妻。岁有三百六十五日，人有三百六十节。地有高山，人有肩膝。地有深谷，人有腋腘。地有十二经水，人有十二经脉。地有泉脉，人有卫气。地有草蓂，人有毫毛。天有昼夜，人有卧起。天有列星，人有牙齿。地有小山，人有小节。地有山石，人有高骨。地有林木，人有募筋。地有聚邑，人有腘肉。岁有十二月，人有十二节。地有四时不生草，人有无子。此人与天地相应者也。"这里把人体形态结构与天地万物一一对应起来。人体的结构可以在自然界中找到相对应的关系，人体就像是天地的缩影，其目的在于强调人的存在与自然存在是对应统一的。

《素问·六节藏象论》更有详细的说明："五日谓之候，三候谓之气，六气谓之时，四时谓之岁，而各从其主治焉。五运相袭，而皆治之，终期之日，周而复始，时立气布，如环无端，候亦同法。故曰：不知年之所加，气之盛衰，虚实之所起，不可以为工矣。"《素问·五常政大论》进一步说明："故治病者，必明天道地理，阴阳更胜，气之先后，人之寿夭，生化之期，乃可以知人之形气矣。"这一种重视时日和脉气盛衰的观念，奠定了窦默针法的基本思想。

窦默重视《黄帝内经》《难经》的理论，承继古人天人合一的思想并在其基础上有一定的发展。《针经指南·针经标幽赋》开篇即说"察岁时于天道"，即从岁时的变化来观察天地运行的规律，从而对应人体之变化。此论与《素问·宝命全神论》中"人以天地之气生，四时之法成"，《素问·八正神明论》"凡刺之法，必候日月星辰，四时八正之气，气定乃刺之"之理，传承有度，相辅相成，强调了运用针术之时要依循自然界的变化规律而调节气血。又如《针经指南·针经标幽赋》"春夏瘦而浅刺，秋冬肥而刺深"反映了《灵枢·终始》"春气在毛，夏气在皮肤，秋气在分肉，冬气在筋骨。刺此病者，各以其时为齐。故刺肥人者，以秋冬之齐，刺瘦人者，以春夏之齐"的观点，说明窦默在用针之时，极其重视前人的理论经验与指导。窦默重视《难经》"春刺井，夏刺荥，季夏刺俞，秋刺经，冬刺合"的针刺取穴方法，强调人体在不同的自然环境下存在不同的生理状态。窦默提出一日六十六穴，根据穴位、阴阳五行的特点进行选穴，强调人体在不同的时间存在着不同的生理阶段。

2. 五门十变，时间针法

窦默《针经指南·针经标幽赋》言："但用八法、五门，分主客而针无不效。"后世医家对"八法、五门"解释不甚相同。王国瑞认为："用针八法者，迎随、转针、指法、针头、虚实、阴阳、提按、呼吸，用针法以补虚、泻实、损益。五门者，井、荥、俞、经、合也。"徐凤认为："八法者，奇经八脉也。五门者，天地配合，分于五也。甲与己合，乙与庚合，丙与辛合，丁与壬合，戊与癸合。主客者：公孙主，内关客也；临泣主，外关客也；后溪主，申脉客也；列缺主，照海客也。此言若用八法，必以五门推时，取穴先主后客，而无不效也。"杨继洲认为："针之八法，迎随、转针、手指、针投、虚实、动摇、提按、呼吸。身之八法，奇经八脉也。五门者，天干配合，分于五也。或以井荥俞经合为五门，以邪气为宾客，正气为主人。先用八法，必以五门推时取穴，先主后客，而无不效之理。"吴昆认为："八法，公孙、内关、临泣、外关、后溪、申脉、列缺、照海八穴之法。五门，井荥俞经合，五者为经气所出入，若门户焉，故曰五门。"汇总以上各位医家，八法为针刺手法或八脉交会，五门为天干配合而分五或指五腧穴。

"八脉始终连八会，本是纪纲；十二经络十二原，是为枢要。一日刺六十六穴之法，方见幽微；一时取一十二经之原，始知要妙。"八脉交会穴，是指奇经八脉与十二正经之脉气相交会的八个腧穴，具有主治奇经病证的作用。在临床应用时，可以单独治疗各自相通的奇经病证。如公孙穴通于冲脉治疗胸腹气逆而拘急；后溪穴通于督脉治疗目内眦、颈部、角弓反张等；内关穴通于阴维脉可以治疗胃、心、胸部的病证，等等。原穴，是脏腑禀受全身经脉之气，以及原气所经过、输注、留止的处所。十二原穴各有其所属经脉和脏腑，主要作用是将五脏六腑禀受的水谷气味、精微经气，转输注入于皮肤肌肉、谿谷关节，营养周身。原穴又是其气集中的地方。《灵枢·九针十二原》曰："十二原者，五脏之所以禀三百六十五节气味也。五脏有疾，应出十二原，而原各有所出，明知其原，睹其应，而知五脏害矣。"《灵枢经校释》解释原穴为"处于神气之所游行出入""真气之所过"的部位。故取原穴对疾病的诊断和治疗，有着重要的作用。

这些充分说明窦默的学术观点非常明确，即对于八脉交会穴的使用以及十二条经脉六十六个腧穴的重点应用，为后世开展时间针法的思路奠定基础，尤其是五腧穴在临床中的运用，与十二时辰以及十天干十二地支相配合，是子午流注针法纳甲法和纳子法的雏形。

窦默对于王开父子的影响尤为深刻。王国瑞在继承窦默针法的基础上，在深刻认识交经八穴气血盛衰与天干时辰合八卦的内在关系的基础上，独创一种逐日按时干支取穴的时间针法，即"飞腾八法"，首载于《扁鹊神应针灸玉龙经》。明代徐凤《针灸大全》对时间针法又有了更进一步的明确解释，其所叙述的"子午流注纳甲法""灵龟八法""飞腾八法"等内容，堪称是时间针法发展之准绳。明代高武重视时间针法，但又不拘泥于前人子午流注之说，提出"十二经是动所生病补泻迎随说"。此说根据天干地支推论气血流注变化，由五行配五脏判断脏腑疾病，取穴治疗。按逐日按时开穴针法而行针，在流经之穴经气最旺之时刺之，结合人体经络运行周期的规律，根据十二经脉气血的盛衰，分别配合十二时辰进行针刺治疗，可获得事半功倍的效果。由五门十变到时间针法的雏形，再发展到子午流注针法，都与中医整体观念中天人合一观密切联系。

3. 按时配穴，旺衰开阖

《针经指南·针经标幽赋》曰："推于十干、十变，知孔穴之开阖；论其五行、五脏，察日时之旺衰。"用天干地支的变化规律来推算人体气血在经脉中昼夜循行流注的盛衰，结合阴阳五行、脏腑经络，察腧穴开合的时机，从而选取一些特定穴，施以针刺补泻，以求得最佳针刺疗效。经脉气血时时在变，故合以干支、时辰，达到应其时穴开，失其时穴阖的原则。同时强调医者在针刺时不仅要"察岁时于天道"，掌握大自然的变化规律，时间的变化，还要"定形气于予心"了解患者形体气血的虚实。窦默认为人体经气流注在"水初下漏"，"太阴为始，至厥阴方终"，"太阴生"和"午前卯后"，"月朔死"和"离左西南"等方面具有"日时之旺衰"的现象，因而要在不同时间段，依据经气流注规律取相应经脉的腧穴，而治疗各类疾病。后明代徐凤在《针灸大全》中对子午流注也有详尽的阐释："子时一刻，乃一阳之生；至午时一刻，乃一阴之生……流者，往也；注者，注也。"此论明确了望朔不补、晦弦不泻的针刺施术，指出人体的阴阳气血根据一日十二时辰的阴阳消长有规律地循行于经脉之中，流是经过，注则蓄满，人体的各种功能也随着时辰的不断变化发生周期性节律性开阖，刻画出"按时配穴"的理论依据。

《难经·六十九难》曰："经言虚者补之，实者泻之，不虚不实以经取之，何谓也？然：虚者补其母，实者泻其子。"窦默将补母泻子法结合十二经脉的五行属性，将五输穴配属五行，然后按"生我者为母，我生者为子"，虚证补母穴、实证泻子穴的原则进行临证配穴，以达到平衡经脉气血、祛病强身的目的。十二经脉中的五输穴井、荥、输、经、合，均相应具有五行属性。阴经五输穴的五行顺序为木、火、土、金、水，而阳经五输穴的五行属性顺序为金、水、木、火、土。每一条经脉中，都可以在五输穴中找出本经生我的母穴和我生的子穴，用本经的母穴补虚证，用本经的子穴泻实证，就是五输本经补母泻子法，如表5所示。

表 5　五输本经补母泻子法

经脉	时辰	五行相生关系	症状虚实	补泻方法	井穴	荥穴	输穴	经穴	合穴
肺	卯	土生金	虚证	补			太渊（土）		
	寅	金生水	实证	泻					尺泽（水）
大肠	辰	土生金	虚证	补					曲池（土）
	卯	金生水	实证	泻		二间（水）			
胃	巳	火生土	虚证	补				解溪（火）	
	辰	土生金	实证	泻	厉兑（金）				
脾	午	火生土	虚证	补		大都（火）			
	巳	土生金	实证	泻				商丘（金）	
心	未	木生火	虚证	补	少冲（木）				
	午	火生土	实证	泻			神门（土）		
小肠	申	木生火	虚证	补			后溪（木）		
	未	火生土	实证	泻					小海（土）
膀胱	酉	金生水	虚证	补	至阴（金）				
	申	水生木	实证	泻			束骨（木）		
肾	戌	金生水	虚证	补				复溜（金）	
	酉	水生木	实证	泻	涌泉（木）				
心包	亥	木生火	虚证	补	中冲（木）				
	戌	火生土	实证	泻			大陵（土）		
三焦	子	木生火	虚证	补			中渚（木）		
	亥	火生土	实证	泻					天井（土）

续表

经脉	时辰	五行相生关系	症状虚实	补泻方法	井穴	荥穴	输穴	经穴	合穴
胆	丑	水生木	虚证	补		侠溪（水）			
	子	木生火	实证	泻				阳辅（火）	
肝	寅	水生木	虚证	补					曲泉（水）
	丑	木生火	实证	泻	行间（火）				

《针经指南·针经标幽赋》中："一日刺六十六穴之法，方见幽微。"临床运用时从井穴开始，每 24 分钟开一穴，依次是井、荥、输、经、合，阳经上的原穴与输穴并过，一日十二个时辰内十二条经脉的五输穴，共六十六穴，时时有穴可开。临床应用该针法时，不需推算，而是直接查"一日六十六穴针法开穴表"，如表 6 所示。

表 6　一日六十六穴针法开穴表

时辰	现代时间	值时经脉	开穴及时间				
			0～24 分	25～48 分	49～72 分	73～96 分	97～120 分
寅	3～5 时	肺	少商	鱼际	太渊	经渠	尺泽
卯	5～7 时	大肠	商阳	二间	三间、合谷	阳溪	曲池
辰	7～9 时	胃	厉兑	内庭	陷谷、冲阳	解溪	足三里
巳	9～11 时	脾	隐白	大都	太白	商丘	阴陵泉
午	11～13 时	心	少冲	少府	神门	灵道	少海
未	13～15 时	小肠	少泽	前谷	后溪、腕骨	阳谷	小海
申	15～17 时	膀胱	至阴	足通谷	束骨、京骨	昆仑	委中
酉	17～19 时	肾	涌泉	然谷	太溪	复溜	阴谷
戌	19～21 时	心包	中冲	劳宫	大陵	间使	曲泽
亥	21～23 时	三焦	关冲	液门	中渚、阳池	支沟	天井
子	23～1 时	胆	足窍阴	侠溪	足临泣、丘墟	阳辅	阳陵泉
丑	1～3 时	肝	大敦	行间	太冲	中封	曲泉

九、针刺禁忌，谆谆告诫

针刺禁忌是针刺医学重要的组成部分，由于古代针具的限制，医家缺乏消毒技术与观念，解剖的认识不够全面以及针刺手法无统一规范，针刺过程容易出现诸多意外事故。历代医家重视针灸的安全性，对针刺疗法禁忌做了大量的论述，以防意外事故的发生，有助于针刺疗法的进一步发展与推广。

1. 穴位禁忌

禁针穴首见于《黄帝内经》，是古人对禁止针刺与需谨慎针刺穴位的统称。《黄帝内经》提出的 10 个禁针穴位有脑户、廉泉、上关、气冲、委中、冲阳、手五里、乳中、缺盆、鱼际，若针刺不当，可导致死亡、气胸、肿胀、聋哑、晕厥、大出血等不良后果。《黄帝内经》所载与涉及的禁针穴多位于脏腑或器官大动脉相应的部位。魏晋时期《针灸甲乙经》，是继《黄帝内经》之后对针灸学的又一次总结。《针灸甲乙经》云："神庭禁不可刺，上关禁不可刺深……鸠尾禁不可刺。上刺禁。"《针灸甲乙经》共记载禁针穴 16 个，其中新增 13 个，包括 7 个绝对禁针穴（神庭、鸠尾、脐中、三阳络、伏兔、承筋、乳中），3 个禁深刺穴（上关、云门、人迎），3 个刺多见血的穴（颅息、然谷、复溜）。该书首次对禁针穴作了集中总结，并将其进行了系统归类，其禁忌亦基于穴位所在部位是否存在重要脏器和大血管而定。宋代《太平圣惠方》首次提到小儿禁针穴——囟会，全书散见主要禁针穴 11 个。北宋王惟一《铜人腧穴针灸图经》首次提到 3 个妇女禁针穴——三阴交、石门、合谷。

窦默《针经指南·针经标幽赋》中"禁刺处而除六俞，二十有二"是现今可见最早提出 22 个禁针穴的记载。"除六俞"是指去除心俞、肺俞、膈俞、肝俞、脾俞、肾俞 6 个背俞穴。窦默认为背俞穴靠近重要脏腑，应禁针。此外，窦默提到 22 个禁针穴位。由于金元时期部分医籍的亡佚，无从考证 22 个禁针穴的说法是窦默的原创还是对他人的继承。有医家认为 22 穴是：脑户、囟会、神庭、玉枕、络却、承灵、颅息、角孙、承泣、神道、灵台、膻中、水分、神阙、会阴、横骨、气冲、箕门、承筋、手五里、三阳络、青灵。

由于古代针具较为粗糙，局部损伤明显，故对位于头颅，大动脉、大静脉，或大的神经干、神经丛等部位的腧穴，以及重要脏器附近，应禁针。此外，古代缺乏消毒的观念和方法，易导致针刺感染，也是将穴位列为禁忌的重要原因，如神阙穴的禁忌即与此有关。

2. 时间禁忌

针刺讲究顺应天时。《灵枢·官能》曰："必知天忌，乃言针意。"医者应了解自然界的变化，不明天时的顺逆、宜忌，针刺的意义就无从谈起，患者的疾病也得不到有效治疗。《黄帝内经》开针刺时间禁忌之先河，提出季节禁忌、月份禁忌、日期禁忌。季节禁忌，如《素问·八正神明论》说："天寒无刺。"月份禁忌，如《灵枢·阴阳系日月》说："正月二月三月，人气在左，无刺左足之阳；四月五月六月，人气在右，无刺右足之阳；七月八月九月，人气在右，无刺右足之阴；十月十一月十二月，人气在左，无刺左足之阴。"日期有"五禁"说，如《灵枢·五禁》曰："甲乙日自乘，无刺头，无发蒙于耳内。丙丁日自乘，无振埃于肩喉廉泉。戊已日自乘四季，无刺腹去爪泻水。庚辛日自乘，无刺关节于股膝。壬癸日自乘，无刺足胫。是谓五禁。"这些论述反映了人与自然相应、天地人一体的整体观，为后世的子午流注取穴等，提供了理论依据。《黄帝虾蟆经》的主要内容是根据月亮圆缺的变化，说明人体气血运行所发生的相应变化，从而指出刺灸禁忌部位。《针灸甲乙经·卷五·针灸禁忌第一上》"春刺夏分，脉乱气微……冬刺秋分，病不愈，令人善渴"，是在《黄帝内经》基础上发展了季节禁忌。春天刺入夏天的部位必然损伤心气；夏天刺入春天的部分，必然肝气受损而倦怠无力；秋天刺入春天的部位，则肝气受损而心神不宁；冬天刺入春天的部分，病不愈而神魂不宁。这说明五脏与四季是相互对应的，当针刺部位违背了与四时对应的脏腑，就会出现其他脏腑的衰弱。

窦默《针经指南·针经标幽赋》提到大寒、大热、大风和阴晦的气候中，要注意禁忌，审慎用针。"望不补而晦不泻，弦不夺而朔不济。"窦默认为每月十五日是月望，不宜用补法；初一日是月朔日，不宜采用泻法。上弦月是初七、初八日不宜用泻法，下弦月是廿二日和廿三日都不宜用泻法。月朔是初一不宜用补法。窦默重视因时因地因人制宜，认为人体气血与自然相应，针刺选取恰当的时机及适宜的补泻手法进行治疗方可获得最佳效果。

古代医家论述针刺时间禁忌主要分为季节禁忌、月份禁忌、日期禁忌。窦默在《黄帝内经》基础上提出"望不补而晦不泻，弦不夺而朔不济"的禁忌补泻方法，完善了时间禁忌理论。

3. 禁忌病证

针刺疗法应用广泛，但在临床实践中仍然有其适应病证，超出范围易造成不良后果，对于针刺禁忌病证的论述，包括禁忌状态与禁忌病证两方面。禁忌状态是指患者在特殊身体状态下，不宜针刺。禁忌病证指医家对某些疾病状态禁止针刺病证的归纳。

对于禁忌状态的论述最早见于《黄帝内经》。《素问·刺禁论》云："无刺大醉，令人气乱；无刺大怒，令人气逆；无刺大劳人；无刺新饱人；无刺大饥人；无刺大渴人；无刺大惊人。"人的精神状态，对经脉气血的运行影响重大：大醉之人，气血紊乱，轻者脉滑数，重者脉散乱，甚者神志不清，因人喝酒后气血浮动，若再针刺会使气血运行紊乱，故不宜针刺；大怒之人，气逆而上，上盛而下虚，气血逆乱，故不宜针刺；大惊之人，恐则气下，神魂失落，精神不能内守，气血散乱不收，故不宜针刺。此外，饮食劳倦也是针刺时需要考虑的重要因素：劳累过度则气血损伤，气虚血少，正气内虚，不宜针刺；新饱之人，中焦处于壅滞状态，气机上下运行不畅，大量气血流注胃肠，经络气血运行相对不足，故不宜针刺；饥渴之人，气血缺乏化源，经络之内气血空虚，也不宜针刺。待疲劳得以恢复、情绪得以平静、醉饱得以缓解，待其气血平和、经气顺畅、神气安定之后，才可行针，方能无误。《灵枢·终始》提及十二针刺禁忌，此状态下脉乱气散，营卫失调，草率针刺，多会导致邪气复生，则阳病入于阴，阴病出于阳，则邪气复生。《素问·奇病论》曰："所谓无损不足者，身羸瘦，无用镵石也；无益其有余者，腹中有形而泄之，泄之则精出而病独擅中，故曰疹成也。"所谓"无损不足"，是指怀孕九个月而身体瘦弱的，不可再用针石治疗以伤其正气。所谓"无益有余"，是说腹中已经怀孕而又妄用泄法，则精气耗伤。《针灸甲乙经》中对于针刺禁忌状态的论述基本遵从《黄帝内经》的说法。

《针经指南·针经标幽赋》云："神不朝而勿刺，神已定而可施。"窦默认为针刺必须在病人精神安定、精力充沛、没有恐惧之时进行，这样才能防止意外，提高疗效。窦默提出"大饥大饱、大醉大劳，皆不可刺"此与《黄帝内经》的思想一致。过饥、过饱、酒醉、过劳，盲目针刺可导致患者脉乱气散。此外，窦默提出"然大寒无刺，令病患于无风暖室中，啜以粥食，饮以醪酪，令病患无畏寒气，候气血调匀，然后可刺。如此刺之，无疾不愈"。暖室、粥食、醪酪等法使病人气血调匀以不惧寒气，正是抓住了针刺调血气之根本的原则，故可化针刺禁忌于无形。

《灵枢·逆顺》有云："刺之大约者，必明知病之可刺，与其未可刺，与其已不可刺也。"意在说明针灸医生首先必须明白针灸的适应证，即在什么情况下可以用针灸治疗，什么情况下不能实施针灸治疗。若病情危重，已经不能通过针灸救治，如《灵枢·热病》云："所谓勿刺者，有死征也。"某些疾病到了某个阶段，若脉证不符，表现为死证，切勿盲目针刺，如《灵枢·热病》曰："热病三日，而气口静、人迎躁者，取之诸阳，五十九刺，以泻其热而出其汗，实其阴以补其不足者。身热甚，阴阳皆静者，勿刺也。其可刺者，急取之，不汗出则泄。所谓勿刺者，有死征也。"对虚证类疾患，《黄帝内经》亦记载了不可针刺的情形："形气不足，病气不足，此阴阳气俱不足也，不可刺之，刺之则重不足。重不足则阴阳俱竭，血气皆尽，五脏空虚，筋骨髓枯，老者绝灭，壮者不复矣。"《灵枢·五禁》提出五夺，"此皆不可泻"，指出气血津液严重耗损，元气大伤，针刺时禁用泻法的 5 种情况。

《伤寒论》中关于针刺禁忌或误用针灸导致变、坏病的条文有 18 条，如第 16 条"太阳病三日……若温针，仍不解者，此为坏病"，第 29 条"伤寒脉浮，自汗出……若重发汗，复加烧针者，四逆汤主之"等条文，论述了伤寒表证、半表半里证、阳明里热证等误用温针或火针导致的各种变证。唐代医家孙思邈《备急千金要方》曰"每针常须看脉，脉好乃下针，脉恶勿乱下针也"，论述了脉诊与针灸疗法的禁忌关系。

窦默《针经指南·针经标幽赋》曰"慎之大患危疾，色脉不顺而莫针"，这说明凡危重病人，色脉证相逆者要谨慎处理，不可草率进针。《针经指南·杂忌法》云："杂忌法有数端。经云：恶于针石者，不可与言于至巧；气血羸劣者，不可刺；久病笃危者，不可刺。"窦默在此引《素问》之文，言"杂忌法有数端"，表明了他对针灸禁忌灵活机动的看法。窦默强调，对针刺有恐惧心理或厌恶针刺者，没有必要与其谈论针刺治病的机理。他认为气血虚衰者，久病危重者，处于人体形气与病气俱不足，即邪正俱衰之时，不可针刺。此外《针经指南·杂忌法》提及"无刺漉漉之汗，无刺混混之脉，无刺熇熇之热"，窦默认为大汗如洗者不可刺，脉象浊乱模糊者不可刺，热势炽盛者不可刺。

窦默针刺禁忌的内容，主要体现在《针经指南》中《杂忌法》《针灸避忌太一之图序》《冬至叶蛰宫说》《太一血忌之图》等文本中。后三部分均为"太一"避忌内容，系直接抄录自金大定五卷本《铜人腧穴针灸图经》，可能是窦默受到《铜人腧穴针灸图经》卷中"凡针灸避忌之法，谨按《素问》《灵枢》。《针灸甲乙经》云：子午为经，卯酉为纬。二十八宿为制度，太阴亏盈为法则，并太一血忌，纂成一图，有所治疗，悉皆避之"的影响而摘录此部分内容。

综上所述，窦默的针刺禁忌内容主要源于《黄帝内经》和《铜人腧穴针灸图经》，但窦默并不是盲目遵从，而是在理论学习和临床中验证，解读出其所蕴含的"气血调匀"之理，从而想出相应的解决对策，符合《铜人腧穴针灸图经》卷中所言"若遇暴卒之疾，仍需急速救疗，洞达明工，亦不拘于此法"之论。

第二节　古代影响

窦默所著《针经指南·针经标幽赋》以歌赋形式撰写针灸理论经验，文辞精炼，行文流畅，同时借助声韵使人易学难忘。窦默将其毕生所学毫无保留地传授于众多弟子，将针法绝技传与后人，造福后世。这极大地推动了其针灸学术思想在金元时期的传播与发展，为针灸学术发展做出了巨大贡献。其针刺学术思想，打破了金元之前针灸著作重灸而轻针、重治疗而轻理论的倾向，对后世医家影响颇大，如明代徐凤《金针赋》之针法，以及高武、杨继洲等人的针法均是在窦默针法基础上发展起来的，至今对针灸临床实践仍有一定的指导意义，其中多篇歌赋均被视为针灸学的重要文献，具有较高的应用和研究价值。

一、三才理论，针刺手法

《黄帝内经》对三因学说叙述较为广泛，其以天地人立论，并主张治疗取法天地。《灵枢·九针论》云"九针者，天地之大数也，始于一而终于九……一以法天，二以法地，三以法人"，提出了针灸针具的选用是法象于天、地、人而产生。北宋琼瑶真人的《针灸神书》载有"针有孔穴，按天地人三才，涌泉与璇玑、百会"，初次阐释三才配穴之法，但由于流传不广，故影响较小。至元代，窦默在《针经指南·针经标幽赋》中又言"天地人三才也，涌泉同璇玑、百会"。由于窦默学术思想影响较为广泛，至此三才配穴思想方逐渐为后世所重视。之后，窦默再传弟子王国瑞在《扁鹊神应针灸玉龙经》中对三才穴进行了详细注解："百会在顶，应天主乎气；涌泉在足底，应地主乎精；璇玑在胸，应人主乎神；得之者生，失之者亡，应乎三才也。"三才刺法可追溯至《黄帝内经》，如《素问·针解》载："人皮应天，人肉应地，人脉应人。"由于窦默《针经指南·针经标幽赋》影响深远，后世结合其三才配穴理论，逐步衍生发展出了三才刺法。如明代杨继洲即在窦默的影响下，于《针灸大成》中提出"一曰烧山火，治顽麻冷痹，先浅后深，凡九阳而三进三退，慢提紧按，热至紧闭"，"二曰透天凉，治肌热骨蒸，先深后浅，用六阴而三出三入，紧提慢按"，使三才理论得到进一步完善，拓展了三才理论的内涵，并为临床针刺手法的丰富提供了参考依据，促进了针刺临床治疗的发展。

二、交经八穴，意义深远

窦默"交经八穴"理论对古代医家产生的深远影响，首先表现在其门人王氏父子王开、王国瑞身上，例如他们的《增注针经密语》《扁鹊神应针灸玉龙经》等著作都是在传承窦默针灸学术思想的基础上而产生和发展的。《金华府志》曾记载："王镜泽，名开……游大都窦太师汉卿之门二十余年，悉传其术以归……所著有《重著标幽赋》传于世。子国瑞，孙廷玉，曾孙宗泽，皆克世其业。"《四库全书提要》记载王国瑞所著的《扁鹊神应针灸玉龙经》中载有《注解标幽赋》一篇，由此可见王氏十分重视"交经八穴"理论，并传承窦默针法。

　　金元以后，《针经指南》被广泛传播，针灸领域影响最广的医家当属窦默。其中，仅《标幽赋》就有多家注解，如明代徐凤的《针灸大全》、杨继洲的《针灸大成》、吴昆的《针方六集》，清代李学川的《针灸逢源》等。《处州府志》还记载了"祝定，字伯静，丽水人，以医术鸣……注窦太师《标幽赋》，医学咸宗之"，可见祝定也对窦默针灸理论进行了传承。李梴在《医学入门》中，将窦默的一些针灸内容编为歌诀，广为传播。刘瑾、陈会、楼英、高武等人也对窦默"交经八穴"理论进行阐释、注解和发挥。

　　此外，《饶州府志》记载的洪魁八、《江西通志》记载的项世贤、《彭泽县志》记载的陶钦臣等医家均善用窦默八法针。八法针最早见于窦桂芳所著的《针灸四书》，后来《针灸大成》中也多次记载了八穴八法。在《针灸大成·刺法启玄歌》中还有"八法神针妙，飞腾法最奇"一说，足以证明此处的八法指的是"交经八穴"。传承窦默学术思想最著名的当属明代医家徐凤。徐氏学习继承了窦默学派，并广泛阅读窦默针法相关著作，择其精要收入其所著的《针灸大全》一书当中。徐氏在其《针灸大全·金针赋序》中记载，"大明洪武庚辰仲春，余学针法，初学于洞玄先生孟仲倪公，明年父殁，过维阳，又学于东隐先生九思彭公，深得二先生发明窦太师针道全书"，可见徐氏得到了窦默的间接传授。徐氏重视按时取穴法，对"子午流注"法相关内容进行补充，将《洛书》中的九宫八卦理论与窦默交经八穴相结合，发展成为"灵龟八法""飞腾八法"，为按时取穴的推广和应用做出贡献，使其理论体系更加完善。徐氏创制的"灵龟八法"和"飞腾八法"皆属于按时取穴法，成为"交经八穴"在临床上常用的另一种配穴方式。灵龟八法又称"八法神针""奇经纳卦法"，其中窦默取穴声誉最高，故又称为"窦文真公八法流注"。"灵龟八法"较为复杂，注重"九宫"数取穴，属于奇经纳干支法，将交经八穴纳入干支代数，以日、时干支四个基数相加，之后按照阳日被九除、阴日被六除，剩余的数再找符合九宫八卦的开穴治病，以六十日为一周期，进行按时取穴。"飞腾八法"则较为简单，注重"天干"取穴，属于奇经纳甲法，是以奇经八脉八穴、八卦为基础，不论日、时干支，不用零余方法，只以天干为主开穴治病，以五日为一周期。在临床应用时，两者基本相同，主要分为按时和定时取穴两种。按时取穴是在患者来治疗时，选取所开穴位作主穴，配以客穴，再选取其他腧穴相配的方法。定时取穴则是根据病情选定穴位，在其开时进行治疗，并配以客穴和其他穴位相应的方法。除此之外，徐氏还明确了交经八穴的名称，阐释了交经八穴与奇经八脉的联系及八穴之间相互交通汇合的关系；重视针刺手法，总结编写了《金针赋》，归纳和总结了飞经走气四法、治病八法，这对后世医家针刺手法的发展产生了深远影响；其在著作中收集了大量的针灸歌赋，如《标幽赋》《飞腾八法歌》等，其中还包括徐氏自制歌诀，极大地推动了针灸学术的普及和应用；他逐句注解了窦默的《针经标幽赋》，并进行阐发，不但能与原意相符，更能切合于临床应用。

　　由此可见，窦默的"交经八穴"学术理论影响之大，流传之广，其对于后世针灸的学术振兴与发展繁荣，起到了巨大的推动作用。如杨继洲在《针灸大成》中记载了一篇医案："辛未，武选王会泉公亚夫人，患危异之疾，半月不饮食，目闭不开久矣。六脉似有似无，此疾非针不苏。同寅诸公，推予即针之，但人神所忌，如之何……不得已，即针内关二穴，目即开，而即能食米饮，徐以乳汁调理而愈。"这则医案体现了杨氏继承了窦默"交经八穴"的妙用，即便是"人神所忌"，也能妙手回春。另一医案记载："户部王缙庵公乃弟，患心痫疾数载矣。徐堂翁召余视之，须行八法开阖方可，公如其言，而刺照海、列缺、灸心俞等穴，其针待气至，乃行生成之数而愈。"这段论述体现了杨继洲在治疗心痫疾患时应用"八法开阖"，针刺列缺、照海等交经八穴并最终治愈患者，也体现了窦默"交经八穴"理论对后世医家产生了深远影响。

三、针刺补泻，手法诸多

"烧山火"和"透天凉"是临床常用的复式补泻手法代表，分别由徐疾、提插、捻转、九六、开阖、呼吸等单式补法或泻法组成。两种手法一阴一阳、一凉一热，在《黄帝内经》论述的基础之上，经后世总结发展而成。《素问·针解》有云"刺虚则实之者，针下热也，气实乃热也。满而泄之者，针下寒也，气虚乃寒也"，明确提出针刺可使患者产生温热、凉爽两种不同感觉，以达到治疗虚寒证及实热证的目的。金元时期，窦默在《针经指南》中以歌赋形式高度概括取凉取热的操作方法"动退空歇迎夺右而泻凉，推内进搓随济左而补暖"。在《针经指南·真言补泻手法》中进一步提出"寒热补泻"，详细描述了补泻手法的操作方式。直至明代，"烧山火""透天凉"之名方在徐凤《针灸大全·金针赋》中被明确提出，其后《奇效良方》《针灸聚英》《针灸问对》《医学入门》及《针灸大成》等书对两法的操作均进行了阐述与发挥。

1.《针灸大全》烧山火、透天凉法

明代徐凤所著《针灸大全·金针赋》中，首次提出"烧山火"和"透天凉"。"一曰烧山火，治顽麻冷痹，先浅后深，用九阳而三进三退，慢提紧按，热至，紧闭插针，除寒之有准；二曰透天凉，治肌热骨蒸，先深后浅，用六阴而三出三入，紧提慢按，寒至，徐徐举针，退热之可凭。"徐凤首次提出"烧山火""透天凉"，并描述了其补泻手法的具体操作及适应证。烧山火针法是用来治疗"顽麻冷痹"，针刺先浅后深，三进三退，采用九阳数，紧按慢提，出针时按压紧闭针孔等，从而达到祛寒目的。"透天凉"用于治疗肌热骨蒸，针刺先深后浅，三出三入，用六阴之数以达泻热的目的。《针灸大全·金针赋》中形成了"烧山火""透天凉"手法操作的雏形，但记载较为简略，未指明具体操作手法。

2.《奇效良方》烧山火、透天凉法

《奇效良方》为明代董宿撰、方贤编定，该书第五十五卷记载"烧山火""透天凉"的手法操作。"烧山火：夫用针时，先行九阳之数，入于五分中，得气便进之，渐进一寸之内，三慢出，三紧入。如觉热，紧闭其穴，即时热气复生，其冷病自除。如不效，依前再施。透天凉：夫用针时，先进入分寸之内，行六阴之数。若得气便进伸，渐退至五分之中，三慢入，三紧出，其针自紧，徐徐举之，得冷气渐至，其热自愈，不效再施。"在操作层次及操作度数上，《奇效良方》较《针灸大全》论述更为详细，指出烧山火在五分层次行催气手法后，进针至一寸层次，然后退针，重复操作，总计操作三次；透天凉与之相反，在一寸层次催气，后渐退至五分层次，总计操作三次。

3.《针灸聚英》烧山火、透天凉法

《针灸聚英》为明代高武所撰。书中在引用《针灸大全·金针赋》烧山火和透天凉操作方法的同时，还提出了烧山火歌和透天凉歌。烧山火歌："四肢逆冷最难禁，憎寒不住病非轻，拨忙运起烧山火，患人时下得安宁。"透天凉歌："浑身却似火来烧，不住时时热上焦，若还根据法行针刺，搜除热毒病能消。"其以歌诀形式阐述了两种补泻手法的诊治范围，但有关操作手法乃为前人之法。

4.《针灸问对》烧山火、透天凉法

《针灸问对》为明代汪机所著。《针灸问对》对烧山火、透天凉进行了详细论述。烧山火："针入先浅后深，约五分，用九阳三进三退，慢提紧按，热至，紧闭针穴，方可插针。令天气入，地气出，寒可除矣。又云：一进三飞。飞，进也。如此三次为三退九进，则成九矣。其法，一次疾提至天，三次慢按至地，故曰疾提慢按。随按，令病患天气入，地气出，谨按生成息数，病愈而止。一说：三进三退者，三度出入，三次则成九矣。九阳者，补也。先浅后深者，浅者五分，深者一寸。"透天凉："先深后浅，约入一寸，用六阴三出三入，紧提慢按，寒至，徐徐退出五分，令地气入，天气出，热可退也。又云：一飞二退，如此三次，为三进六退，即六阴数也。其法：一次疾插入地，三次慢提至天，故曰疾按慢提，随提令病人地气入，天气出，谨按生成息数，病自退矣。一说：一度三进三退，则成六矣，六阴者，泻也。"

关于两种补泻手法，《针灸问对》有三段论述。"烧山火"可以总结为，按针刺深度的深浅，分为地、人、天部，将针直刺入地部，得气后，迅速将针提至天部，从天部依次慢按插到人部、地部，为三次按至地，如此反复共三次，则退三次进九次。三退九进成为九数，这样就使阳热之气入内，阴寒之气出外，达到温补的作用。"透天凉"为，一次疾插针入地，为疾按，得气后分二次慢提至天部，反复三次，为三进六退。《针灸问对》的特点是首次在"烧山火""透天凉"手法中提出"疾提慢按"的徐疾补泻概念。此外，"天气入，地气出"的论述更进一步阐述了烧山火手法的机理，同时也为后世烧山火鼻吸口呼的呼吸补泻操作提供了理论基础，此外，关于"九阳"的论述也较之前的文献更为具体。

5.《医学入门》烧山火、透天凉法

《医学入门》为明代李梴所著。其在书中对"烧山火"和"透天凉"有如下记载。"先浅入针，而后渐深入针，俱补老阳数，行气，针下紧满，其身觉热，带补慢提急按老阳数，或三九而二十七数，即用通法，扳倒针头，令患者吸气五口，使气上行，阳回阴退，名曰进气法，又曰烧山火。先深入针，而后渐浅退针，俱泻老阴数，得气觉凉，带泻急提慢按初六数，或三六一十八数，再泻再提，即用通法，徐徐提之，病除乃止，名曰透天凉。"《医学入门》详细阐述了"烧山火""透天凉"补泻手法的适应证：用烧山火针法治疗久患瘫痪顽麻冷痹，遍身走痛，及癫风寒疟等一切冷证；用透天凉针法治疗风痰壅塞，中风喉痹，癫狂，疟疾痒热等一切热证。此外，书中提出了"先浅入针，而后渐深入针"和"先深入针，而后渐浅退针"的核心操作。烧山火法先浅后深，不分层数，不使用三进一退的方法或三进三退的方法，用老阳数（或三九二十七数）补法，慢提急按。行老阳数及通法后，即把针柄扳倒，之后让病人吸气五口。透天凉法，以三个针感层为刺激度，先深后浅，先在地部开始，行六次急提慢按刺法，逐步、规律地将针操作提到第一针感层，再刺到第三针感层的地部，继前法反复操作。

6.《针灸大成》烧山火、透天凉法

《针灸大成》由明代杨继洲所著，是公认的中国历史上关于针灸的集大成之作。烧山火、透天凉手法记载于《针灸大成·三衢杨氏补泻》中。"烧山火，能除寒，三进一退热涌涌，鼻吸气一口，呵五口。烧山之火能除寒，一退三飞病自安，始是五分终一寸，三番出入慢提看。凡用针之时，须拈运入五分之中，行九阳之数，其一寸者，即先浅后深也。若得气，便行运针之道。运者男左女右，渐渐运入一寸之内，三出三入，慢提紧按，若觉针头沉紧，其针插之时，热气复生，冷气自除；未效，根据前再施也。四肢似水最难禁，憎寒不住便来临，医师运起烧山火，患人时下得安宁。""透天凉，能除热，三退一进冷冰冰，口吸气一口，鼻出五口。凡用针时，进一寸内，行六阴之数，其五分者，即先深后浅也。若得气，便退而伸之，退至五分之中，三入三出，紧提慢按，觉针头沉紧，徐徐举之，则凉气自生，热病自除；如不效，依前法再施。一身浑似火来烧，不住之时热上潮，若能加入清凉法，须臾热毒自然消。"杨继洲认为，烧山火手法的操作目的是针下产生热感，要达到阳气入内充满腠理的目的，就须从阳引阴，将天部所产生的阳气逐层引入地部，如此则阳胜于阴，而阳气自回，热感自生，冷气即除。透天凉手法的操作目的是针下产生凉感，要达到阴气隆至必须在阳邪已退之后，阴生于阳，才能奏效，因此，必须从阴到阳，将亢盛的阳热之气，从地部逐层引导至天部而宣泄去之，如此寒凉之感自生，阳热之邪尽退。《针灸大成》对烧山火、透天凉两种手法的最大贡献是加入了"鼻吸口呼"和"口吸鼻呼"的操作，这是对《针灸问对》中"天气入，地气出"与"地气入，天气出"机理的具体化。

综上可见，烧山火和透天凉的手法是在不断发展和变化的，但其核心的机理始终如一，即如《难经》所载"从卫取气""从荣置气"，以引气入深层和引气出浅层为目的，在发展的过程中，逐渐加入了"徐疾""九六""呼吸"等操作，在流传的过程中也衍化出了众多的操作手法。

四、针刺手法，各有所异

窦默的十四法对后代影响深远，有的医家完全遵循窦默十四式单式手法，有的按照其手法作用进行归纳总结，有的则按照自己的临证经验进行传承创新。

《针灸大全·金针赋》中第一次把这些方法组合起来表述，提出"一十四法，针要所备"，这里将前述内容加以组合，以说明相互之间的关系，窦默有捻无提，而《针灸大全·金针赋》有提无捻，余则微改。高武的《针灸聚英》则收录了窦默十四式单式手法，未做调整，自此以后，历代医家多将十四法看成单式手法的代称。汪机的《针灸问对》中将"爪"和"切"合一，将"捻"法分散在新增的"努"法、"提"法中。后来《针灸大成》提出的"十二字手法"及"下手八法"中，未载动、盘、按三法。

　　《针灸大全·金针赋》中再次提出十四式单式手法，并按照针刺手法的作用将十四法进行归纳总结，提出"爪而切之，下针之法；摇而退之，出针之法；动而进之，催针之法；循而摄之，行气之法；搓则去病；弹则补虚；肝腹盘旋，扪为穴闭；重沉豆许曰按，轻浮豆许曰提；一十四法，针要所备"。《针灸大全·金针赋》虽亦名十四法，但与窦默的十四法略有差别，不同之处在于将"捻"并入"搓"，改变"按"的含义，并增加与之相对的"提"，即窦默有捻无提，而《针灸大全·金针赋》有提无捻，余则微改。

　　之后，高武则完全遵循窦默十四式单式手法，撰于1529年的《针灸聚英》中收录了窦默十四式单式手法，自此以后，历代医家多将十四法看成单式手法的代称。"动者，如气不行，将针伸提而已。退者，为补泻欲出针时，各先退针一豆许，然后却留针。以为搓也，进者。凡不得气，男外女内者，及春夏秋冬，各有进退之理。盘者，凡如针腹部，于穴内轻盘摇而已。摇者，凡泻时欲出针，必须动摇而后出。弹者，凡补时用指甲轻弹针，使气疾行也，如泻不可用。捻者，以手指捻针也，务要记夫左右，左为外，右为内。循者，凡下针于部分经络之处，用手上下循之，使气血往来。经云，推之则行，引之则止。扪者，凡补者出针时，用手扪闭其穴。摄者，下针时得气涩滞，随经络上用大指甲上下切，其气血自得通行也。按者，以手按针，无得进退，如按切之状。爪者，凡下针用手指作力，置针有准也。切者，凡下针必先用大指甲左右于穴切之，令气血宣散，然后下针，是不使伤于荣卫也。按此十四法。所谓进、退、动、摇、弹、扪、摄、循、切、按、爪皆素问针法。搓、捻非素问法也。"

　　明代新安医家汪机主张针灸必以《黄帝内经》《难经》为本，并对后世诸家针灸之书中违背经旨，"错杂紊乱，繁冗重复"之处，提出了批评，《针灸问对》一书充分表达了其针灸学术思想。与窦默的十四法比较，《针灸问对·卷之中·十四法》中提出的行针十四法，有努法、提法，而无捻法、爪法。"八努，下针至地，复出人部。补泻务待气至。如欲上行，将大指、次指捻住针头，不得转，使气在前。气或行迟，两手各持其针，仍行前法。谓之龙虎升腾，自然气血搬运，故曰努以上气。一说，用大指次指捻针，名曰飞针，引气至也。如气不至，令病患闭气一口，着力努之，外以飞针引之，则气至矣。""十四提，欲泻之时，以手捻针，慢慢伸提豆许，无得转动，再出每次提之，令细细吸气五口。其法提则气往，故曰提以抽气。"此外，汪机将捻法分散在不同手法中，在新增的努法、提法中我们便可以看到它的踪迹。汪机将窦默的爪法和切法合并，体现在"一切凡欲下针之时，用两手大指甲，于穴旁上下左右四围掐而动之，如刀切割之状，针之法也"中。最后，二者的按法略有不同。窦默的按法为"按者，以手捻针无得进退，如按切之状是也"，强调加强针感，促使气血运行；《针灸问对》中的按法为"欲补之时，以手紧捻其针按之，如诊脉之状，毋得那移，再入每次按之，令细细吹气五口，故曰按以添气，添助其气也"，强调按法为添气做温补之用。汪机针刺遵循金元医家朱丹溪"针法浑是泻而无补"的观点，指出针刺补法并非直接为人体提供能量，而是像张子和提出的通过泻实祛邪，去旧生新，以达到扶助正气的作用。汪机的针灸学术思想对后世影响很大，为针灸医学的正本清源、拨乱纠偏、传承光大，做出了积极的贡献。

杨继洲《针灸大成·三衢杨氏补泻》将针法的基本操作步骤总结归纳为十二种（十二字分次第手法），即爪切者、指持者、口温者、进针者、指循者、爪摄者、针退者、指搓者、指捻者、指留者、针摇者、指拔者，并有歌诀以便记忆。"针法玄机口诀多，手法虽多亦不过，切穴持针温口内，进针循摄退针搓，指捻泻气针留豆，摇令穴大拔如梭，医师穴法叮咛说，记此便为十二歌。"同时又提出"下手八法"，即揣、爪、搓、弹、摇、扪、循、捻，与窦默十四法相比，杨继洲的十二字分次第手法少了动、盘、弹、扪、按法，而下手八法则少了动、进、退、盘、摄、按、切七法，多了揣法，综合来看，比窦默少了动、盘、按法，多了揣法。"揣：揣而寻之。凡点穴，以手揣摸其处，在阳部筋骨之侧，陷者为真。在阴部郄腘之间，动脉相应。其肉厚薄，或伸或屈，或平或直，以法取之，按而正之，以大指爪切掐其穴，于中庶得进退，方有准也。《难经》曰：刺荣毋伤卫，刺卫毋伤荣。又曰：刺荣无伤卫者，乃掐按其穴，令气散，以针而刺，是不伤其卫气也。刺卫无伤荣者，乃撮起其穴，以针卧而刺之，是不伤其荣血也。此乃阴阳补泻之大法也。"对于窦默针刺手法各代医家的发展详见表7。

表7　窦默针刺手法古代影响

医家/书籍	针法内容
窦默/《针经指南》	动、摇、进、退、搓、盘、弹、捻、循、扪、摄、按、爪、切
徐凤/《针灸大全》	"爪而切之，下针之法；摇而退之，出针之法；动而进之，催针之法；循而摄之，行气之法；搓则去病；弹则补虚；肝腹盘旋，扪为穴闭；重沉豆许曰按，轻浮豆许曰提；一十四法，针要所备" 将窦默十四法重新归纳总结，将捻并入搓法，改变按的含义，而增加提法，故与窦默十四法相比有提无捻
高武/《针灸聚英》	完全收录窦默十四式单式手法，未做调整
汪机/《针灸问对》	"一切、二摇、三退、四动、五进、六循、七摄、八努、九搓、十弹、十一盘、十二扪、十三按、十四提" 将爪、切合一，将捻法分散在新增的努法、提法中，故与窦默十四法相比有努法、提法，而无捻法、爪法
杨继洲/《针灸大成》	十二字分次第手法："爪切者、指持者、口温者、进针者、指循者、爪摄者、针退者、指搓者、指捻者、指留者、针摇者、指拔者" 下手八法："揣、爪、搓、弹、摇、扪、循、捻" 与窦默十四法相较，未载动、盘、按三法

五、治神得气，神安效定

元代医家王国瑞对窦默的学术思想甚为推崇，其著作及针术多受其影响。王国瑞不仅传承了窦默的思想，并且依据时间变化对人体气血运行影响的理论创立了"飞腾八法"和"十二经夫妻相合逐日按时取原"，把古代的九宫八卦学说与奇经八脉相结合，按照日时干支的推演数字变化，创造了按时针刺八脉交会穴的取穴方法，丰富了针灸治神的内容。明代徐凤受王氏"飞腾八法"之启发，深刻认识到奇经八脉气血盛衰与时间的相互关系，提出"灵龟八法"，并且主张"出针贵缓"，将针刺治神应用于起针时。其《针灸大全》云：

"下针贵迟，太急伤血；出针贵缓，太急伤气。""缓"意有三：一，徐、慢；二，不急迫、态度从容；三，舒缓、放松之意。出针不宜急，宜"缓慢出针"，把握好出针时机；出针手法宜缓和轻柔，不可强用力；宜观察患者的情绪、精神状态；医者动作应当从容不急迫。其具体要求如下：①出针前做好准备，并遵守一定的出针顺序。②出针不可急于将针拔出，而是慢慢起针，细细体会针下感觉，待针下松动方可出针。③出针手法宜轻不宜重，不可使用蛮力，强行出针。④出针以患者为中心，始终留意患者的状况，在患者处于情绪放松、肌肉松弛的状态时方可出针，若患者情绪紧张、肌肉痉挛时不可强行出针。⑤出针时，医者宜态度亲切和蔼，自然大方，不急躁，掌握言语分寸，安抚患者紧张情绪，如遇到紧急情况宜从容镇定，不急迫，不慌张。⑥出针后，请患者稍事休息，不要马上离开，以方便观察患者的状态，确定其有无不适。在临床中，医者若能把握好上述"出针贵缓"的具体要求，有助于把握针下感觉，掌握出针时机，处理各种意外情况，也有利于对患者疾病的治疗。

《针灸大成》的作者杨继洲不但是针灸名家，而且是道家练气高手，他将道家气功融入针刺进行导引行气治疗。《针灸大成·头不多灸策》中说："然则善灸者奈何？静养以虚此心，观变以运此心，旁求博采以旷此心，使吾心与造化相通，而于病之隐显，昭然无遁情焉。则由是而求孔穴之开合，由是而察气候之疾徐，由是而明呼吸补泻之宜，由是而达迎随出入之机，由是而酌从卫取气、从荣置气之要，不将从手应心，得鱼兔忘筌蹄也哉！此又岐黄之秘术，所谓百尺竿头进一步者。"这是对"治神"作用及应用最具代表性的阐述。同时，杨继洲也强调："凡退针，必在六阴之数，分明三部之用，斟酌不可不诚心着意，混乱差讹，以泻为补，以补为泻，欲退之际，一部一部以针缓缓而退也。"由此可见，"出针贵缓"蕴含"治神"之思想，是对治神得气，神定效至的进一步应用。关于得气之感，杨继洲在《针灸大成》云"如神气至，针自紧涩"，明代李梴《医学入门》云"如针下沉重紧塞者为气已至"，可见，针刺若得气，则针下感觉滞涩而沉紧，就像在钓鱼时鱼吞钩饵的感觉。患者得气的同时，医者的刺手亦能体会到针下沉紧、涩滞或针体颤动等反应。从《针灸聚英》所录之《天元太乙歌》中"气至如摆独龙尾"，以及《医学入门》灸"痞根穴"时出现"腹中响动"特有的得气针感的描述可见，古人早已观察到得气现象，并对其有所记载。

六、八法流注，辨时取穴

1. 王国瑞

元代王国瑞重视气血注流盛衰与针灸时间的关系，注重四肢穴之应用，大力倡导窦默的针灸学术，飞腾八法、补泻手法、配穴施治各呈特色。王国瑞依据《黄帝内经》关于时间变化对人体气血运行影响的理论创立的"飞腾八法"和"十二经夫妻相合逐日按时取原"，丰富了时间针灸治疗的内容。

"飞腾八法"也称奇经纳卦配穴法，首见于《扁鹊神应针灸玉龙经》，首次把古代哲学的九宫八卦学说与奇经八脉的理论相结合，是按照日时干支的推演数字变化，按时针刺八脉交会穴的取穴方法。"飞腾"指推算简单，疗效迅速；"八法"指八脉通八穴，八穴联八卦。王国瑞定出了"飞腾八法"中日、时干支的数字代码，以三十天为一个轮回，即"甲乙子午九，乙庚丑未八，丙辛寅申七，丁壬卯酉六，戊癸、辰戌巳亥属之四"，又把八脉交会穴分别配属九宫八卦数，即"公孙配乾数六，内关配艮数八，后溪配巽数四，外关配震数三，列缺配离数九，申脉配坤数二，照海配兑数七，临泣配坎数一。另有五数，居八卦之中，男寄于坤卦配申脉，女寄于艮卦配内关"。开穴时，把临时日、时干支数字相加，其和除以 9（阴日除以 6），取余数合卦定穴。"十二经夫妻相合逐日按时取原"是把五门十变、夫妻相配的理论运用到按时取穴中，以《河图》理论为依据的一种按时取穴法。选穴的方法是将十二经与天干相配，然后按《河图》生成数关系把各经原穴组合成六对，应用时可根据各天干、日时，查阅所开夫妻经穴相配针刺。阳日阳时以阴经穴（妻）为主，阳经（夫）穴为配；阳日阴时以阳经（夫）穴为主，阴经（妻）穴为配；阴日阴时以阳经（夫）穴为主，阴（妻）穴为配；阴日阳时以阴经（妻）穴为主，阳经（夫）穴为配。先针主穴，后针配穴。阴阳二经相配，体现了"阳病治阴""阴病治阳""阴阳互根"的理论，扩大了腧穴的主治范围。

2. 徐凤

徐凤对窦默针法极为尊崇，其《针灸大全·卷二》全文记载了窦默《针经标幽赋》，并详加注释。《针灸大全·卷四》又专论窦默提出的"流注八穴"。以窦默针法为宗，是徐凤的主要针灸学术思想。徐氏阐发子午流注针法，推崇按时取穴，他还撰有《论子午流注之法》一文，对子午流注的要领做了深入的阐述，另外徐凤倡用灵龟、飞腾针法。《针灸大全·卷四》中说："愚谓奇经八脉之法各不相同。前灵龟八法，有阳九阴六、十干十变开阖之理，用之得时，无不捷效。后飞腾八法，亦明师所授，故不敢弃，亦载于此，以示后之学人。"徐凤所倡用的灵龟八法和飞腾八法，现在仍在临床上广泛应用。

徐凤在《针灸大全》首次提出了"灵龟八法"。他认为子午是昼夜阴阳消长的枢纽，概括了阴阳的变化和时间的推移；流注指气血循环的去留关系，流往者为阖，注往者为开。徐凤清楚地阐明了子午流注是以时间推移的变化，作为推算经络穴位气血开阖依据。灵龟八法的时间穴位按六十天一个轮回，配合时辰、天干、九宫数纳卦开穴。如：坎一配申脉，坤二五配照海，震三配外关，巽四配临泣，乾六配公孙，兑七配后溪，艮八配内关，离九配列缺。这八个穴位的配对组合构成了灵龟八法的时间穴位，公孙配内关、内关配公孙、照海配列缺、列缺配照海、申脉配后溪、后溪配申脉、足临泣配外关、外关配足临泣。每一组配对穴位里第 1 个穴位是主穴，第 2 个穴位是配穴，必须同时使用。"公孙偏与内关合，列缺能消照海疴，临泣外关分主客，后溪申脉正相和。"其具体相合部位是：公孙、内关合于心胸胃；后溪、申脉合于目内眦、颈项、耳、肩；外关、足临泣合于目外眦、颊、颈、耳后、肩；列缺、照海合肺系、咽喉、胸膈。欲熟练运用灵龟八法的时间穴位开穴法，必须首先掌握干支的阴阳属性和六十甲子的相关知识，其次要掌握年、月、日、时干支的推算方法，再者要牢记八法日干支代数，最后是八法时干支代数等基础知识。

徐凤拓展了窦默倡导的交经八穴的临床应用范围。窦默《针经指南》中的"交经八穴"列出了 213 个主治病证，而徐凤《针灸大全·卷四》的《八法主治病证》中则增为234 证。窦默将八脉交会穴分为四组，两两相配，每穴有 20 ～ 30 个主治病证。若为该穴的主治病证，则以该穴为主，相配另一穴为合，每证只取八脉交会穴中的两穴，此即为"主合相配"。而徐凤则将八穴分别论述，每穴分别主治 20 ～ 30 个病证，不同的病证配以不同的应穴，此应穴既可以是八脉交会穴，也可以是经络上的其他穴位。徐凤在《八法主治病证》中说"以上八脉主治诸证，用之无不捷效，但临时看证，先取主治之穴，次取随证各穴而应之。或行针或着艾，在乎用之者之能以临时机变，活法施之，不可独拘于针也"，强调辨证取穴，灵活施治。徐凤提出的主应相配的取穴法，较窦默所述更为全面，而或针或灸的治疗方法，也更具有临床指导意义。

3. 高武

《针灸聚英·窦默八穴》中曰："窦默井荥输经合应日开阖，有图有说，今人泥其图而不详其说，妄言今日某日，某时其穴开，凡百病皆针灸此开穴。明日某日，某时其穴开，凡百病针灸明日开穴，误人多矣。"他认为应根据病情来考虑定时用穴，曰："今去其图，直录其说，使人知某病宜针灸某经某穴，当用某日某时开方针。"因此，高武依据十二经流注次序，结合五输穴的五行属性及针刺补泻原则创立了子午流注纳支法。高武云："迎者，逢其气方来，如寅时气来注于肺，卯时气来注大肠，此时肺、大肠气方盛而夺泻之也；随者，随其气方去，如卯时气去大肠，辰时气去注于胃，肺与大肠此时正虚而补之也，余皆仿此。"

第三节　现代影响

一、特定腧穴，辨证配伍

近年来，人们对窦默的学术思想展开了大量的临床研究，验证了窦默所提倡的针灸学术思想至今仍然适用，为现今习针之人提供了很好的学习依据。临床中，依据窦默经验选穴治疗相应疾病疗效显著，涉及病种广泛，如八脉交会穴可用以治疗颈椎病、慢性咽炎、中风后遗症、血管性痴呆、前列腺疾病等。现代临床运用八脉交会穴时多以单穴、对穴、变化相配，其中较为常见的是单穴、对穴的选用。通过临床疗效观察可发现应用八脉交会穴不仅可治疗十二经脉病证，还能治疗奇经八脉病证，同时辨证增加配穴，可进一步扩展临床治疗范围。如公孙配合内关，除治疗胸、心、胃部位症状外，还可调节枢转气机、平冲降逆，宣通三焦气机，现代临床还通过此组配穴进行麻醉、镇痛，并用以治疗中风。

二、补泻手法，继承创新

现代针灸临床治疗中，医家对烧山火及透天凉手法有一定的继承与改良。烧山火操作多遵循《针灸大全·金针赋》和《针灸大成》但略有不同，如陆瘦燕强调提插结合捻转补法同时操作，郑魁山强调押手在烧山火中的运用，管遵惠则将震刮法加入烧山火手法中。

透天凉手法的操作同样不尽相同，仅以操作是否分层为例，陆瘦燕等遵循《针灸大全·金针赋》原意主张分三层操作，楼百层则推崇分深浅两层操作，还有医家认为不必限于一进三退法，操作可不分层，进少出多即可。

1. 陆瘦燕

陆瘦燕遵循《针灸大全·金针赋》原意，认为烧山火手法应按"徐疾补泻"的补法进针，透天凉应以"徐疾补泻"的泻法进针。刺入腧穴行针得气后要分三部进行操作。其烧山火手法以徐疾、提插、九六、开阖四法的补法为主，配合捻转法的补法组成。操作程序是：先进针至天部（腧穴深度的上 1/3），慢提紧按九次，按针时左转，次进针于人部（腧穴深度的中 1/3），提插、捻转如前数，再进至地部（腧穴深度的下 1/3），施术同前，然后从地部一次退至天部，这样为一度。反复三度，倘热至，出针揉闭孔穴，如无热感，可反复再施，直到热至。透天凉则以徐疾、提插、九六、开阖四法的泻法为主，配合捻转法的泻法组成。操作程序是：进针直至地部，在该部紧提慢按六次，提针时右转，次退针至人部，同前提插、捻转六次，再退至天部，亦同前法施术，这样一进三退，称为一度。操作三度，若凉生，则可出针，并摇大其孔，不闭其穴。如无凉感，应反复再施，直至凉生。

2. 郑魁山

郑魁山在历代医家经验基础上结合自己多年临床实践，汲取精髓，推陈出新，将烧山火、透天凉简化成易于操作、掌握和运用的"热补""凉泻"针法，并创用捻针补泻、三五助补助泻法。此法不需分层，一部操作即可，不必局限于肌肉丰厚的部位，扩大了临床选穴和应用范围，又不失烧山火、透天凉之功效。"热补法"操作：进针时，术者左手示指或拇指紧按针穴（揣穴），右手将针刺入穴内，候其气至（得气后），左手加重压力，右手拇指向前连续捻按 3～5 次，候针下沉紧，连续重插轻提 3～5 次，拇指再向前连续捻按 3～5 次，针尖顶着产生感觉的部位守气，使针下继续沉紧，产生热感。留针 20～30 分钟，缓慢将针拔出，急按针穴。郑魁山将呼吸、提插、捻转、开阖、九六等补泻手法融合在烧山火操作过程中，与传统的烧山火手法不同的是他强调了押手在烧山火手法中的运用。"凉泻法"操作：进针时，术者左手示指或拇指紧按针穴（揣穴），右手将针刺入穴内，候其气至（得气后），左手减轻压力，右手拇指向后连续捻提 3～5 次，候针下沉紧，提退 1 分（2mm）左右，针尖向有感应的部位，连续轻插重提 3～5 次，拇指再向后连续捻提 3～5 次，针尖拉着产生感应的部位守气，使针下松滑，产生凉感。留针 15～30 分钟，急速将针拔出，不按针穴。

3. 管遵惠

管遵惠的烧山火、透天凉手法在结合徐疾、提插、捻转、九六、开阖、呼吸等单式补法、泻法的同时，加入了震刮法，形成了独具特点的管氏手法。其烧山火手法操作要点是降阴、徐疾、捻转、九六、迎随、震刮、呼吸和开阖诸法配合使用。针刺时，先浅后深，使针着力于深部，徐内疾出，从阳引阴，将天部阳气逐层引入地部。在得气基础上结合捻转之补法，均行九阳数，但不可拘泥，也可用九的倍数。在行针时，要使针感方向顺着经脉循行方向，即随而济之。同时，亦可用刺手震刮针柄 30～60 次，促进热感的发生，在进出针时要运用呼吸和开阖补泻之补法。透天凉操作要点为升阳。针刺时，先深后浅，使针力着重于表层，将针直刺入地部，然后分3次，经人部、天部提出皮肤外面，疾内徐出，从阴引阳，将亢盛的火气，由地部逐层引导至天部而泻之。在得气的基础上行捻转泻法，退针时于地、人、天三部行捻转或提插泻法2次，行六阴之数，使针感与经络运行方向相反，同时，亦可用刺手震刮针柄30～60次，在进针和出针时结合呼吸补泻和开阖补泻泻法操作。

各针灸名家对烧山火、透天凉针刺补泻手法均有不同的见解。陆瘦燕尊《针灸大全·金针赋》原旨；管遵惠则提出将降阴、阳升和震刮手法分别融入烧山火和透天凉手法中；郑魁山注重押手的运用，在操作中运用押手揣穴、按穴和闭穴，并促进针感传导与热感、凉感的产生等。但他们对两种补泻手法亦有共同之处，烧山火都以下插、向内用力为主，即重插轻提，透天凉以以上提、向外用力为主，即轻插重提，在提插的同时要配合捻转补法或搓法、刮法，促进热感、凉感的产生。在此基础上，他们综合运用如呼吸补泻、徐疾补泻、九六补泻、捻转补泻和开阖补泻等单式补泻手法，充分重视患者的体质状况和病机特点，选取适宜的腧穴，对针感的产生均具有重要意义。

综上可见，烧山火、透天凉两种手法是由呼吸补泻、提插补泻、九六补泻、开阖补泻等单式手法综合运用的复式补泻手法，在得气的基础上，把握操作的关键要点多可产生热感、凉感，进而达到明显的取热或泻凉效果。

三、一十四法，各有特色

窦默的十四法不仅对古代医家有影响，对现代医家仍有深远影响，大部分医家都是在窦默的十四法基础上进行删补和归纳，如表6所示。近代医家陆瘦燕将古代文献进行系统研究，将针刺手法进行科学分类，基本手法、辅助手法、复式手法3大类，其中辅助手法提出的陆氏十六法中较窦默下针十四法多了"飞""弩"两法。针灸医家朱琏创立朱琏特色针法，尤其在行针时提出"进、退、捻、留、捣"5种，较窦默十四法少了动、摇、搓、盘、弹、循、扪、摄、按、爪、切，多了留、捣法。张缙教授通过对古今针灸医籍多年的研究，对古圣和今贤诸多单式针刺手法进行甄选和临床上的应用，最终提出了24种单式手法，并总结出6句口诀，较窦默十四法少了切法，多了揣、提、插、刮、飞、摩、搜、拨法。

陆瘦燕，江苏昆山人，少年时随其父——素有"神针"之誉的针灸名医李培卿公学医，18岁学成即在上海悬壶济世，因他刻苦钻研针灸医理，不断总结经验，针刺沉疴，屡见奇效，不久蜚声上海，求治者络绎不绝，成为一代名医。他一生为了针灸事业鞠躬尽瘁，在逆境中为了传播针灸，致力针灸教育，不计个人安危；为了完善针灸理论，潜心钻研，创造性地提出了行之有效的针灸方法；较早地提倡针灸实验，促进针灸科学的发展；著书立说，促进针灸学术的传播。他为针灸事业的发展贡献了自己毕生的精力。自《黄帝内经》《难经》以来，历代医家对针刺手法多有论述，对其分类更是纷乱杂多，对后世学习记忆造成一定困难。陆瘦燕将古代文献进行了系统的研究，将针刺手法按存在形式、作用机理和组合形式进行了科学分类，将其分为基本手法、辅助手法、复式手法 3 大类。其中辅助手法有爪、切、循、摄、扪、按、弹、刮、进、退、动、摇、搓、盘、飞、弩十六法，陆氏十六法较窦默十四法多了"飞""弩"两法。对于十六法，陆老又将其分为徒手操作和持针操作 2 类。其中徒手操作分为，进针前的爪法、切法，进针后的循法、按法，起针时的扪法、摄法，还有一类是作用于针柄的弹法、拨法；而持针操作包括动、摇、搓、盘、飞、弩法。

朱琏，字景雩，江苏省溧阳人。中华人民共和国成立前，朱琏便积极推广针灸，举办学习班，要求医院的医务人员都要掌握针灸疗法，之后其又在部队和地方连续举办学习班，培养了很多针灸人员，其中很多人成为医疗骨干，大大缓解了当时缺医少药的情况。1951 年，为了加强针灸理论的研究，在朱琏的积极努力下，成立了中央人民政府卫生部针灸疗法实验所，并且编写《新针灸学》一书，形成以巴甫洛夫的高级神经活动学说为基础的朱琏针法。朱琏从理解和临床实践出发，摒弃古时烦琐的针刺手法，将进针手法归纳为三类：缓慢捻进针法、快速刺入法和刺入捻进法。缓慢捻进针法的关键点在于针刺作用于皮肤上，可使患者产生一种特殊的无痛或少痛的感觉。快速刺入法，属于现今所说的点刺法一类，多用点刺放血。刺入捻进法，又叫快速捻进法，可迅速透过真皮层，而后缓慢捻进。针灸治病，要获得较好的疗效，除了注意进针方法外，也要讲究进针后的手法。在临床上，并非每一个人、每个穴位都能获得良好的酸、麻、胀、沉重等针感，因此在得气不够理想时，必须施行有效的行针手法，以达到治疗目的。朱琏常用的行针手法有进、退、捻、留、捣，总称为"行针"，较窦默十四法少了动、摇、搓、盘、弹、循、扪、摄、按、爪、切，多了留、捣法。"进"，就是把针往下插，或直刺或捻动针柄向下刺入，来测知患者的感觉，有感觉可以不进，有时为了寻找更好的感觉，可稍为捻进一些。"退"就是把针往上提，或直提或捻动针柄往上提，此法在探寻针感、加强针感、减弱针感时使用。"捻"，就是执针的指头相互搓动，使针不断地捻动谓之"捻"。捻针掌握得好，对于出现适当的感觉很重要，因进针时要捻，退针时亦要捻。出现针感轻与重还要看捻针时医者指下的虚与实而决定。"指实"捻动针柄则针感重，相反"指虚"捻动针柄则针感就轻，且感觉放散较远，会出现线条状徐徐波动感。总而言之，此法用来加重针感和减轻针感。"留"指针进到一定深度得气后，不进不退，也不捻转，暂时停在穴位内不动。此法主要用于较长时间的持续性刺激，以加强巩固已得的效果，一般疼痛或剧烈性、痉挛性疼痛等均需留针一定时间，一般为 15 ～ 30 分钟，有些病证留针 30 分钟，甚至 1 小时左右。"捣"就是把针向上下、左右、前后进行捣动。本法用于在针刺入一定深度后未得气时，即局部出现"虚状""棉花样""豆腐样"时，为了寻找针感或加强针感时采用。出针之法有三：轻捻提出法、平稳拔出法、迅速抖出法。前两种针法适合较长毫针刺入深部以后的起针法，一是轻微捻动针柄，边捻边提而慢慢分段出针，一是敏捷轻巧地将针拔出；后一种针法适用于短针速刺浅刺的起针法，于迅速捣动中拔针。

张缙是联合国教科文组织人类非物质文化遗产代表作名录中医针灸代表性传承人，著名针灸家，黑龙江省中医药科学院研究员，博士研究生导师。张缙穷其一生致力于针灸古典文献研究、针刺手法研究及经络理论研究，在人类针灸学术的传承与发展工作及中医古典文献研究方法等方面做出了杰出贡献。张缙教授通过对古今针灸医籍多年的研究，对古圣今贤诸多单式针刺手法进行甄选，最终提出了 24 种单式手法，并总结出 6 句口诀，分组时可以配对比较，即揣、爪、循、摄（穴上、经上运作），摇、盘、捻、搓（按针的横轴左右运作），进、退、提、插（按针的纵轴上下运作），刮、弹、飞、摩（在针柄上运作），动、推、颤、弩（在针身上运作），按、扪、搜、拨（进针后在经上，出针后在穴上和在针尖上运作）。

"揣、爪、循、摄"为第 1 句。前两式是用在穴上的手法，揣的目的是为了找准穴位，用爪切，既可激发经气，又便于从爪痕处认穴；后两式是用手指循摸所刺之经，用爪甲摄按所刺之经。此两者宜并用，是一组连动激发经气的手法。

"摇、盘、捻、搓"为第 2 句，是一组环形的左右向的运针手法，皆系针体沿横轴的左右动作。其动作之特点各有不同，速度与幅度、部位与目的亦各有异，但动作方向皆为左右。

"进、退、提、插"为第 3 句，是一组上下纵向的运针手法，按天、人、地三才针法。其幅度在一部或一部以上者向内为进，向外为退；其幅度在一部之内者向上为提，而向下为插。

"刮、弹、飞、摩"为第 4 句，此诸式皆为针柄上之操作，各有具体之术式。

"动、推、颤、弩"为第 5 句，凡此四式，皆为在针身上之操作，整个针身皆参与之，方能完成此四式中之每一式。

"按、扪、搜、拨"为第 6 句，前两式是进针后在经上的运作，后两式则是体现在针尖上来做手法。

现代医家对窦默针刺手法的发展，详见表 8。

表 8　窦默针刺手法的现代影响

医家	针法内容
陆瘦燕	陆氏十六法："爪、切、循、摄、扪、按、弹、刮、进、退、动、摇、搓、盘、飞、弩" 陆氏十六法中较窦默十四法多了飞、弩两法
朱琏	行针五法："进、退、捻、留、搞" 较窦默十四法少了动、摇、搓、盘、弹、循、扪、摄、按、爪、切，多了留、搞法
张缙	揣、爪、循、摄，摇、盘、捻、搓，进、退、提、插，刮、弹、飞、摩，动、推、颤、弩，按、扪、搜、拨 较窦默十四法少了切法，多了揣、提、插、刮、飞、摩、搜、拨法

四、治神得气，神朝气随

承淡安多次提出针刺治疗中要注意治神，应"手如握虎，势若擒龙"，与窦默治神所指针刺时精神专注一致，皆突出了治神的重要性。综其要，承淡安所谓"治神"，一是指精神或意志，亦即"气"，即医者通过长期有意识的锻炼（亦即"练气"），逐步做到能较好地控制和掌握自己的意志，并将这种控制能力合理运用到针刺治疗过程中。二是指医患双方的注意力，即医者在针刺过程中既要集中自己的注意力，又要妥善控制病人的注意力。其目的是减轻进针时的痛感，提高针刺疗效。治疗前，医生要对患者进行精神疏导，通过与病者间妥善的语言交流，增强病者战胜疾病的信心。术者在进针时做到沉着冷静，心无旁骛，"神无营于众物"，面色应泰然自若。这样既能给病者以安闲自信之心，又能因下针专注，进针迅速敏捷，而减少疼痛。承淡安认为，古人对于进针分补泻，实质是为了分散病人进针时的注意力。如使病人先咳再进针、于与病人闲谈时进针，皆为分散病人的注意力，且认为医者仅有进针时的全神贯注是不够的，要加强气的使用，注重心理暗示的作用，使心随意转，通过针的感传，增强病人的针刺感应，提高针刺效果。

董景昌提出动气针法，即针刺、导引、身心相结合的一种针刺方法，以提高针灸得气、行气及治疗效果，达到气至病所的作用，如窦默"本神朝"之意，其中包含了"治神"内涵及特点。①行针手法的刺激，诱导或强迫患者进入被动治神，使"本神定而气随"。②行针过程中，活动患处，使气随神朝，直至病所，虚者荣之，实者通之。③若病程较长，适当延长留针时间，重复上述操作，达到守神的作用，增强疗效。④若病变部位不能活动，则采用局部按摩或深呼吸，达到"神朝气随"，气至病所的目的。⑤在操作过程中，医者也会有意无意地专注于针下，进入主动或被动地"治神"状态，有"以意和之"之意。⑥动气针法易使患者进入被动"治神"状态，克服影响"治神"的环境因素。

五行针灸是自然疗愈针灸流派的代表。这一流派的代表人物是英国的华思礼（JR. Worsley，1923—2003年）教授。五行针灸在天人相应理论基础上，将四时、方位、五材、五色、五脏、五音、五味、十二经脉等相关概念纳入五行体系当中。其对于五行人的分型，主要通过辨别患者的声音、颜色、气味、情志4个方面来判断。对这4个方面特点的描述充分应用了中医学天人相应的观点，以自然界季节变化的顺序和特质来描述相应的五行人的性格、气质、情感、言行等特征，构成了对五行人分类的基础框架。同时，五行针灸的取穴与子午流注也有相通之处，如按照季节、时间选取时令穴及重视十二经气血流注次序。治疗时，需要关注患者的五行主导一行是什么，可谓简驭繁。此外，五行针灸对接诊过程中的每一步均有详细的要求，如何望眼神、闻气味、听声音，独特的问诊、脉诊方式，不带评价的接纳和用心倾听，以及分步骤、次第展开的针灸治疗过程，都体现了据病人的气血盛衰及生命活动的综合状态施行针刺治疗。

石学敏认为在针刺时注意"醒神、调神"，其含义主要有5个。①以神御针。施针时医者应集中精神，避开施术部位血管及疤痕，观察患者表情及心理活动，消除患者紧张情绪，仔细体会针下经气变化，并及时调整针刺手法。②重视对患者的精神治疗及心理安慰。对于"癔病"等神志疾病，应注重语言技巧及精神疗法，鼓励患者树立战胜疾病的信心。③针刺要求得气。《灵枢·九针十二原》云："刺之要，气至而有效。"石学敏认为针刺必须要求得气，得气乃是调神而神应的一种表现，神应而有效，而气至的感觉不应单纯询问患者的针感，而需医者仔细体会针下经气。④脑为元神之府。《素问·脉要精微论》云："头者精明之府。"石学敏认为脑为元神之府，心与脑互相影响，密不可分。⑤在从医道路上重视精神信仰，"心存乎仁行止于善"。石学敏积多年临证之心得，提出"神之所在——脑为元神之府；神之所主——人体一切生命活动的表现；神之所病——百病之始，皆本于神；神之所治——凡刺之法，必先调神"。石学敏在治疗中善用内关、人中、百会、神庭等穴，调神醒脑，安神定志。他认为，神能导气，气畅则道通，通则不痛。故治疗神志病、诸痛证、肢体经络病证疗效显著。

韩德雄将"治神"用于中风的治疗。他认为"治神"在中风后淡漠的治疗中至关重要。从接诊患者开始察病态之神，与患者交流给予患者信心的定患者之神，医生聚神辨证处方选穴，再到医生全神针刺、得气和神等，"治神"思想贯穿于四诊合参、因证立法、随法处方、循方选穴、辨穴施术之中风后淡漠治疗的始终。

现代关于得气的认识，现代医家与古代的认识较为一致，认为其有针下沉紧、涩滞或"跳动"之感。陆飚认为扎跳就是"得气"，影响最大的莫过于王岱的"跳动穴"学说。随着现代针灸技术不断提高和各种新器械——针刀、刃针、铍针、浮针等的广泛运用，得气也被赋予了许多新内容。针刺后腹部如波涛般汹涌的感觉，肌肉的抽动、瞬动，肢体不自主的弹起，患者针灸后全身发热、气血流动等，皆说明得气的关键在于"动""跳"。目前，主观得气感的研究多以受试者感觉及有经验的针灸师的意见来制定得气评价量表。Vincent 等研究结果显示，与针刺得气最相关的感觉是拉拽感、麻、重、钝以及疼痛感，同时发现经穴的得气感仅比非穴得气感略高。White 等通过患者感觉结合既往文献报道以及专家意见，建立了南安普顿针感问卷，将针感分为两大类：疼痛的得气感和麻刺的得气感。前者主要包括深痛、钝痛、不舒适感、重、压、刺痛等；后者有热、扩散、麻、跳动感等。该研究还表明，"锐痛感"不应该属于得气感。Macpherson 等进行了得气的定性描述研究，结果显示，7 种针感与得气最相关，分别是疼痛、钝、重、麻、放射、扩散和刺痛感。Kong 等在对针灸镇痛研究时基于既往文献报道建立了主观针感量表（SASS），主要包含了刺入、刺痛、跳动、烧灼、重、满胀、麻、酸和痛等 9 种感觉，并将每种感觉分为无、轻、中、重 4 个等级，结果发现，酸、麻感与针刺镇痛有明显的相关性。而 David 在将马萨诸塞州总医院针感量表（MASS）翻译成中文版时，根据众多研究得出的"锐痛"不属于得气感这一结论，将"锐痛"从得气描述项中删去，发现量表的整体效度不变。此外，一项对 200 例患者针感调查的结果显示，最常出现的针感依次为胀（94%）、酸（81%）、触电感（81%）和麻（78%）。Hui 等调查认为，钝痛属于得气感的一种，对治疗有利，而锐痛感不属于得气并且对机体有害。

五、子午流注，时间为重

1. 时间针法

纳甲法，是临床应用最为广泛，运用天干配脏腑的一种按时开穴的子午流注针法。其强调时间因素对针刺疗效的影响，重视时间因素在针刺治疗中的重要地位。纳甲法以本地时间为准，依据"阳日阳时开阳经之穴，阴日阴时开阴经之穴"的原则，通过徐凤的"子午流注逐日按时定穴歌"进行开穴，遇无穴可开，则采用合日互用取穴法，其余 24 个闭穴，通过单式"一四二五三零"规律进行补穴，如此，任何时辰都有穴可开。纳甲法现在应用于脑卒中、颈椎病、乳腺增生病、胆绞痛、周围性面神经麻痹、类风湿性关节炎、肩周炎等疾病，能有效改善患者症状或治愈患者。

纳子法，阐述了人体的气血循行随着十二时辰的流注规律，十二时辰则对应一天24小时的昼夜时间变化。不同时间不同经脉，腧穴气血灌注不同，寅时肺经→卯时大肠经→辰时胃经→巳时脾经→午时心经→未时小肠经→申时膀胱经→酉时肾经→戌时心包经→亥时三焦经→子时胆经→丑时肝经。人体与天地气运的变化息息相应，天地之间这种阴阳消长的规律，又影响到人体气血，经气的流注，周而复始地通行，当机体的脏腑或经脉发生病变时，病理变化必随时辰的更替在该脏或该经所盛之时表现出来，对临床辨证治疗有着重要的诊断价值。纳子法现代应用与卒中患者运动功能和神经功能缺损、哮喘、失眠、慢性胃炎、抑郁状态等疾病，择时选穴更能针对患者症状从而调整其身体阴阳从而治愈疾患。

养子时刻注穴法，见于《流注指微针赋》"养子时刻，注穴必依。""养子"乃五行中母子相生，"时刻"即十二时辰与百刻，"注穴"指十二经气血各至本时注于所括之穴。养子时刻注穴法是根据井、荥、输、经、合以及十二经脉的出、流、注、过、行的气血流注盛衰开阖规律，每一时辰便开五穴，每日各时辰均有开穴，日日相连，循环不息。本法较纳甲法和纳子法便于临床运用，易于掌握，且每日每时均有开穴的一种针法。养子时刻注穴法现代应用于失眠、原发性痛经治疗，效果最优。

2. 时间医学

以天人合一、阴阳五行理论的生克制化来推算人体经脉气血的流注盛衰和经脉穴位的开阖，构成了传统针灸学中一个颇具特色的治疗体系，深刻地表现了中医的天人相应观念的思维特点，把时间与针灸治疗结合在一起，强调了时间因素对针灸效应的影响。阴阳五行理论是在人们对抗神权及天命论，同时对大自然不断探索及劳动实践的基础上逐渐形成的，是我国古代哲学理论的基础。在子午流注针法中的阳日阳时开阳腑、阴日阴时开五脏，经生经、穴生穴等原则都是以阴阳五行为基础。天干地支则是作为子午流注的气血流注时间的推算符号，分别用天干及地支配合脏腑用以描述不同时段各个经脉的气血盛衰，将人体经脉气血流注盛衰的时间具体化。由此子午流注理论才将自然界、时间、空间相结合，形成了独具特色的时间针灸医学。

流注针法是我国时间医学的重要组成部分，是从时间角度认识人体生命现象，专门研究人体脏腑、经脉的气血随时间的推移流注盛衰规律的一种理论学说。时间生物学和时间医学是以生命体中普遍存在的时间节律性作为整个理论体系的基础，子午流注针法也把人体经脉气血的流注盛衰开阖作为针灸施治的首要条件，二者在理论思想上的相似之处，使得阐明子午流注针法的科学实质成为可能。现代时间生物学和时间医学的进步与发展，为传统的子午流注理论提供了科学的证据和先进的研究手段。对子午流注的研究还应该借助现代时间生物学，重视生物节律对针灸效应的影响。

Jeffrey C. Hall，Michael Rosbash 和 Michael W. Young 因"发现了调控昼夜节律的分子

机制"获得 2017 年的诺贝尔医学奖。其实验团队将果蝇作为模式生物，分离出一种能够控制日常生物节律的基因——period 基因，这种基因编码出的一种蛋白，会在夜间累积，在白天分解，随后多种"周期性"基因编码的蛋白成分被发现参与了生物钟系统过程，从而阐明了生物钟的分子机制，让我们知道了昼夜调节与人类健康和疾病密切相关，为时间医学的发展提供了现代理论基础。生物钟，即生物节律，是自然界从低等生物到高等生物广泛存在的生命现象，为了使生物体更好地适应地球上周而复始（如四季变化、昼夜变化等）的环境，逐渐进化所形成的机体固有的节律变化。生物钟的核心分子成分是一组调节基因表达的转录因子。细胞自主昼夜节律钟的存在为细胞／组织／器官提供了预期的选择性优势，从而在适当的时间和强度下响应潜在的刺激。最基本的昼夜节律机制包括一个自动调节转录和翻译反馈回路，在 24 个昼夜循环中协调细胞功能。由于生物长期受到自然环境节律的影响，为了繁衍生存，必然适应自然界的节律时节变化，因此，生物体的内部通过自身的调节逐渐形成了类似时钟的节律，即"生物钟"。

　　时间医学的特性研究可以分为周期性与进程性两种。周期性研究关注研究对象的时辰、季节、年及生命的循环节律；进程性研究则关注研究对象生理、病理演化过程中各个时间横断面的现象与规律，包含人体衰老与死亡的时间进展规律。时间的本身是均匀向前流动的，生物的周期性现象是由地球自转所带来的光照及气候周期性变化所引起。子午流注针法将时间、空间因素与生物的节律性结合起来，以天人相应为基本指导思想，通过取象比类等方式描述人体随时间的变化规律，综合观察与描述人体活动节律与自然周期变动的对应关系。

第三章　古法今用

第一节　别裁精要

一、时间相应，天人合一

天人合一是窦默针灸理论的重要特色，而这一特色体现最为明显的是其对时间因素的把控。可以说对时间因素的考虑渗透在其选穴、补泻、针刺手法操作以及针刺禁忌等各个方面。通过对时间的把控使得其针法与自然环境变化巧妙地融为一体，借助自然之力提高了针灸治疗的效果，规避了针刺过程中的一些潜在风险。

一谈到针灸与时间的相关性，大多数医家首先想到的是子午流注、灵龟八法、飞腾八法等与时间因素有关的选穴方法，然而这只是时间因素影响临床选穴治疗的一个方面。从目前现有的文献资料来看，窦默至少认为针刺的深浅、针刺的选穴、针刺补泻的禁忌与时机、针刺的部位禁忌等方面都与时间因素存在着密不可分的关系。尽管对时间因素的把控涉及窦默针灸理论的各个方面，但他并没有对该问题单独设立章节进行论述，而是很自然地将其分散在《针经指南》的各个部分中。这一现象说明在窦默的思想里时间因素对于针灸而言是个基础问题、背景问题，也是其在针灸治疗中达到天人合一的重要手段。传统的中医理论认为寒来暑往、秋收冬藏、日月轮转等是自然界变化的一般规律，这些自然界的变化对人体气血、经脉、腧穴及其他生物状态都有明显的影响，这种规律和影响又都是以时间的迁移为坐标，因此针灸治疗必须与时间相应，顺应和利用这种自然变化规律对人体的影响才能获得最佳效果。窦默的针灸理论非常重视时间因素在针灸治疗中的作用，并将时间因素巧妙地应用于针灸治疗的各个方面，以达到天人合一。

1. 春夏刺浅，秋冬刺深

窦默在《针经指南·针经标幽赋》中以"拯救之法，妙用者针。察岁时于天道，定形气于予心。春夏瘦而刺浅，秋冬肥而刺深"开篇，明确指出时间是决定针刺深浅的重要因素之一。其理论来源于《素问》和《难经》，窦默在《针经指南·春夏刺浅秋冬刺深》篇中首先引用了《素问·刺要论》中"病有浮沉，刺有浅深，各至其理，无过其道"一段作为其理论依据，之后又阐述了自己"然春夏为阳，其气在外，人气亦浮，凡刺者，故浅取之。秋冬为阴，其气在内，人气在脏，凡刺者，故当深取之"的认识，用以说明，针刺的深浅，要根据病邪在人体的深浅进行选择。春夏两季属阳，病邪在人体相对浅浮，因此需要浅刺；秋冬两季属阴，病邪在人体相对深入，因此需要深刺。由于这种"春夏刺浅，秋冬刺深"的理论，是根据不同季节"气"在人体内深浅不同的自然规律深化出来的，直接关系到针刺操作时的得气和气至现象，因此具有一定的临床实用价值。这里值得进一步说明的是《素问·八正神明论》有"是故天温日明，则人血淖液而卫气浮，故血易泻，气易行；天寒日阴，则人血凝泣而卫气沉……四时者，所以分春秋冬夏之气所在，以时调之也……法往古者，先知《针经》也。验于来今者，先知日之寒温、月之虚盛，以候气之浮沉，而调之于身，观其立有验也"的论述，而这一观点基本与《难经·七十难》中"春夏者，阳气在上，人气亦在上，故当浅取之；秋冬者，阳气在下，人气亦在下，故当深取之"的观点基本是一致的。窦默的理论看似与《素问·八正神明论》和《难经·七十难》是一致的，但实质是不同的。窦默将《素问·八正神明论》《难经·七十难》和《素问·刺要论》进行了有机的结合。《素问·八正神明论》《难经·七十难》所讲的是卫气和阳气随环境冷暖的沉浮变化。春夏两季为阳，天气转热，人体卫气则浮越于浅层，即"天温日明，则人血淖液而卫气浮"。秋冬两季属阴，天气转凉，主收藏，卫气则沉潜于人体深层，即"天寒日阴，则人血凝泣而卫气沉"。因此要"以候气之浮沉，而调之于身"。而《素问·刺要论》讲的是针刺要根据病的浮沉而调整深浅，即"病有浮沉，刺有浅深，各至其理，无过其道"。窦默将这两段所论述的内容进行了结合，认为人体的卫气和病气的浮沉变化是相一致的，即"其气在外，人气亦浮"和"其气在内，人气在脏"，针刺深浅应该顺应这种变化以便能够更好地达到调气的目的。这种观点是符合临床实际的，因此一直被历代医家认可和使用。虽然这里只是提到了季节变化对针刺深度的影响，但明白了其中的道理就可以举一反三推广应用。《针经指南·针经标幽赋》中"察岁时于天道"并不仅仅是指四季的周期变化，它还包含各种时间周期的变化。例如，一天当中人体气血会随着时间的推移出现规律性的深浅变化，而一月当中人体气血的深浅和多少也有其变化规律，那么如何掌握不同时间针刺深浅的变化就是每位良工上医所应该考虑的问题了。

由于针刺深度随季节变化的情况，只是窦默举例以明其理而已，因此，在应用时不能机械照搬，不仅要知其然还要知其所以然。窦默的"春夏刺浅，秋冬刺深"的观点来源于《黄帝内经》和《难经》，所反映的原理是针刺应该根据实际情况调节针刺的深度以达到最佳治疗效果，季节变化只是其中一个因素而已。决定最佳针刺深度的因素不仅仅是时间季节这一个方面，最佳的针刺深度还受到病位深浅、病性寒热、患者体态、病程长短等多方面因素的影响。窦默的可贵之处就是通过对"春夏刺浅，秋冬刺深"的分析论述，更直白地告诉了我们决定最佳针刺深度的关键因素，简单明了地揭示了这个问题的本质，这就是"气在哪一层，针到哪一层"。当然"人气"和"病气"二者虽然在一起，但究竟是病气随人气而浮沉，还是人气随病气浮沉，窦默并没有交代。现代临床应用中一般认为：新感外邪在表者，卫气抗邪于表，其脉浮当浅刺；病邪稽留经脉者，病气与人气随季节沉浮，可随四季环境变化决定深浅，病邪进一步深入，入于脏或久病着于某处，人气多随病邪留恋，多需要深刺。当然这只是一般情况，仅供参考，临证之时还需灵活对待。

2. 日时迁变，流注开阖

除了认为针刺深度受到时间因素的影响外，窦默还非常重视时间因素对选穴的影响。

这一点突出表现在其对择时取穴方法的应用。现在临床所应用的纳甲法、纳子法等子午流注针法以及灵龟八法、飞腾八法等时间针法都是这种选穴方法的体现。其中子午流注纳甲法，是通过金元时期针灸家阎明广所著的《子午流注针经》一书公开于世的。该时期恰恰与窦默所处年代基本重合。在其著述中虽然没有提及子午流注纳甲法的名字，但有些文字很明显与子午流注纳甲法相关，如《针经指南·针经标幽赋》中"推于十干十变，知孔穴之开阖；论其五行五脏，查日时之旺衰"，就已经涉及十天干与腧穴开阖的关系。子午流注纳子法的出现晚于子午流注纳甲法，较为完整的子午流注纳子法最早出现在明代医家的著作当中，但是通过《针经指南·针经标幽赋》所载内容可以确定在窦默时代子午流注纳子法已经基本成型或已十分完备。《针经指南·针经标幽赋》中记载的"一日刺六十六穴之法，方见幽微；一时取一十二经之原，始知要妙"，以及在《针经指南·古法流注》章节中所提到的"经云：其气始从中焦注手太阴、阳明，阳明注足阳明、太阴；太阴注手少阴、太阳，太阳注足太阳、少阴；少阴注手心主、少阳，少阳注足少阳、厥阴；厥阴注还于手太阴。如环无端，周流不息，昼夜行流，与天同度。此法如气血所旺之经络，于一经中井、荥、输、经、合，迎随而补泻之。亦用东方实而西方虚，泻南方而补北方是也"等，就是子午流注纳子法的基本原理。通过这些文字也可以看出，窦默认为部分腧穴的开阖是存在时间性的，且开阖时间是有特有规律的，甚至是可以准确推算的，同时也能说明窦默对这些按时取穴方法十分推崇。尽管窦默的著作中没有确切提出子午流注纳甲法及纳子法的名称，但其所论述的内容已经涵盖了子午流注纳子法和纳甲法的核心理念，因此完全可以透过其论述推测出当时子午流注针法已经出现，并且受到了窦默等针灸医家的广泛认可。

虽然窦默在著作中没有对按时取穴的另一重要组成部分灵龟八法与飞腾八法等进行具体论述，但其非常重视八脉交会穴的使用，并且对八脉交会穴的取穴方法、针刺方法、主治病证等均做了非常详细的描述。而这些恰恰正是灵龟八法与飞腾八法得以形成和流传的基础。其弟子王开之子王国瑞所传出的飞腾八法无论是师承谱系还是理论构架都与窦默的学术理论有着密不可分的关系。近年来，很多学者对子午流注、飞腾八法、灵龟八法等择时取穴法进行了试验研究和临床观察，证实了这种按时取穴方法的科学性和有效性。而窦默的针灸理论著作对这些时间针灸学的发展和承传起到了重要的推动作用。

近代，子午流注、灵龟八法、飞腾八法等按时开穴法应用较为广泛，相关研究也很多，疗效也已经得到反复的证实，但养子时刻法使用和研究的则较少。在应用中，子午流注纳子法最为方便，应用也最广，而子午流注纳甲法目前多采用单玉堂先生的142530推算法。该方法相对于阎明广和徐凤的推算方法具有各个时辰均有开穴及推算方法较为简单的优势，因此临床应用亦不少。灵龟八法及王国瑞的飞腾八法均是在窦默交经八穴的理论影响下掺入后天八卦及日、时之干支发展起来的。因王国瑞与窦默的师承关系，其飞腾八法受窦默理论影响必然更大。但遗憾的是现代研究所使用的飞腾八法已非王国瑞的飞腾八法，而是徐凤的飞腾八法，原因如下。其一，徐氏的方法较王氏的方法推算起来简单很多，临床便于使用。其二，王氏飞腾八法算法与灵龟八法相似，但不如灵龟八法完善、可信度更高。然而飞腾八法与灵龟八法在原理上是截然不同的，至于疗效之优劣，尚未发现有说服力的相关研究。在应用方面，临床报道及名家的经验介绍显示以上各法均可应用于各科疾患。有学者提出，纳甲法更善于治疗寒热证，长于祛风散寒，温经通络；纳子法长于治疗脏腑虚燥证；灵龟八法善于治疗急性痛证；飞腾八法善于治疗急性脑梗死之肢体不遂。就笔者多年使用以上方法的经验来看，纳子法治疗对仅在每日某一时辰发病或症状加重的病证效果极佳；纳甲法治疗杂病时，如症、时、穴三者相合则效果非常明显。灵龟八法治疗杂症时，如位、时、穴三者相合则效果奇佳，飞腾八法因笔者应用较少尚无心得。以上仅是一家之言，以资同道，共同探索。

3. 补泻宜忌，合于日月

窦默对针刺补泻方法的发展做出了重要贡献，他提出的"寒热补泻"之法为后人的"烧山火"和"透天凉"针法打下了基础。他在《针经指南·真言补泻手法》中《手指补泻》一节所提出的十四种手法对后世针刺补泻影响深远。窦默在补泻方面不仅仅重视补泻手法的操作，同时他也非常重视时间因素对补泻的影响。窦默在《针经指南·针经标幽赋》中"由是午前卯后，太阴生而疾温。离左酉南，月朔死而速冷"纲领性地概括了时间因素在补泻中的作用，充分体现出窦默针灸补泻操作必须要与时间的轮转迁移相协调的理念。其中"午前卯后"和"离左酉南"是指太阳在天空中的位置对补泻的影响，窦默认为一天之中的上午较为适合使用温补的方法，也就是太阳逐渐升起的"午前卯后"；而太阳逐渐下落的"离左酉南"，即下午这段时间，适合使用泻热的方法。这是一种顺势而为，借助自然之力的补泻理念。这种与时间相关的补泻方法从根本上也是来源于《黄帝内经》，并在此基础上有所发展创新。上午太阳逐渐升起，气温逐渐升高，人体的阳气逐渐隆盛，即《素问·生气通天论》所言"故阳气者，一日而主外，平旦人气生，日中而阳气隆"，此时可以借助针刺手法顺势进行温补操作，使温补的效果得到加强。下午这段时间，太阳逐渐西下，气温逐渐降低，也就是《素问·生气通天论》所言"日西而阳气已虚，气门乃闭"，此时随着人体阳气逐渐沉潜于内，而采取泻其热的操作，可达事半功倍的效果。这种补泻的实质是在天人合一理论的指导下，借助太阳的轮转对人体阳气盛衰的影响，而放大补泻操作的效果。

除了太阳以外，月亮对人体气血盛衰变化的影响也十分明显，并且也有其固有的规律，由《素问·八正神明论》中"月始生则血气始精，卫气始行；月郭满，则血气实，肌肉坚；月郭空，则肌肉减，经络虚，卫气去，形独居"，可知人体气血盛衰是随着月相的圆缺变化而变化的。因此，窦默对月相变化在补泻效果方面的影响也十分重视。《针经指南·针经标幽赋》中"太阴生而疾温"和"月朔死而速冷"正是以此为依据提出的月相变化对针灸补泻时机的影响。当然月相的变化是有其固有的时间规律的，初一到十五，由朔月到望月，也就是阴历上半个月，月相是由缺逐渐转圆，相对应的人体气血是由衰到旺，此时适宜顺自然之势对虚损的患者采取温补之法，以借助月相表现的自然环境变化的力量使温补的力度加强；而十六到三十，由望月到晦月，也就是阴历下半个月，月相是由圆转缺的过程，人体气血大体也是由盛转衰，此时适宜对燥热之患者使用泻法，以借助自然之势，加强泻热的效果。而"望不补而晦不泻，弦不夺而朔不济"更是明确提出了根据月相盈亏所产生的补泻时间禁忌。现在已经有学者通过研究发现，月相变化与包括冠心病在内的某些疾病的发病有明显的相关性，这也从另一个角度佐证了窦默提出的在特定月相变化时需注意补泻禁忌的正确性。

窦默所提出的补泻与时间因素的关系是根据自然环境变化及针灸临床的实际情况得出的，是很灵活的；同时也是在天人相应的观念下自然演化出来的，并不是机械套用，可以说是中医天人合一理论的自然产物。如他认为"望""朔"两日均不宜使用补法，"弦"日不适合用泻法，就明显体现出窦默注重实际的特点。如果单纯按照月相圆缺对应气血多少的规律，则很难解释"朔"日为何不宜使用补法，"弦"日为何不宜使用泻法。《黄帝内经》没有"弦不夺""朔不济"的相关论述，但窦默于经典理论之外提出的"朔"日不能用补法，"弦"日不能用泻法，是完全从自然环境随时间变化的实际情况出发，确实体现出了中医天人合一的思想。按照天人合一的理论，从潮汐变化和人体气血对应关系来看，潮水高涨对应人体的气血隆盛，朔日和望日前后都是天文大潮，潮水高涨，人体气血旺盛，因此不宜用补法；而弦日是潮汐最小的时候，对应人体气血最衰弱的时候，因此不宜用泻法。可以说窦默的这一观点的提出是对《素问·八正神明论》所言"月生无泻，月满无补，月郭空无治，是谓得时而调之"的非常必要的发扬和补充。

窦默在补泻中注重时间因素是非常符合临床实际的，在操作手法上，不同时间补泻操作的效果确实是有一定差异的，有时还是十分明显的。笔者近年来在安排患者就诊时间时有意将虚寒证患者和脾胃病的患者安排在上午就诊，而实热证和腰腿疼的患者安排在下午就诊，感到确实有助于提高治疗效果。但是对于窦默所提出的与月相盈亏相关的针灸补泻时间宜忌等，现在的针灸医师临床使用已经不多了。这些时间宜忌与虾蟆忌、人神忌、尻神忌、太乙忌、建除忌、血忌等不同。其理论根据来源于中医经典，符合中医学天人合一的基本观点，与自然环境随时间的规律性变化相应，并与现代人体生物钟理论相符合，也就是说他有明确的自然因素影响做基础，因此，至今仍有部分医家在临床中进行探索和使用，并且已有研究证明其具有一定的临床使用价值。就笔者体会初一、十五和上下弦月时针灸，患者和医者的自身状态均有明显区别，这种区别对针灸效果有一定的影响，特别是对一些危重患者还是需要谨慎对待的。

4. 太一禁忌，遵于《内经》

针灸禁忌自古有之，禁忌的内容涉及针刺穴位、针刺部位、操作方法、针刺时间、患者状态、患者脉相、针刺深度、针刺方向等方方面面，其中针刺时间禁忌涉及内容众多，常见的有虾蟆忌、人神忌、尻神忌、太乙忌、建除忌、血忌等。随着科学日益昌明，这些关于时间禁忌的内容大部分都存在较大争议，因此目前这些时间禁忌在临床中应用较少。由于受所处时代的影响，窦默注重针灸的时间禁忌，在其著作中涉及时间禁忌的内容是多方面的，其中有些内容沿用至今，仍然在指导着临床实践，具有很大的实用价值。《针经指南》一书中专门收录有《杂忌法》一章，其内容大部分是论述时间禁忌的。在窦默的年代，虾蟆忌、人神忌、尻神忌、太乙忌、建除忌、血忌等均早已经出现，但窦默只是对太一忌即太乙忌进行了详细论述并引图说明，足见其重视程度，究其原因可能是因为太一忌源出于《黄帝内经》。此外，窦默本身是儒家理学的传人，儒家理学对《周易》及数术方面研究较为深刻，而太一忌基本讲的是时间与针刺部位禁忌的关系，即在某一时间段内，不能针刺身体的某个部位，其理念很容易与后天八卦相合，其表达形式又与后天八卦数术的形式较为相似和接近，很容易套用到理学的系统之中，因此独受窦默的青睐。窦默的这种理论倾向，在王国瑞所传出的飞腾八法中也有明显的体现。尽管该禁忌受到窦默的重视，但由于现代研究很难证实其实用性，因此临床已经基本不再使用。

对于常见的有虾蟆忌、人神忌、尻神忌、太乙忌、建除忌、血忌等时间禁忌，自古就有很多争议。有的医家如孙思邈等的态度是置而不论；有的医家认为有些可遵守有些则不必遵守，特别是急危之症时不必拘泥于这些禁忌，其代表医家如杨继洲等；还有一些医家如高武等则持鲜明的反对态度。现代对这些禁忌的研究较少，大部分同道认为这种禁忌缺乏科学性，无须理会，但也有少数同道进行了相关的探讨和研究，多从"宜""忌"两个方面进行推导，认为按时开穴属于"宜"已经得到了多方面的证实，那么"忌"的方面也不应该一味否定。还有同道采用统计的方法对"宜""忌"进行了完整的时间周期对比，发现两者是基本统一的。现在只有极少数医家还在遵循这些禁忌，认为这些禁忌有一定临床意义。笔者认为任何事情在没有进行科学的研究前都不能轻易否定和肯定，就笔者个人临床体会而言，治疗一般非危急重症的疾患时，违反这些禁忌可能会对临床效果有一定影响或出现出血等一些不良反应，但尚未见到因此而出现危及生命的情况。由于这类禁忌名目错综，尚未形成有效的观察数据，因此无法断下结论。

随着科学的不断发展和医学理念的不断进步，人体生命节律的周期性变化也越来越受到生物学家和医学家的重视，相关的研究成果也在不断地应用到临床中，时间针灸理念也逐渐受到了广大针灸医家的重新审视。窦默作为元代的名臣、著名的针灸家，在时间因素对针灸效果的影响方面进行了较为深入的思考、实践和归纳。通过对窦默的生平和对他的针灸理论的研究，不难发现，窦默以天人合一为理论基础，顺势而为为手段，将时间因素从不同角度不同层面应用于针灸临床中。窦默重视实际，尊古而不泥古，在继承发扬经典理论的基础上还根据实际情况对经典理论进行了适当的发展创新。如"望不补而晦不泻，弦不夺而朔不济"的提出即是在经典理论基础上的进一步发展，这种发展来源于经典中医理论与临床实际的有机结合，因此有其坚韧的生命力。尽管在其论述当中也有一些不能被现代人认可的内容，如太一忌等，但其理念相对于虾蟆忌、人神忌、尻神忌、建除忌、血忌等其他时间禁忌更明显地体现出天人合一的中医观念，也更易于被医者理解和接受。这些时间禁忌虽然目前临床应用者无几，但仍受到一些针灸同道的重视，在逐渐开展相关内容的研究。

总之，在窦默的针灸理论中，各个方面均体现出了治疗力求与时间相应以达到天人合一的思想理念。随着科学技术的逐渐进步，相关研究的成果也会越来越多地被应用于西医学及针灸临床当中。生命状态节律性变化的更多奥秘也必将会不断被揭示出来，时间因素在针灸学临床实践中的作用，也必将越来越受到广大医家的重视，相关成果必然会释放出更加璀璨的光芒。

二、补虚泻实，多法并用

窦默重视针刺补泻，其对针刺补泻方法的论述分散在《针经指南》中的《真言补泻手法》《气血问答》及《针经标幽赋》等多个章节中。其著作中所涉及的补泻方法包括了迎随补泻、呼吸补泻、手指补泻、开阖补泻、寒热补泻、生成数补泻等，这些内容几乎涵盖了目前针灸临床所使用的全部补泻方法；对其认为重要的或其所提出的特殊补泻方法，如寒热补泻法、迎随补泻法、呼吸补泻法、手指补泻法、生成数法等均设立专题进行了较为细致的论述；对诸如开阖补泻等简单常用的补泻方法仅是提到名称或仅在其论述补泻方法时有所体现。窦默不仅仅注重针刺补泻操作方法，在其著作中还强调了时间因素对补泻的影响，并对补泻中的一些争议提出了自己的看法。窦默对针刺补泻的思考和应用包含了从理论到操作所涉及的各个方面，并在前人的基础上进行了创新和发展，已经形成了一套完整的针刺补泻理论及操作体系，并对后世针刺补泻的发展产生了深远影响。

1. 理论渊源，传承《素》《难》

补泻方法作为调气的重要方法，一直是针刺手法中的重要组成部分之一。对于补泻方法的论述早在《黄帝内经》和《难经》时期就已经出现。尤其是《黄帝内经》当中对补泻方法的论述已经非常丰富，涉及操作方法、补泻时机及补泻标准等多个方面。但《黄帝内经》之后，除《难经》在补泻方法上对《黄帝内经》的论述有所突破和创新外，一直到宋代各种文献对于补泻的论述基本与《黄帝内经》和《难经》相同，这种情况一直延续到窦默《针经指南》一书的出现。《针经指南》记录了大量窦默针对针刺补泻原理及操作方法的论述，其中不乏发扬创新之处。

然而通过对窦默补泻论述的综合分析和对比，不难发现其补泻方法及相关理论的主要来源仍是《素问》和《难经》。其在《针经指南·真言补泻手法》中对于补法的论述是"左手掐穴，右手置针于穴上，令病人咳嗽一声，针入透于腠理，复令病人吹气一口，随吹针至分寸，待针沉紧时，转针头向前，以手循扪，觉气至，却回针头向下，觉针沉紧，令病人吸气一口，随吸出针，急闭其穴（谓一手急捻孔是也。）虚羸气弱痒麻者补之"，这与《素问·离合真邪论》中对于补法的论述"必先扪而循之，切而散之，推而按之，弹而怒之，抓而下之，通而取之，外引其门，以闭其神。呼尽内针，静以久留，以气至为故，如待所贵，不知日暮。其气以至，适而自护，候吸引针，气不得出，各在其处，推阖其门，令神气存，大气留止，故命曰补"的基本操作大部分是一致的。窦默保留了《素问·离合真邪论》补法的主体呼吸补泻和开阖补泻的操作，补充了进针和行气的针法技巧及通过手下的感觉判断是否得气与气至的内容，并对刺前的辅助手法进行了简化，使得整体操作更符合临床实际的需求。《针经指南·真言补泻手法》中论述的泻法是"左手掐穴，右手置针于穴上，令病人咳嗽一声，针入于腠理，复令病人吸气一口，随吸气入针至分寸，觉针沉紧，转针头向病所，觉气至病，若觉病退，便转针头向下，以手循扪，觉针沉闷，令病人吹气一口，随吹气一口，徐出其针不闭其穴，命之曰泻。丰肥坚硬疼痛者泻之"，这与《素问·离合真邪论》中论述的泻法"吸则内针，无令气忤。静以久留，无令邪布。吸则转针，以得气为故。候呼引针，呼尽乃去，大气皆出，故命曰泻"的操作也基本一致，窦默在行气的方法和针刺的技巧上进行了适当的补充发挥。此外与《素问·离合真邪论》相比，窦默还对补法与泻法的应用指征进行了提炼，认为"虚羸气弱痒麻者补之"，"丰肥坚硬疼痛者泻之"，这为后人对补、泻方法的正确应用提供了简单实用的标准。窦默除了补泻的操作方法与《素问》的方法相同，在其著作中亦多次直接引用《素问》原文对补泻的有关内容进行分析，如《呼吸补泻》及《〈素问〉泻必用方补必用员》等节，均对《素问》内容进行了直接引用，甚至还将"素问"写入标题，这些都能重复说明窦默的针刺补泻理论和操作方法主体是承袭的《素问》中的针灸方法和理论。

除了承袭《素问》的补泻方法和理论外，窦默的针刺补泻理论和方法有相当部分还来源于《难经》。《针经指南·真言补泻手法》中"迎随补泻"中提到"经云：东方实而西方虚，泻南方而补北方，何谓也？此实母泻子之法，非只刺一经而已。假令肝木之病实，泻心火之子，补肾水之母，其肝经自得其平矣。五脏皆仿此而行之"，以及《针经指南·古法流注》中"此法如气血所主之经络，于一经中井、荥、俞、经、合，迎随而补泻之。亦用东方实而西方虚，泻南方而补北方是也"中所出现的"东方实而西方虚，泻南方而补北方"的说法即是出于《难经》，这里的"经云"的内容即是指《难经·七十五难》或《难经·七十九难》中的内容。此外《针经指南·真言补泻手法》中提到的"春夏刺浅，秋冬刺深"及"春夏各致一阴，秋冬各致一阳"的观点虽是引用《黄帝内经》，但其解释说明的主体部分则是引用了《难经·七十难》中的内容。窦默在《针经指南·针经标幽赋》中提出"原夫补泻之法，非呼吸而在手指"的观点，就是在《难经·七十八难》"补泻之法，非必呼吸出内针也"，及《难经·七十六难》"从卫取气"和"从荣置气"的基础上进一步衍生发展而来。由此可见，窦默的针刺补泻理念与方法除了来源于《素问》外，还来源于《难经》中针灸补泻的理论及方法。

窦默承袭了《黄帝内经》与《难经》的针灸理论，说理精辟，解释详见，有所发扬，临床实用性强，因此受到后世医家的广泛重视，其补泻理论和补泻操作方法被后世医家纷纷引用发扬，对后世针灸补泻的理论及操作影响深远而巨大，现代针灸临床当中所常用的补泻方法多与窦默的补泻理念有着密切的关系。

2. 特色鲜明，勇于创新

通过梳理窦默所叙述的补泻原理及其所提供的补泻方法，不难发现其针刺补泻理念主要有如下特色。

（1）补泻兼施之时，宜先补而后泻：传统的中医理论认为阴阳是相生相克，相辅相成的矛盾统一体，时刻处于消长平衡的状态当中，阳盛则阴衰，阴盛则阳衰，虚与实往往是相对而言，同时存在的。因此，在针刺过程中很多时候需要采用补泻兼施的方法才能更好地使阴阳达到平衡状态，进而使人体机能恢复正常。既然需要进行补泻兼施的操作，就会涉及补泻先后的顺序问题，对此窦默在《针经指南·呼吸补泻》中提出了"若阳气不足，而阴血有余者，当先补其阳，而后泻其阴。阴血不足而阳气有余者，当先补其阴，而后泻其阳，以此则阴阳调和，荣卫自然通行，此为针之要也"的观点，并认为这是针刺操作中必须注意的"针之要也"。这种看法与《难经·七十六难》中"其阳气不足，阴气有余，当先补其阳，而后泻其阴；阴气不足，阳气有余，当先补其阴，而后泻其阳。营卫通行，此其要也"的论述几乎完全相同，此外《灵枢》当中也有类似观点。据学者考证，《灵枢》在历史上曾经消失过一段时期，窦默并未读到过《灵枢》，因此窦默应当是沿袭了《难经》的观点，主张当需要补泻兼施时，应当先补而后泻。

现代医家在应用补泻时多数与窦默相同，认为对于阴阳不平衡，需要补泻兼施时应当先补后泻。因为，在治疗疾病的过程中，泻法较容易很快达到目的，补法则起效较为缓慢，如先泻后补则不容易使气血阴阳达到正常水平的平衡。也有医家认为，阴盛阳衰之时不可泻阴只可补阳，阳盛阴衰时可补阴泻阳，此说亦有一定道理，在此一并提出以供大家参考。

（2）补泻操作之时，核心在于手法：窦默在《针经指南·针经标幽赋》中提出"原夫补泻之法，非呼吸而在手指"的看法，并在《针经指南·真言补泻手法》中"手指补泻"一节对这一看法进行了较为详细的论述以明其理。该观点的来源是《难经·七十八难》中"补泻之法，非必呼吸出内针也"。窦默应是针对当时医家对呼吸补泻的误解而提出这一观点的，应当注意的是窦默这一观点所阐述的并不是补泻时不需要配合呼吸，而是认为呼吸本身并不是补泻的关键，呼吸过程中所实施的操作手法才是补泻的关键。补泻操作时手法配合呼吸是为了更好地使手法发挥作用，以达到补泻目的，这一点在《针经指南·真言补泻手法》"呼吸补泻"一节中论述得非常清晰。该节论述认为补法的核心是"从卫取气"，泻法的核心是"从荣置气"。从卫取气，并使气不得外泄，各在其所发挥作用，这就可以起到补益的作用。从荣置气，就是使已有之气泻出体外，弃置不用，从而起到泻气的作用。在补泻操作过程中，通过手法可以达到取气和置气的目的，而呼吸在这个过程中是为了使手法更好地发挥作用达到最佳补泻效果的操作时机。窦默一方面强调了"原夫补泻之法，非呼吸而在手指"，另一方面为了使手法更好地发挥作用，在补泻操作时并没有放弃对呼吸的应用。因此，他的补泻方法中仍是手法与呼吸配合进行的。

目前，临床所用的呼吸补泻多数强调以呼吸为主达到补泻作用，操作时往往配合简单的提插手法，单纯操作的补泻效果存在争议，亦有个别医家在针刺后嘱患者进行不同的呼吸吐纳方法以达到补泻的目的。现在临床医家基本能够达到共识的是，补泻操作时加入呼吸的因素可以加强补泻的作用，因此在烧山火、透天凉等复式手法中往往加入呼吸配合。

（3）补泻择时而行，力求天人相应：窦默对补泻的时机非常重视，尤其是非常讲究对时间因素的把握。因时制宜是中医学达到天人合一的重要方法，早在《黄帝内经》时期古人就已经认识到人体的气血情况是按照一定的时间周期发生规律性变化的。窦默认为进行补泻操作时只有顺应人体气血的这种周期性变化才能更好地达到补泻效果。窦默的这一理念在《针经指南·针经标幽赋》中表现得淋漓尽致。《针经指南·针经标幽赋》开篇即指出"拯救之法，妙用者针。察岁时于天道，定形气于余心"，认为时间因素是针灸操作时需要考虑的最重要的因素之一。赋中"由是午前卯后，太阴生而疾温；离左酉南，月朔死而速冷"集中论述了补泻操作的时间选择，认为上半月及上午适合补法操作，下半月及下午适合泻法操作。此外，在补泻的禁忌方面还特别强调了"望不补而晦不泻，弦不夺而朔不济"等补泻的时间宜忌。通过这些论述不难看出窦默认为时间因素是影响补泻效果的重要因素之一，补泻操作应根据人体气血随不同时间周期的变化择时而行，以达到天人合一，进而加强补泻效果，规避补泻时意外的发生。窦默的这一观点与现代研究所证实的人体的健康情况及生命状态具有周期性变化的观点是相一致的，是值得探索和提倡的。

窦默在补泻中巧妙地利用了人体生理功能的时间周期性变化，丰富了传统中医天人相应的内容，对后世医家产生了深远的影响。从现代针灸临床的应用来看，很多医家越来越重视不同时间补泻效果的差异。如纳子法补母泻子的时间选择，不仅被现代临床广泛应用，而且还有很多同道进行了临床试验研究对其效果进行了证明。对于日月运行周期对补泻的影响，近代医家研究不多，但临床亦有人采用，认为对于危重患者实施补泻操作时当更加重视此类因素的影响。

（4）寒热补泻之法，后世影响深远：窦默对针刺补泻的重要贡献之一是在《素问》的针刺补泻理论基础上，正式提出并创立了"寒热补泻"之法。该方法源于《素问·针解》篇中"刺虚则实之者，针下热也，气实乃热也。满而泄之者，针下寒也，气虚乃寒也"对针刺补泻的描述。该段不仅提出了针刺补泻可以使患者产生寒热的现象，还指出了其原理是"刺实须其虚者，留针阴气隆至，乃去针也。刺虚须其实者，阳气隆至，针下热乃去针也"，即通过针刺使阴气隆则寒，使阳气隆则热。但是该篇并没有提供具体的操作手法，只是作为针刺补泻的一般现象提出。窦默在此篇的基础上，不仅提出了一套能够在补泻时使患者产生明显寒热感觉的针刺操作方法，而且还将该方法命名为"寒热补泻"。该方法综合了呼吸、捻针等多种操作，从阳引阴，从阴引阳，并结合以生成数的鼻吸口呼或口吸鼻呼的吐纳诱导方法，以达到使患者产生寒热感觉的目的。该方法对后世影响深远，从某种意义上讲为烧山火、透天凉手法的出现奠定了基础。

由于寒热补泻在治疗实热及虚寒证方面的独特效果，该类手法一直在临床上沿用至今。窦默之后，很多医家的著作中均有类似手法的记载，并逐渐被发展成为"烧山火""透天凉"这两种特殊的复式手法。现代很多临床针灸家均对"烧山火"与"透天凉"等寒热补泻的手法进行过较为深入的研究。由于不同医家的"烧山火""透天凉"操作各不相同，现代临床使用过程中，很多医家将其进行了简化，其最终目的仍是取凉或取暖，这与窦默的寒热补泻理念是一致的，操作上也更加类似窦默的寒热补泻操作。

（5）迎随补泻之法，承袭《难经》思想：关于迎随补泻，历代医家论述各有不同。多数针灸医家认为《黄帝内经》中所提到的迎随既是用于借代整体补泻，又是一种具体的补泻操作方法。如《灵枢·九针十二原》中"逆而夺之，恶得无虚，追而济之，恶得无实。迎之随之，以意和之，针道毕矣"里的"迎随"不是特指某种补泻针法，而是特指"补泻"而言；而《灵枢·终始》中"阴者主脏，阳者主腑，阳受气于四末，阴受气于五脏，故泻者迎之，补者随之。知迎知随，气可令和"的迎随则是指一种特定的补泻方法。张世贤、李梴等医家根据《难经·七十二难》的论述，认为迎随补泻是指针尖方向与气血运行方向的顺逆而言，针尖与气血运行方向相同为"随"为"补"，相反则为"迎"为"泻"。除此之外，历代医家对迎随的补泻方法还有多种不同认识，如《难经·七十九难》提出"迎而夺之者，泻其子也；随而济之者，补其母也。假令心病，泻手心主俞，是谓迎而夺之者也；补手心主井，是谓随而济之者也"。窦默所采用的迎随补泻之说主要就是依据《难经》这一说法而来，并将其与《难经·七十五难》中的"东方实，西方虚；泻南方，补北方"的理论结合在了一起。其《针经指南·真言补泻手法》中《迎随补泻》一节中提出了"经云：东方实而西方虚，泻南方而补北方，何谓也？此实母泻子之法，非只刺一经而已。假令肝木之病实，泻心火之子，补肾水之母，其肝经自得其平矣。五脏皆仿此而行之"的观点。此观点认为《难经·七十五难》中"泻南补北"的方法实质是利用"实则泻其子，虚则补其母"的五行生克原理实现的，并将其归入了《难经·七十九难》中的"迎随补泻"方法当中。所不同的是《难经·七十九难》中的迎随补泻只是利用同一经脉上的穴位五行相生关系进行的补母泻子，而"泻南补北"法是利用不同脏腑经脉的五行属性的生克关系进行的补母泻子，为此窦默还特别补充了"此实母泻子之法，非只刺一经而已"的解释说明。这是窦默对《难经》的"迎随补泻"进行了进一步的阐释和发挥。

"迎随补泻"是现代针灸临床常用的补泻方法之一。现代多数医家对"迎随补泻"方法认识较为一致，即认为"迎随"是指针尖方向与气血流注方向的关系，即针尖的方向与经脉气血流注的方向相同为"随"为补法，针尖的方向与经脉气血的流注的方向相反为"迎"为泻法。窦默的"迎随补泻"方法，多被归为五行生克补泻法的范畴，在临床中被广泛运用。

（6）主张多法并用，利于临床实际：窦默对针灸的发展贡献颇多，其中一个重要贡献就是归纳了十四种针刺时的手法，此后各个时期的针灸医家所归纳的针刺操作手法均是以此为基础的。窦默所归纳的十四种手法均属于单式手法，其中有的手法偏于补，如"弹法""扪法"，而有的手法偏于泻，如"摇法"。但窦默在补泻操作之时往往是多种手法综合应用。《针经指南·真言补泻手法》中开篇所介绍的"补法"和"泻法"即是呼吸补泻、开阖补泻及手法补泻的综合运用。从其所处的开篇位置及直接冠以"补法"和"泻法"之名，可以推测这种补泻操作方法应是窦默经常使用的基本补泻法。而后文所列的手指补泻、迎随补泻、生成数法以及与时间相关的补泻因素等均可很自然地与此法叠加配合使用。此外，《针经指南·针经标幽赋》中"循扪弹怒，留吸母而坚长；爪下伸提，疾呼子而嘘短。动退空歇，迎夺右而泻凉；推内进搓，随济左而补暖"等对补泻手法的集中论述，也是以多种方法联合应用的形式出现的。由此可以看出，窦默在实际进行补泻操作时主张多法并用，以取得最佳补泻效果。

从现代的临床补泻操作来看，多种补泻方法的综合应用，有助于提高补泻手法的效率，更容易达到补虚泻实的目的，非常符合临床实际需要，所以绝大多数临床针灸医师都是将两种补泻操作方法并用，其中最常见的是提插与捻转配合使用。但如窦默将呼吸、手法、时间宜忌及迎随等如此多的因素同时使用的并不多见，除非是在"烧山火""透天凉"等复杂的操作中，才会考虑3种以上的补泻方法。

（7）随病左右所在，提倡患侧补泻：针刺治疗疾病时是双侧取穴还是单侧取穴，自古就有争论。《黄帝内经》中既有，双侧取穴之"阴刺"法，又有单取对侧穴位的"巨刺""缪刺"法。由于窦默所处时代对此问题是有争议的，这才出现了其弟子提出该问题，窦默解答以释疑。《针经指南·气血问答》记载："问曰：周身之穴各有两，如补泻时，只刺病所耶？两穴俱刺耶？答曰：不然，随病左右而补泻之，左则左补泻，右则右补泻。"然而窦默对该问题的论述过于简单，没有进行进一步解释，但这一问题又是针刺补泻及治疗操作时难以回避的问题，因此有必要进行更深入的探讨。《针经指南·针经标幽赋》中有"交经缪刺，左有病而右畔取；泻络远针，头有病而脚上针。巨刺与缪刺各异，微针与妙刺相通"的论述，这与"左则左补泻，右则右补泻"看上去是有矛盾的，但如深入分析则不然。"巨刺""缪刺"之说分别来源于《素问·调经论》和《素问·缪刺论》等章，虽都是左病治右，右病治左，但二者存在本质上的不同。巨刺是说患者症状在左侧，但右脉有异常者，可刺右侧腧穴；缪刺则讲的是疾病流溢于大络，还未入于经者，左注右，右注左，此时患者只有症状，但脉相尚无明显变化，可采取左病刺右，右病刺左的缪刺法。在《针经指南·针经标幽赋》中"交经缪刺，左有病而右畔取"的"病"应指症状而言。因病邪尚未流注入经，因而脉相没有异常变化，所以采用缪刺。《针经指南·气血问答》中的"病"应当是指病已入经，脉相发生异常变化。《黄帝内经》中，诊断是虚是实，虚实所在，决定是补是泻，以及判断补泻操作是否到位的标准都可以根据脉相。因此《针经指南·气血问答》所说的"随病左右而补泻之，左则左补泻，右则右补泻"应是指随病脉在左在右，并以脉相分清虚实，左则左补泻，右则右补泻。

现代临床当中，对于刺左刺右，仁者见仁，智者见智。就中风一侧肢体瘫痪而言，有主张先刺患侧再刺健侧的，有主张只刺患侧的，亦有少数医家主张只刺健侧。笔者认为针刺治疗应当遵《黄帝内经》之旨，根据患者疾病发展的过程及脉相与证的关系灵活取穴，不可执一而废本，综观窦默的相关论述，亦是此理。

针刺补泻操作是针灸调气的重要手段之一，也是针刺治疗的重要组成部分，历代医家都非常重视对补泻方法的研究和使用。窦默作为金元时期最为著名的针灸家，他的针刺补泻理念和针刺补泻操作方法对后世影响巨大，促进了后世针刺补泻手法的发展，直到现在窦默的很多用之有效的针刺理念和补泻方法仍然广泛地应用于针灸临床当中。当代著名针灸家张缙教授认为窦默的《针经指南》是我国针刺手法发展的第二次高峰的代表之一，并将窦默称为"针刺手法学派的至圣"。

第二节　临证心得

窦默是古代著名的针灸医家，其针灸学术思想对后世影响深远，其倡用针法、擅长使用特定穴、重视针刺手法及针刺禁忌、提倡天人相应的整体针刺观等，一直指导着后世针灸临床。我们团队在针灸实践中，也深受影响，现从以下几个方面录下心得体会，以飨同道。

一、重视特定穴，擅用八脉交会穴

1. 重视特定穴

特定穴是具有特殊治疗作用的 10 个穴位群组，包括：五输穴、俞穴、募穴、原穴、络穴、郄穴、下合穴、八脉交会穴、八会穴、交会穴。每个穴位群组都有独特的理论支撑，如强调脉气流注的"五输穴"，反应腕踝关节附近四关穴配伍原理的"十二原穴"，强调肘膝关节附近合穴配伍原理的"下合穴"等。窦默十分重视特定穴的应用，首创八脉交会穴，除此之外，对五输穴的运用也颇有建树，对后世针灸临床的发展有重要的引领作用。如今，特定穴的应用甚广，如俞募配穴，从阴引阳，从阳引阴，相互协调，治疗阴证、阳证俱见的脏腑病证疗效卓著。六腑以通为用，以降为顺，"合治内腑"，因而下合穴治疗六腑病变，尤其是急性病证，常能取得立竿见影的效果。笔者研究团队，传承窦默学术思想的精华，创新发展出独特的选穴组方新思路，如调督系列针法之调督针法治疗中风、调督安神针法治疗失眠、调督和胃针法治疗面瘫、调督通络针法治疗头痛及调督通脑治疗中风后抑郁等。该系列针法的核心思想为"调理督脉，俞原同用"，即以调整督脉穴为纲，以激发一身之阳气，病变局部取穴宣散邪气治其标，远端经络辨证取穴进一步激发经气，辅以背俞穴、原穴调理脏腑功能治其本，并重视顾护脾胃，以壮气血生化之源。调督系列针法除原穴和背俞穴外，募穴、下合穴、五输穴、八会穴也被高频次使用，诸穴合用，可达到扶正祛邪标本兼治的效果。

案例 1 不寐

林某，男，45 岁，河北沧州人。就诊时间：2015 年 7 月 10 日。

主诉：睡眠障碍 2 年余，加重 1 周。

现病史：患者 2 年前因儿子学习成绩不好，终日焦虑，终至失眠，每晚入睡困难，近 1 小时方能入睡，夜间易醒，醒后难以再次入睡，每晚睡眠时间 3～4 小时，白天精神萎靡，情绪低落，间断服用艾司唑仑 1mg，睡前服，日 1 次或隔日 1 次，服药后睡眠有所好转，症状时轻时重。近 1 周来无诱因失眠加重，服用药物后亦难以入眠，为寻求进一步治疗，来我科尝试针灸治疗。

既往史及其他病史：既往体健。

体格检查：T 36.3℃，BP 118/80mmHg，P 64 次/分，R 18 次/分。神清语利，面带倦容，精神差。心烦易怒，两目干涩，舌红少津，苔薄黄，脉沉细微弦。

辅助检查：无。

中医诊断：不寐，心肾不交证。

西医诊断：失眠。

治疗：

针灸治疗，每日 1 次，每周 5 次。取穴：百会、神庭、印堂、安眠；双神门、太冲、太溪、心俞、肝俞、肾俞。肾俞、太溪行补法，太冲、肝俞行泻法，其余穴位平补平泻，留针 30 分钟。

针刺 2 周后，患者入睡时间缩短，30 分钟左右能入睡，夜间仍易醒，每夜睡眠时间 4～5 小时，白天精神好转。依前法又治疗 2 周，患者睡眠情况大有改善，早醒情况好转，每夜醒来 1 次左右，每夜睡眠时间 5 小时左右，情绪好转，偶有夜间醒来难以入睡，但不影响日间工作。针灸治疗改为隔日 1 次巩固效果，又治疗 2 周，患者睡眠情况好转，入睡时间及睡眠维持时间均显著好转，白天精力充沛，停止治疗。

按：不寐，即失眠，中医学认为其基本病机为脏腑功能失调，阳不入阴。五脏藏神，神无所藏，魂不守舍，则使人睡眠不安。失眠往往由多个脏腑相互影响引发。失眠虽病位在脑，但总与心、肝、肾、脾胃关系密切。督脉是十四经中唯一直接与脑络属的经脉，同时又总领所有阳经，与所有的脏腑经络均有直接或间接的联系，是脏腑经脉的重要调控系统。督脉不通则阴阳失衡，脏腑不调，导致不寐的发生。百会是太阳经与督脉之交会穴，具有安神定志的作用。神庭为督脉经穴，据《针灸大成》记载"神庭主惊悸不得安寐"。因此，取督脉之百会、神庭既可调和营卫，宁神安脑，又可调节肾气肾精，使肾生之髓，源源不断地上注于脑，辅以效穴安眠共同调和营卫，夜寐得安。原穴是脏腑原气所留止之处，是十二经脉的气血输注于体表的反应点；背俞穴是各脏腑经气输注于背腰部的腧穴。俞原配合可以调整经脉的阴阳平衡，调节所属脏腑的气血，调顺气机。故本案例选取心、肝、肾三经原穴神门、太冲、太溪，及其背俞穴心俞、肝俞、肾俞，发挥滋水涵木、调和心神、交通心肾的作用。本案例以调整督脉为纲，以原穴及背俞穴配合调理脏腑、平衡阴阳为法，选穴精当，重视奇经八脉穴及特定穴的应用，常配伍一些经验效穴，临床多用于慢性顽固性疾病，坚持足疗程治疗，大都效果良好。

失眠是指频繁而持续的入睡困难和（或）睡眠维持困难并导致睡眠质量不满意的一种睡眠障碍，可孤立存在或与其他躯体疾病、精神障碍或物质滥用共病，可同时伴有多种觉醒时功能损害。失眠与年龄、性别、既往史、应激事件、个性特征、精神障碍、躯体性疾病、对环境反应性等多种因素相关。失眠的治疗主要包括心理治疗、药物治疗、物理治疗、中医治疗等。在失眠诊疗的临床实践中，应重视以下问题。第一，尽量避免暂时性、短期失眠转为持续性、长期失眠。第二，尽可能实施心理治疗，此法也被国内外多数指南所推荐。第三，遵循药物临床应用指征，合理、安全、适时间歇应用药物治疗。第四，注重以心理指导为主导的综合治疗方法，合理纳入中医治疗及物理治疗手段。第五，定期评估、调整治疗方案。因此，在临床治疗失眠时，应根据患者的具体情况进行个性化治疗，积极使用中医疗法配合心理治疗方法进行干预。因针灸治疗没有镇静安眠药物的副反应和依赖性，越来越受到患者的认可。

案例 2　便秘

李某，女，76 岁，河北沧州人。就诊时间：2018 年 7 月 13 日。

主诉：排便困难 10 余年加重 1 年。

现病史：患者排便困难 10 余年，间断应用通便药，如芦荟胶囊、番泻叶、麻仁软胶囊等（用量不详），大便 3 ～ 5 日一行。近 1 年来病情有加重趋势，便意缺乏，必须应用内服通便药或外用开塞露等方能排便。便不干，排便不爽，来我科寻求针灸治疗。

既往史及其他病史：既往体健。

体格检查：T 36.3℃，BP 118/80mmHg，P 67 次 / 分，R 18 次 / 分。纳少，寐差，面色少华，气短，舌质淡，脉沉细。

辅助检查：无。

中医诊断：便秘，气虚秘。

西医诊断：功能性便秘。

治疗：

针灸治疗，每日 1 次，每周 5 次。取穴：中脘、天枢、关元、脾俞、大肠俞、足三里、上巨虚、下巨虚。针刺操作：脾俞、足三里、关元行补法，其余穴位平补平泻。针后腹部以神阙为中心放置灸盒，覆盖中脘、双天枢、关元等穴位，留针 30 分钟，灸盒治疗 30 分钟。

针刺 1 周后，患者有便意但仍难以排出，仍需用通便药物控制排便。治疗 2 周后，患者间断自行排便，排便困难，断续应用通便药物。之后改为埋线治疗，10 日 1 次，埋线 1 次后，患者可以自行排便，偶有排便费力，又巩固埋线治疗 2 次，患者基本脱离通便药物，大便 1 ～ 2 日 1 次，排便费力缓解，随访半年未复发。

按：该患者为老年女性，脾胃虚弱，大肠传输缓慢。全方均采用特定穴，以俞、募、下合穴配伍，选穴精当。其中胃、大肠、小肠经募穴中脘、天枢、关元，配合脾俞、大肠俞，补益中气，促进胃肠传导排空；再选取胃、大肠、小肠经下合穴，进一步激发经气，健脾胃，强化大小肠的消化及传输功能。由于本例患者，脾虚的症状明显，针后以神阙为中心放置艾灸盒，能温胃散寒，补益后天，壮气血生化之源，从而较快地改善了便秘症状。临床上遇到便秘患者，急则治其标，除了针刺激发经气，促进大肠传导，还可以配合摩腹的手法，以机械力推动大肠传输；缓则治其本，老年患者常脾胃虚弱，严重者中气不足，采用气海、关元、脾俞、胃俞等穴，并针上加灸，常能迅速起效。

便秘是以排便次数减少、粪质干硬和（或）排便困难为主要临床表现的病证。其中排便次数减少指每周少于 3 次，排便困难指排便费时费力、排出困难、排便不尽感、需手法辅助排便等，慢性便秘最少为 6 个月。便秘可由多种疾病引起，包括功能性疾病和器质性疾病，药物也可引起便秘。便秘的病因分为结直肠外因素、结直肠因素、结直肠内因素等。该病治疗的目的在于恢复肠道正常的动力功能及排便的生理功能，缓解症状，强调个体化治疗原则。具体治疗方法主要有改善生活方式、药物治疗、精神心理治疗、生物反馈、手术治疗等。总之，对于便秘患者，我们应根据病情严重程度进行分级诊断、分层治疗，同时配合必要的检查及心理科会诊等，以确定合理的个性化诊疗方案，并积极应用针灸、中药等疗法进行干预，从而提高临床疗效。在多年的临床实践中，我们发现，对于慢性便秘患者，采用穴位埋线治疗，坚持 1 ～ 2 个疗程，每疗程埋线 3 次，常能使多年的便秘获得缓解。

案例3　中风后抑郁

吴某，女，56岁，河北沧州人。就诊时间：2013年5月24日。

主诉：中风后右侧肢体活动不利伴情志抑郁3个月。

现病史：3个月前患者无明显诱因出现右侧肢体活动不利，不能站立及行走，右上肢不能持物，于我院住院治疗，诊断为脑梗死，治疗2周后好转出院，遗留右侧肢体活动障碍。出院后于家中自行锻炼，肢体情况呈好转趋势，但逐渐出现情绪低落，思维迟钝，兴趣缺乏，易怒，自觉无用、自卑，伴食欲减退、间断失眠。为求诊治来我科寻求针灸治疗。

既往史及其他病史：既往体健。

体格检查：T 36.5℃，BP 130/88mmHg，P 56次/分，R 18次/分。神清，表情淡漠，言语不清，记忆力、计算力减退，定向力、理解力基本正常。口角轻度向左歪斜，伸舌偏右。咽反射正常。右侧肢体肌力4级，右侧巴宾斯基征（＋）。肢体感觉无异常。舌体胖大边有齿痕，质暗有瘀斑，苔白，脉弦。神经功能缺损评分（NDS）19分、抑郁量表评分（HAMA）22分、日常生活活动能力（BI）43分。

辅助检查：无。

中医诊断：郁证，脾虚肝郁证。

西医诊断：卒中后抑郁，运动障碍。

治疗：

针刺治疗，每日1次，每周5次。取穴：百会、神庭、哑门、膻中，双侧肝俞、心俞、肾俞，双侧太冲、太溪、神门、内关。另外，针对运动障碍，取双侧肘膝远端穴，曲池、外关、合谷、足三里、阳陵泉、绝骨、丘墟、解溪。操作方法：患者伏案坐位针刺哑门，项部放松，向下颌方向刺入0.8寸，捻转1分钟后取针。患者俯卧位针刺肝俞、心俞、肾俞，均向脊柱方向斜刺约0.8寸，每穴捻转1分钟后取针。患者仰卧位针刺百会、神庭、膻中、内关、神门、太冲、太溪。其中百会、神庭从前向后刺入1寸，快速捻转200次/分钟，每穴捻转半分钟，每15分钟捻转1次；神门直刺0.5寸，太冲、太溪直刺0.8寸，内关直刺0.8寸，膻中针尖向上平刺0.5寸，每穴捻转半分钟，每15分钟捻转1次。上述穴位除头针按头皮针捻转方法，其余穴位平补平泻。哑门及背俞穴速刺不留针，其余穴位留针30分钟。

治疗4周后，患者肢体及抑郁情况均有所改善，HAMA评分18分，针刺频次改为每周3次巩固效果。治疗8周后，患者肢体运动功能及抑郁状态显著改善，能独立行走。NDS评分7分，BI评分76分，HAMA评分14分。

按： 卒中后抑郁是中风后常见并发症，以中风后1～3个月多见，为中风与郁证共病。中风后患者情志不遂，肝失疏泄，日久则饮食减少，气血生化乏源，引起脾气虚及肾经亏耗，肾阴虚则不能上济于心，虚火妄动，则心神不宁。故卒中后抑郁病位在脑，与肝、心、肾关系密切。本例患者我们采用研究团队所创"调督通脑针法"，取督脉三穴（百会、神庭、哑门）和俞原六穴（心俞、肝俞、肾俞、神门、太溪、太冲）等进行治疗。

针刺督脉穴，可调整督脉经气，脑髓得以濡养，肢体活动自如。原穴是脏腑原气所留止之处，背俞穴是脏腑经气输注于背腰部的腧穴。俞原配合可以调节所属脏腑的气血，调整经脉的阴阳平衡，以实现滋肾疏肝养心的功效。膻中为任脉之穴，又为八会穴之气会，与督脉穴相配，可协调阴阳、宽胸理气。内关为手厥阴心包经络穴，善调心烦惊恐等情志症状。如此以督脉穴为主，配合心、肝、肾背俞穴、原穴，辅以八会穴膻中及效穴内关，共同起到调督通脑、疏肝解郁的效果。针对运动障碍，因"输主体重节痛"，故而多选用各经输穴，均取得显效。

抑郁症是临床常见的一种精神障碍，以心情低落、兴趣减退或精力不足为主要临床表现，严重影响了患者的学习、生活及社会活动，给患者造成极大的困扰，也给患者及其家庭造成巨大的经济负担。卒中后抑郁症的临床表现与一般抑郁症的症状相同，但不同的是，其抑郁内容与自身肢体瘫痪、无法言语、日常生活无法自理密切相关，患者会感觉自身人格尊严受到侵犯，成为家庭负担，并常常过于自责、伤心流泪、焦虑易怒、食欲减退、睡眠障碍，甚至悲观绝望、痛不欲生。作为脑器质性疾病引起的一种心理障碍疾病，本病会随着原发疾病的变化而波动，如果不及时进行干预，会严重阻碍中风患者的功能恢复。研究表明，该疾病是由多种原因造成的，包括脑组织的器质性损害造成的脑功能受损、心理因素及社会因素等。该病的治疗主要采用精神行为疗法、西药治疗、中医针灸、中药调节等，均能有效缓解患者的抑郁状态。卒中后抑郁的早期识别及有效、规范的治疗对中风的整体预后有重要影响。笔者研究团队近年创立的针灸治疗和康复训练相结合的方法能同步改善患者的运动功能和抑郁状态，实现身心同调，并提高患者日常生活活动能力，已被越来越多的患者所接受，也已取得了显著的社会效益。

2. 倡用八脉交会穴

窦默重视并且推崇八脉交会穴的使用，其代表著作《针经指南》中载有《针经标幽赋》和《流注通玄指要赋》等针法精粹。在其赋文中就提到"交经八穴者，针道之要也"，"八脉始终连八会，本是纪纲；十二经络十二原，是为枢要"等内容，可见窦默对八脉交会穴的重视程度。这种思想对后世影响深远。窦默对八脉交会穴理论和运用的发展，在针灸学术发展史上有标志性意义。有现代医家认为，八脉交会穴其理论本质是以概括奇经和解释正经腧穴主治特性与规律为主，其学术贡献在于揭示上下肢对应部位腧穴具有共同主治的规律，主要思维方法为同气相求。八脉交会穴理论对总结腧穴主治规律有重大价值，对现代临床的影响深远。据报道，内关、公孙常配伍治疗多个系统疾病，以功能性消化不良、呃逆等消化系统疾病为主；外关、足临泣配伍则以治疗三叉神经痛、偏头痛等神经系统疾病为主；后溪、申脉常用于治疗颈椎病、落枕、眼疾等；列缺、照海配伍主要治疗肺部、咽喉部疾病等。在临床中，我们也每以上述 4 对腧穴配伍使用，疗效满意。

案例 1　痞满

崔某，女，50 岁，河北沧州人。就诊时间：2019 年 7 月 23 日。

主诉：腹胀、腹痛 1 周加重 1 天。

现病史：1周前患者因与朋友饮酒吃饭，进食量大，致胃脘不适，隐隐作痛，嗳气，腹部胀满，次日感觉不思饮食，进食量减少，大便不畅，2～3日一行，轻微恶心，未呕吐，自服健胃消食片2天（量不详）无明显效果，症状时轻时重。1天前患者因劳累复吹空调导致上述症状加重，腹部隐痛变为持续性胀痛，偶有发作性绞痛，1分钟左右好转，自觉心下如有物堵，拒绝进食，来我院消化科就诊，诊断为功能性消化不良，给予胃动力药吗丁啉，每日3次，每次1片，用药1天，病情无改善，故来我科就诊。

既往史及其他病史：既往体健。

体格检查：T 36.6℃，BP 125/83mmHg，P 71次/分，R 18次/分。神情倦怠，表情痛苦，情绪低落。腹软，轻度膨隆，剑突下压痛，无反跳痛，叩鼓音，移动性浊音（－）。肠鸣音减弱。舌体淡胖质紫暗，苔白腻微黄，脉微弦。

辅助检查：无。

中医诊断：痞满，脾虚肝郁证。

西医诊断：消化不良。

治疗：

针灸治疗，每日1次。取穴：中脘、天枢、关元；双内关、公孙、足三里、上巨虚、阴陵泉、合谷、太冲。针刺操作：中脘、天枢、上巨虚行捻转泻法1分钟，内关、公孙，左右手同时捻转平补平泻1分钟，其余穴位捻转平补平泻1分钟。起针前再依上法行针1次。针后腹部针上放置艾灸盒，留针30分钟后撤掉灸盒，起针。

治疗1次后，患者腹部胀痛显著减轻，无恶心，能少量进食，治疗2次后，腹胀痛基本缓解，再巩固治疗1次，患者饮食如常，停止治疗。

按：该患者脾胃素弱，进食油腻肥甘等难消化饮食，加之受凉饮冷后出现腹部胀闷不舒，心下如有物堵，或伴嗳气、呕吐、便不通等症状，此次情绪不舒，复感外邪后再次出现上述症状，服用胃动力药无效，尝试针灸治疗。笔者受窦默针灸学术思想的影响，临证重视流注八穴的使用，取得良好效果。公孙穴通过足太阴脾经入腹与冲脉相通，内关穴通过手厥阴心包经与阴维脉相通，因此采用公孙与内关相配，针刺操作时又常以左右手各执一穴，同时行针施法，散结消滞，效如桴鼓。另外，治疗六腑病证，配合使用特定穴，也每获良效。本例患者取胃募中脘、大肠募天枢、小肠募关元、胃经下合穴足三里、脾经合穴阴陵泉，以健脾祛湿，通调腹气，和胃降逆。合谷、太冲开四关，以理气活血、疏肝解郁。该患者因吹空调受寒致病情再次加重，针后加灸，以进一步温散寒邪，促进胃肠动力的恢复。

痞满以患者自觉胃脘部痞塞不通、胸膈满闷不舒，外无胀急之形、触之濡软、按之不痛为主要临床表现。该病的发生率尚不明确，为消化系统常见病，症状可间断或反复发作，一般预后良好。痞满常见的病因有脾胃虚弱食滞难化、情志失调、痰气壅塞、外邪内陷等，西医常见于消化不良、慢性胆囊炎、慢性胃炎、胃下垂，也可见于糖尿病胃轻瘫、术后胃肠功能紊乱等。消化不良是引起痞满的最常见病因，研究表明其发病机制是以胃十二指肠运动功能紊乱和内脏高敏感为核心，可能有遗传、生活方式等多因素共同参与，部分患者与胃内局部环境有关，同样精神心理因素也不容忽视。由于痞满的病因复杂，既常见于功能性疾病，又可能涵盖严重的器质性病变，因而在治疗前需明确病因。对病情迁延，治疗效果差者，可以行内镜、彩超、X 线钡餐造影，甚至病理检查以排除一些恶性病变，如胃癌等。在治疗方面，笔者认为，首先要注意饮食调护，进餐定时、定量，避免过食辛辣、酸凉热烫、油腻及坚硬难以消化的食物，避免过饱；其次，要注意情志调理，负面情绪常导致消化功能减退引起一系列症状；最后，由于患者消化能力减弱，食物及药物的吸收受到影响，因此，针灸可以作为首选治疗方法，对虚证、寒证用灸法治疗效果明显。对饮食积滞、腹胀便秘等症状，还可以配合使用中医外治法，如烫熨、摩腹等常获良效。综上，对于痞满，一要重视病因诊断，利用好现代科技手段，避免贻误病情；二要重视饮食调护、生活方式的改善、情绪的调理；三要重视中医外治法的应用，根据具体情况选用针刺、灸疗、摩腹、烫熨等方法，酌情配合药物治疗。

案例 2　偏头痛

程某，女，47 岁，河北石家庄人。就诊时间：2015 年 5 月 12 日。

主诉：发作性头痛 3 年余加重 2 天。

现病史：3 年前患者无明显诱因出现头痛，左侧或右侧颞部胀痛、跳痛，呈发作性，每月发作 1～2 次，每次发作无预兆，发作时需服用非甾体抗炎药 3～4 个小时后方好转，不服药则持续 24 小时以上方减轻，影响睡眠。近 2 日，因与家人生气后，晚间再次出现头痛，为右侧颞顶部跳痛，夜间难以入眠，服用双氯芬酸钠缓释胶囊后症状无改善，遂于来我科就诊。

既往史及其他病史：既往体健。

体格检查：T 36.3℃，BP 132/90mmHg，P 72 次 / 分，R 20 次 / 分。神清语利，表情痛苦，面色㿠白，倦怠。颅神经检查无异常，四肢肌力、肌张力无异常。心肺检查阴性。舌红少津，苔薄黄，脉弦数。

辅助检查：头颅 CT 检查未见异常。

中医诊断：少阳头痛，肝火上炎证。

西医诊断：偏头痛。

治疗：

针刺治疗，每日 1 次，每周 5 次。取穴：丘墟、风池、率谷、阿是穴、足临泣、外关、合谷、太冲，取双侧。先针刺远端丘墟、足临泣、太冲，用泻法，引邪气下行，再依次针刺外关、合谷、风池、率谷、阿是穴，均平补平泻。

治疗 1 次，患者头痛即缓解，但之后仍有发作，再依上法治疗 3 天，头痛缓解，无复发。之后隔日治疗 1 次，以巩固效果，共治疗 2 周，患者病情平稳。半年后随访，患者偶有隐约不适，稍后自行缓解，未再出现如上发作。

按：该患者为头痛，脏腑辨证属肝火上炎，经络辨证为少阳经头痛，取穴以足临泣、外关为主穴。足临泣通过胆经过季胁与带脉相通，外关通过三焦经上肩，与阳维脉相通，二穴配合激发一身之经气,通络止痛。合谷、太冲开四关,两穴一升一降,疏肝理气,调畅气机。率谷、阿是穴为局部取穴,是为宣散病邪,丘墟、风池为胆经穴,一上一下,针刺时先下后上,协同作用,以引邪下行。全方配合,达到泻肝火、通经络、止头痛之效。临床上常用足临泣、外关二穴为主穴,再配合经络辨证及脏腑辨证选取相应的穴位,并重视施针顺序,用于各种类型的头痛。如前额头痛,证属阳明经有热,在选取足临泣、外关的基础上,配合解溪、头维、足三里,针刺时先下后上,常能迅速起效。

偏头痛是以搏动样、发作性、中重度为特征的头痛,多在偏侧,一般持续 4 ~ 72 小时,且伴有恶心、呕吐,声、光或活动可增加头痛,在安静环境中休息则可缓解。其常见诱发因素包括内分泌失调、饮食不规律、心理焦虑、自然 / 环境改变、睡眠问题、药物因素及疲劳等其他相关因素。偏头痛作为一种临床常见的慢性神经血管疾病,会导致患者的学习及工作能力下降、生活质量降低,且可引发情感障碍和脑卒中等多种疾患,因此,对于该疾病的规范化诊断与防治越来越重要。该病的治疗,首先应加强对患者的宣教;其次,在急性发作期可应用非甾体抗炎药、阿片类和巴比妥类等非特异性药物治疗,还可使用麦角类、曲坦类等特异性治疗药物;除此之外,还可使用中药、钙离子拮抗剂等药物进行预防性治疗。对于偏头痛严重发作及发作持续状态,应注重支持疗法的使用。对于慢性偏头痛,则应首先控制头痛诱因,其次为西药治疗,还可进行中药内服、针灸、推拿等中医治疗以及心理、物理治疗等。笔者在临床工作中体会到,针灸对各种类型的痛证均效果良好。对于偏头痛的治疗,针灸在急性发作期控制症状起效快,效果好,又无依赖性和其他副作用。急性期过后,还应进行规范化、系统化治疗,以减少复发。

二、强调治神守神,务求针刺得气

关于神的概念,赵京生通过对《黄帝内经》的形成年代及古人朴素的哲学观的综合分析认为古人对"神"的概念表达涵盖三个方面的内容:莫测的变化;天地的法则;万物的主宰。《灵枢·本神》云"凡刺之法,必先本于神",这里的神是指五脏神。《素问·宝命全形论》有两处提到治神,其中之一为"凡刺之真,必先治神",这里的神是指心神;另外"一曰治神,二曰知养身",其中的神则是指法天则地的养生原则。而《灵枢·九针十二原》云"粗守形,上守神",此处"守神"实为守脉中血气的变化。窦默尊崇经典,非常重视治神、守神的应用,认为神定才能效至。"上守神"也已成为后世医家不懈的临床追求,然而现代医家对"守神"的理解却渐趋多元。更多医者将"守神"与"治神"及"本神"均理解为精神意识思维活动,即精神集中,心无旁骛,用心体察针下感觉与病人反应。笔者认为,这种对治神的理解是不全面的,古人治神一词的概念应包含医者精神内守的用心体察,对病人身体气血运行状态的细微把握,天人相应整体观的认识和运用等多个方面。当然,古人传达的思想本身就有一定的模糊性,对于治神的理解没有必要过于纠结,传承经典,引申发展,守正创新,即为达到目的。

得气与治神、守神,相辅相成。守神是针刺的原则和前提,得气是守神的结果,是效至的必要前提。反之，精神涣散，不用心体察病人的身体状态，针下无感，不容易得气，病人的治疗效果很难达到。那如何判断得气与否呢？主要看医者针下的感觉，得气者如鱼吞钩饵之沉浮，气未至则如闲处幽堂之深邃，在临床工作感觉确实如此，如针下松软，没有阻力，则需行手法催气、候气，直至气至。

案例1　头晕

张某，男，62岁，河北石家庄人。就诊时间：2020年7月25日。

主诉：头晕、头沉伴站立行走不稳1周。

现病史：患者于发病前1周无明显诱因出现头晕、头沉，颈枕部酸痛不适，伴站立及行走不稳，症状呈持续性，卧床时症状减轻。无恶心、呕吐，无视物旋转，无复视，无耳鸣及听力减退。

既往史及其他病史：既往体健。

体格检查：T 36.3℃，BP 138/86mmHg，P 74次/分，R 18次/分。神清语利，高级脑功能无异常，颅神经检查阴性。四肢肌力、肌张力正常，病理征阴性。颈枕交界区肌肉压痛，双侧臂丛牵拉试验阴性。

辅助检查：颈椎MR示C_3—C_7椎间盘向后突出，相应水平硬膜囊前缘受压。头CT检查未见异常。

中医诊断：眩晕。

西医诊断：颈椎病，颈源性眩晕。

治疗：

针刺治疗，每日1次。取穴：百会、四神聪、大椎；双天柱、风池、完骨、翳风、阿是穴、肩井、昆仑；C_3—C_5双侧夹脊。针刺操作：患者取俯卧位，先针昆仑，次针双天柱、风池、完骨、翳风、阿是穴、肩井，然后针刺百会、四神聪、大椎，最后针刺颈椎夹脊穴。针后给予双天柱、风池、完骨、翳风每穴捻转1分钟，其余穴位每穴捻转30秒，均平补平泻，10分钟行针1次，留针25分钟后起针。治疗1次后，患者即感颈部舒适，头晕减轻，治疗3次后，患者头晕缓解，颈部酸痛减轻，继续巩固治疗1周后停止治疗。

按：椎动脉在颈椎的横突孔里走行，在颈枕交界区域，血管走行特别迂曲，极容易受到周围肌肉软组织的刺激、挤压而影响头部血供。该患者颈部肌肉酸沉疼痛，结合颈椎MR提示患者存在颈椎病，颈部肌肉软组织僵硬粘连、痉挛，刺激椎动脉从而造成头晕站立不稳等症状，因而选取颈后部的天柱、风池、完骨、翳风等穴缓解颈部肌肉的痉挛、松解肌肉软组织的粘连，进而改善颈后部的循环代谢状态，再配合头颈部局部取穴及经络辨证远端取穴，故能迅速起效。

关于治神，针刺操作前应向病人解释病情，取得对方信任，嘱患者注意力集中于治疗部位，医者可以做一些语言解释和引导，帮助患者集中注意力，做到精神内守。而医者本身，同样需要内练精神，将意念专注于针上，渐渐达到手如卧虎、心无旁骛的境界，然后往往能达到事半功倍的效果，所谓神定效至。而治神得气，也同样奇妙。治疗时，以左手在颈后部反复探寻反应点，找到阿是穴，左手按压，驱散邪气，右手刺入后稍稍提插捻转找到得气感，病人可在每次进针后都有种直中要害的感觉。医者可以感知针下既不是太松又不至于太紧涩，正如《针经指南·针经标幽赋》所描述的"气之至也，如鱼吞钩儿之沉浮；气未至也，似闲处幽堂之深邃"。

眩晕是一种空间定向能力或平衡感觉障碍，发病机制多为前庭系统受到刺激或系统通路病变损坏所致，按照病因可分为前庭系统性眩晕（前庭中枢性眩晕、前庭周围性眩晕）及非前庭系统性眩晕（颈源性眩晕、眼源性眩晕、本体感觉性眩晕、全身疾病性眩晕）。眩晕或头晕的诊治涉及多个学科，包括神经内科、耳鼻喉科、骨科、精神心理科、眼科、儿科和内科等，从单一学科的视角看眩晕或头晕具有局限性，多学科合作是必然趋势。对头晕的治疗要基于正确的病因分析。有研究报道，头晕或眩晕最常见的病因为良性发作性位置性眩晕和前庭性偏头痛，女性多于男性，发病高峰年龄段是 45 ～ 59 岁，随年龄段增加脑血管病导致的头晕比例增加，但仍有部分头晕或眩晕患者病因不明。对能明确病因的头晕患者，如颈性头晕、后循环缺血性头晕，采用针灸治疗，选取颈部天柱、风池、翳风及头部百会、四神聪等为主穴，也可配合颈部推拿，通过改善颈部肌群的紧张及痉挛状态，进而改善椎基底动脉系统的供血，常能迅速改善症状，一次起效。

案例2　急性腰扭伤

王某，男，43 岁，河北沧州人。就诊时间：2019 年 3 月 15 日。

主诉：腰部疼痛活动受限 1 天。

现病史：1 天前因搬重物时不慎出现腰部疼痛剧烈，俯仰转侧困难，不敢站立和行走，咳嗽、翻身时症状加重，无下肢疼痛麻木，发病后患者卧床休息，局部敷药治疗无明显效果，遂来我科就诊。

既往史及其他病史：既往体健。

体格检查：T 36.3℃，BP 132/90mmHg，P 74 次 / 分，R 18 次 / 分。神清，痛苦病容。脊柱无侧弯，S4 棘突及椎旁左侧压痛，左侧腰肌紧张，直腿抬高试验阴性。腰椎前屈受限。舌质暗，苔薄白，脉沉。

辅助检查：腰椎 X 线检查无异常。

中医诊断：腰痛，气滞血瘀证。

西医诊断：急性腰扭伤。

治疗：

针刺治疗。针刺取穴：水沟，阿是穴，委中（双），承山，S4、S5 双侧夹脊穴。操作：先取水沟穴，施以捻转泻法强刺激，留针 10 分钟，期间行走并活动腰部，嘱患者将注意力集中于腰痛部位。起针后俯卧位，先针刺委中、承山，之后针刺其余穴位，阿是穴行捻转泻法，其余平补平泻，留针 30 分钟起针，起针后痛点刺络拔罐，留罐 5 分钟起罐。针刺 1 次后，患者腰部活动受限明显缓解，局部仍有疼痛不适，但行走如常。又依前法针刺 2 次，患者痊愈。

按：该患者急性起病，腰椎小关节紊乱，伴腰部肌肉痉挛，治疗首先在于调理气机。督脉总督一身之阳，水沟穴强刺激激发全身经气通络止痛，留针期间引导患者活动患部，如腰椎的屈伸旋转，注意精神放松，心境平和，并意守病灶区域，因而快速起效。起针后，针刺承山、委中为激发膀胱经经气，"经脉所过，主治所及"，故可循经治疗腰部疼痛，针刺各穴务使得气，留针期间每 10 分钟行针 1 次，以增强针感。取阿是穴、腰椎夹脊是为改善局部循环代谢，祛瘀止痛，痛点刺络拔罐意在"祛瘀生新"进一步活血理气止痛。故治疗 1 次症状改善，巩固 2 次痊愈。该患者起效的关键，一是治神，包括医者注意力集中，同时通过对患者的宣教引导将意识集中在病所，即"以针领气，气随针动"，整个治神过程，以医者为主导，患者配合即可；二是得气，仅仅治神还不够，得气是取得疗效的保障，否则针效减半。

急性腰扭伤是一种发生在腰部肌肉、韧带、筋膜、椎间小关节和腰骶关节的急性损伤，多因负重过度、用力过猛、姿势不当、跌扑损伤等原因导致，主要表现为腰部疼痛、活动受限，严重者不能行走、翻身困难。其疼痛多为持续性，且在活动后加重，休息后无法缓解，在咳嗽等负压增大的情况下会加重疼痛，常规止痛药治疗一般无效，严重影响患者的日常生活，属于中医学中"岔气""闪腰"和"伤筋"的范畴。中医药在此病的治疗方面具有独特优势，其中针灸是最常用的治疗方法。笔者在临证时，先取水沟或腰痛穴等做针刺运动（针刺后运动患部），以激发督脉、膀胱经经气，然后给予疼痛部位针刺及微波、激光等理疗，对有明显的小关节紊乱者，可行整脊复位等手法治疗，采用按揉、弹拨和斜扳等复式手法，除此之外，中药外用贴敷法也是一种有效的治疗方法。大多数急性腰扭伤患者，治疗 1 次后疼痛及活动受限均显著减轻，一般应再巩固治疗几次，防止复发。

案例3　呃逆

刘某，男，70 岁，河北沧州人。就诊时间：2012 年 5 月 14 日。

主诉：间断呃逆月余加重 1 周。

现病史：1 个月前，患者无明显诱因出现呃逆，呈断续发作，每日数次，每次发作半小时至数小时不等，夜间尚能入睡，于当地诊所就诊，给予口服药治疗数日（药名不详），效果差。近 1 周因与家人生气加之受凉症状加重，呃逆呈持续性，夜间难以入眠，经人介绍来我科就诊。自发病以来，患者食欲减退，睡眠差，大便不成形，小便正常。

既往史及其他病史：既往体健。

体格检查：T 36.2 ℃，BP 140/95mmHg，P 64 次 / 分，R 20 次 / 分。神清，精神可，表情焦虑。舌体胖，质暗，边有齿痕，苔薄黄，脉弦。

辅助检查：上消化道造影未见异常。

中医诊断：呃逆，脾虚肝郁证。

西医诊断：膈肌痉挛。

治疗：

针刺治疗。针刺取穴：百会、水沟、膻中、中脘、气海；双内关、合谷、太冲、厉兑；双膈俞、肝俞、脾俞、胃俞。操作：俯卧位，嘱患者精神放松，注意力集中于针下，先刺背俞穴，肝俞、膈俞、胃俞行捻转平补平泻，脾俞行捻转补法，均行针 1 分钟后起针；仰卧位，先针合谷、太冲，然后依次针百会、水沟、膻中、中脘、气海、内关、厉兑，其中气海行补法，其余穴位平补平泻。在针刺过程中引导患者想象体内气血随针下行。第 1 次针刺治疗过程中，呃逆停止，回家后呃逆仍有发作，但发作频率明显减少。依前法针刺，每日 1 次，每周 5 次。治疗 3 次后，呃逆停止发作，又巩固治疗 2 次，患者痊愈停止治疗。

按： 该患者平素脾胃虚弱，此次因生气兼受寒导致症状加重，呃逆连续发作，但未发现器质性病变，治疗重点在于调理气机。先针背俞穴，肝俞、膈俞疏肝理气，脾俞、胃俞健脾益胃、调理脏腑。百会、水沟属督脉，激发一身之阳。膻中为气会，配合气海补气益气调气。中脘位居中焦，为胃之募穴，厉兑为胃之井穴，二穴相配，一上一下，能降逆和胃。合谷、太冲开四关，助全身气血运行。本例患者治疗关键点在于：①治神守神，医者心无旁骛，聚力于针下，针刺过程引导患者集中意念，放松身体。②得气行气，针刺时通过提插捻转迅速得气，并间断行气加强针感，助力经气传导。③在治疗过程中，注重针刺顺序，通过针刺顺序引导气血运行的方向，自百会至厉兑，从上往下，引气下行，即"以针领气，气随针动"。④在针刺选穴组方方面，受窦默思想的影响，重视特定穴的使用，本例涉及俞、募、八会、五输穴、原穴等穴的配合使用，故而取效迅速，立竿见影。

呃逆，中医称该疾病为"哕""哕逆"，是一种胃气上逆动膈，以气逆上冲、呃呃作声、声短而频、无法自止为主要特征的疾病，是因横膈膜痉挛收缩而导致的生理现象。可因进食过快、过饱，摄入过冷或过热饮料、酒水，过度吸烟或外界温度变化等引起一过性呃逆。当连续呃逆发生 24 小时以上时，称为"难治性呃逆"，是一种病理现象，且可伴有多种病证的出现，需要进行治疗。中医认为，该病病因病机为：饮食寒凉，胃寒气逆；情志所伤，胃气上逆；痰火湿热，上逆动膈；久病体虚，气虚失制。中医在治疗呃逆方面具有明显优势，尤其是针灸治疗本病，常立竿见影。笔者临证时，对病程较短、病因简单者，单用针刺治疗即可获满意疗效；对病程较长，病因复杂者，如呃逆伴冠心病心绞痛常需配合背俞穴点穴推拿、艾灸等治疗，中风后呃逆者需要加头皮针治疗等，并坚持足够的疗程，方可获效。

三、顺应自然天时，重视针刺禁忌

窦默非常重视针刺禁忌，在《针经标幽赋》及《杂忌法》《针灸禁忌太一图序》等篇有专篇论述不同方面的禁忌，包括：饥、饱、醉、劳、大患危疾、色脉不符等身体异常状态及寒、热、风、阴等异常天气的禁忌。不仅如此，窦默还特别强调了"望不补而晦不泻，弦不夺而朔不济"等时间针刺禁忌。另外，在《针经指南·杂忌法》中详细论述了"气血赢劣者，不可刺；久病笃危者，不可刺"等，同时也描述了对一些针刺禁忌证的解决办法。窦默的上述思想对针灸理论体系的丰富和发展起到了巨大的推动作用，至今对针灸临床仍有着重要的指导价值。"天人相应的整体观"是中医学理论的精髓，针灸作用的发挥是通过调整人体的阴阳平衡实现的，同时人体的气血变化又受到内环境和外界自然界的影响，因此，针灸治疗时，要顺应自然界的季节气候变化及日月星辰对人体生理节律的影响，同时还要避免人体的饥、饱、醉、劳等极端状态造成的人体气机逆乱，如此方能把针灸效应发挥到最大。笔者在临床实施针灸治疗时，也十分注重针灸前对患者身体状态的调理，如患者大怒、大悲、大热、大寒时，我们往往先对患者的身体状态进行调整，渴者饮水，饿者进食，悲怒者引导，待患者情绪平和，身体温暖，神态宁静后方进行针灸治疗。对于慢性病终末期，身体羸弱，多脏器功能衰竭者，一般不宜针刺，但可以根据病人的具体情况，试给予灸法补益脾胃，若情况有所好转，再予其他治疗。由于目前就医环境已大为改善，外界环境对人体的影响已明显减小，当室内外温度相差较多时，先让病人适应室内环境后，再行治疗。总之，在人与自然和谐统一的前提下进行治疗，避免各种针刺禁忌，是每一个针灸从业者均应注意的问题。

案例1 颈椎病

李某，女，65 岁，河北沧州人。就诊时间：2015 年 12 月 26 日。

主诉：颈项部疼痛伴左上肢麻木 1 个月。

现病史：1 个月前，患者无明显诱因出现颈项部疼痛、酸沉，活动受限，伴左上肢麻木，夜间尤甚，不敢左侧卧位睡眠，症状遇寒加重。自服止痛药（药名不详）并外用伤湿止痛膏数日，无明显效果，病情逐渐加重，于今日来诊。饮食可，睡眠差，大小便正常。

既往史及其他病史：既往体健。

体格检查：T 36.2℃，BP 130/88mmHg，P 73 次 / 分，R 18 次 / 分。神情倦怠，痛苦病容。颈枕交界区肌肉压痛，C_4—C_7 左侧椎旁压痛，左侧臂丛牵拉实验阳性。颈部前屈、后伸及旋转均轻度受限。四肢末端冰冷。舌质淡红，苔白，脉弦紧。

辅助检查：颈椎 X 线片示颈椎生理曲度变直，骨质增生，C_6—C_7 椎间隙变窄。

中医诊断：痹症，风寒痹阻证。

西医诊断：神经根型颈椎病。

治疗：

针刺治疗。针刺取穴：双天柱、风池；C_3—C_7 夹脊、阿是穴；左肩三针、肩井、天宗、秉风、肩外俞、肩中俞、外关。操作：上述穴位平补平泻，颈部夹脊穴、阿是穴、左肩井穴加灸。针灸每日 1 次，每周 5 次。治疗 1 次后，患者感觉颈部疼痛减轻，情绪平和。治疗 1 周后疼痛缓解，2 周后麻木减轻，后又巩固治疗 1 周，患者症状基本缓解，停止治疗。

按：该患者就诊时为数九寒天，且空腹、焦虑，集大寒、大饥、情绪波动于一身，不适合针灸治疗，但患者求医心切，不宜拒诊，故让患者先休息，适应环境，饮水进食，并与其沟通交流，消除其不良情绪，待其肢体回暖，情绪平复，气血平和后为其针灸，从而避免出现不良后果。后该患者每次来诊，均主动注意上述事项，并向其他病患讲解其中道理，治疗依从性很强，故而，治疗效果满意。

颈椎病是指颈椎椎间盘的退行性病变及其继发的病理改变累及其周围组织结构（脊髓、神经根、椎动脉、交感神经等），且出现相应的临床表现的一组疾病，一般以 40 岁以上患者多见。头颈部活动频繁、长期伏案工作者是该病的高发人群。颈椎病的发病机制尚不明确，一般认为是多种因素共同作用的结果，其中椎间盘病变是发病的始动因素，血液循环学说、机械压迫学说、颈椎不稳学说是公认的发病机制，感觉"重塑"现象及炎性反应学说是近年来的研究热点。颈椎病主要分为颈型颈椎病、神经根型颈椎病、脊髓型颈椎病、椎动脉型颈椎病、交感型颈椎病、混合型颈椎病等几种类型。在治疗时，提倡中西医结合治疗颈椎病。大多数患者可采用保守治疗，如颈部放松及卧床休息，颈部支具佩戴，口服或外用中药、西药，封闭疗法、神经阻滞麻醉等，而针灸、推拿、运动疗法、物理因子治疗等以其显著的优势被越来越多的患者采纳。若保守治疗无效或症状反复者，可采用手术治疗。在临床上，笔者研究团队常采用针刺结合物理因子治疗作为常规方法，推拿治疗需要严格掌握适应证，如脊髓型颈椎病及颈椎不稳者，要避免采用推拿治疗。运动疗法如医疗体操也是治疗颈椎病行之有效的方法。另外，由于颈椎病的发病与生活方式密切相关，因而改善生活方式也是治疗的重要环节，加强对病人的宣教具有非常重要的意义，如不改变不良生活方式，常易导致复发，缠绵难愈。

四、力求天人合一，倡用子午流注

天人相应的整体观是传统医学最基础的指导思想，如《素问·宝命全形论》提道"人以天地之气生，四时之法成"，《素问·八正神明论》中关于月节律的描述"月始生，则血气始精，卫气始行；月郭满，则血气实……是以因天时而调血气也"，《素问·生气通天论》中日节律的描述"故阳气者，一日而主外，平旦人气生，日中而阳气隆，日西而阳气已虚，气门乃闭"，上述论述均体现了人作为自然的产物，其生命活动与天地自然息息相关，自然的各种特征在人体中也有相应的表现。因而，日出日落、月圆月缺、四季更替等自然节律也一定会对人体产生影响。窦默是著名的医学家和理学家，他继承并发扬了《黄帝内经》的天人相应观，提出针灸治疗应顺应和利用各种自然因素的变化以趋利避害，如根据季节变化采取"春夏刺浅，秋冬刺深"，根据月周期提出"望不补而晦不泻，弦不夺而朔不济"，据日节律强调"午前卯后适宜温补，离左酉南适宜泻热"，这些均体现了窦默对人的生理状态随自然界的节律变化而变化具有深刻认识，并据此提出顺应自然界节律变化的治疗思路和宜忌。

窦默还非常强调时间因素对针灸的影响，其按时取穴思路在《针经指南·针经标幽赋》中有多处体现，现代临床常用的子午流注纳子法和纳甲法的思想在窦默时代已经成型。笔者研究团队受窦默思想影响，在多年的临床实践中总结认为，人体气血状况直接受自然界中各种节律性变化因素的影响，因此针刺治疗也要考虑时间因素。正如《素问·八正神明论》所言："凡刺之法，必候日月星辰，四时八正之气，气定乃刺之。"在临床上，发病有时的疾病，采用子午流注纳子法疗效可靠。对于发病时间规律特征不明显的疾病，在子午流注开穴时针刺疗效较好，因此选择与疾病相关性强的穴位，然后选择该穴开穴的时间进行治疗，则能取得很好的效果，我们称此为"穴证相合"。如果子午流注所选穴位与病证没有关系，则为"穴证不符"，如果无法找到穴证相合的穴位，或其开穴时间不适宜临床治疗，就不用子午流注针法。另外，我们为顺应天人相应的整体观念，有时并不刻意推算所开穴位，而是针对常见病，选择合适的时间进行治疗。如根据上午9时至11时胃经最旺、11时至13时脾经最旺的规律，对胃肠道疾病的患者，我们尽量选择该时间段并以该经的穴位为主进行治疗，也常取得较好的效果。

案例1　带状疱疹

李某，女，78岁，河北沧州人。就诊时间：2016年7月15日。

主诉：会阴部疼痛1周加重伴腹泻3天。

现病史：1周前，患者无明显诱因出现会阴部疼痛，就诊于当地医院，给予外洗剂治疗，效果差，症状逐渐加重。近3日出现腹泻，大便为水样便，每半小时至1小时1次，每次量100～300mL，自服抗生素治疗（药名不详），无明显效果，并出现左臀部疼痛，来我科就诊。自发病来食欲减退，恶心，无呕吐，睡眠差，小便量少。

既往史及其他病史：既往体健。

体格检查：T 36.3℃，BP 135/78mmHg，P 56次/分，R 18次/分。神清语利，精神萎靡，气短懒言。腹软，无压痛，叩鼓音，移动性浊音阴性。双下肢不肿。左侧臀部可见3簇淡红色皮疹，略高于皮肤，直径1～2mm左右，会阴部烧灼感。

辅助检查：无。

中医诊断：蛇串疮，湿热内蕴证。

西医诊断：带状疱疹。

治疗：

针刺治疗。针刺取穴：中脘、天枢、气海、足三里、阴陵泉、三阴交；八髎，左小肠俞、膀胱俞；环跳、阿是穴。俯卧位，环跳速刺，出现触电感后出针。之后针八髎、小肠俞、膀胱俞，八髎沿骶后孔进针，背俞穴直刺，捻转泻法。阿是穴及疱疹区域针体与皮肤成10°～15°角平刺，围针，留针20分钟后起针。仰卧位，取中脘、天枢、气海、足三里、阴陵泉、三阴交，其中气海、足三里行提插补法，中脘、天枢、三阴交平补平泻，阴陵泉提插泻法，留针20分钟后起针。针刺治疗每日1次，每周5次。起针后，予左侧八髎区域及左侧疱疹区域走罐治疗及激光照射，走罐隔日1次，激光每日1次。配合口服蒙脱石散剂，每次3g，每日3次，饭前服。治疗3日后，患者腹泻停止，食欲有所恢复，仍述无力，会阴部及左臀部疼痛略有好转，依前法针刺，又治疗1周后患者精神明显好转，会阴部灼痛缓解，左臀部疼痛显著减轻，食欲可，能进食易消化食品，大便基本正常。上述针刺处方去中脘、天枢、气海，其余治疗方法不变，再巩固治疗1周，共治疗2周余，诸症缓解，停止治疗。

按：该患者就诊时值三伏期间，依据天人相应理论，春夏季节人气浮于表，针灸治疗总体应浅刺。从疾病角度讲，该例带状疱疹病毒侵犯皮神经，频繁腹泻则提示内脏受累，故机体内外同时受邪，表里同病，病气部分在表，部分入里，故在总体浅刺基础上少数穴位应适当深刺。遵循天人相应的整体观，综合患者就诊时机、病位深浅、病性寒热虚实、病程长短等因素，总体浅刺为主。针对患者湿热内蕴，取阴陵泉直刺，泻法，从荥置气，清热利湿，引邪外出。中脘、天枢、背俞穴直刺，平补平泻，调理脏腑，通腑泻热。又据患者皮神经受损，在皮损区域给予沿皮平刺，祛除表邪。患者老年，数日腹泻，已出现气虚症状，为避免邪去正衰，予气海、三阴交直刺，补法，益气扶正，标本兼治。该患者急性起病，病程相对短，故治疗1周余控制症状，再巩固1周痊愈，中病即止。综上，天人相应指的是人与自然和谐统一的整体观，不能拘泥"春夏刺浅，秋冬刺深"的原则，应综合考虑人气、病气、正气、寒热等各种因素，精准施治，才能补虚泻实，标本同治，迅速起效。

带状疱疹是一种由水痘－带状疱疹病毒引起的，沿单侧周围神经分布出现水疱和红斑，常伴有明显的神经疼痛症状的病毒性皮肤病。在皮疹出现前可有皮肤瘙痒、疼痛、麻木及感觉异常的表现，并伴有低热、倦怠、食欲不振等症状，常见于中老年人，可因情绪波动、过度劳累、器官移植及免疫抑制剂治疗引起。该病的西医治疗主要有系统性抗病毒治疗、糖皮质激素等，对妇女、儿童等特殊人群需谨慎用药。中医疗法主要有针刺、中药外敷、中药内服等方法。针灸疗法，根据不同的发病阶段，可选择围刺法、华佗夹脊穴针刺法、梅花针疗法、火针疗法，并配合刺络拔罐等。物理因子治疗包括红外线照射、中频电疗、微波等。另外治疗本病需要注意预防与调摄，如预防感染，注意休息，慎起居，畅情志等。笔者在多年临床实践中发现，带状疱疹属于针灸的优势病种，在病变早期，积极给予针刺，皮疹区及病变阶段夹脊穴刺络拔罐或走罐，皮损区激光或微波治疗，或配合火针点刺皮损区域，一般治疗1次即有效，数日控制症状，大多在2周左右痊愈。

案例2　过敏性鼻炎

李某，男，45岁，河北沧州人。就诊时间：2018年4月30日。

主诉：发作性鼻痒、鼻塞、流涕、喷嚏3年。

现病史：3年前患者无明显诱因出现鼻痒、鼻塞、流涕、喷嚏，呈发作性，每日数次，曾就诊于当地诊所，服用多种药物，但效果差，之后每于季节变换或受凉后出现上述症状，病情时轻时重。半个月前受风后又出现上述症状，喷嚏频做，鼻子奇痒，全身倦怠，影响日常生活，遂来就诊。

既往史及其他病史：既往体健。

体格检查：T 36.2℃，BP 130/88mmHg，P 76次/分，R 18次/分。神清，精神倦怠，气短声低。舌质淡，苔白，脉细弱。

辅助检查：耳鼻喉专科检查示鼻黏膜苍白、水肿。

中医诊断：鼻鼽，风寒外袭证。

西医诊断：过敏性鼻炎。

治疗：

针刺治疗。针刺取穴：百会、神庭、大椎、印堂；双风池、迎香、风门、肺俞。俯卧位，刺大椎、风门，每穴捻转 1 分钟后起针。仰卧位，针百会、神庭，均平刺，头皮针捻转法，200 次 / 分。印堂，提捏进针，针尖沿皮向下，风池针向鼻尖，迎香向印堂方向透刺，肺俞斜向脊柱方向。肺俞用补法，其余穴位平补平泻，留针 30 分钟。留针期间给予印堂、迎香、风池穴雷火灸，先温和灸再行雀啄灸，每穴 5 分钟左右。针刺、雷火灸均每周 3 次，治疗 2 周后症状减轻，又巩固治疗 1 周，患者症状缓解，停止针灸。

为控制季节变换时再次复发，嘱其三伏期间来我科进行三伏天灸治疗。当年 7 月 14 日患者复诊，选取印堂、大椎、风门、肺俞、心俞、天突、膻中等穴（交替取用，每次 6 穴即可）三伏贴治疗。三伏贴处方：白芥子、细辛、甘遂、延胡索以 3：6：4：4 混匀粉碎后，以姜汁调匀贴敷于上述穴位处，2 小时后取下，每 10 天 1 次，以贴敷局部起泡效果为佳，共贴敷 5 次。患者当年秋冬季节未复发。随访 2 年未再发作。

按： 肺开窍于鼻，鼻气通于肺，故鼻病多责之于肺。该患者平日肺气虚弱，复感外寒发病，治以温肺散寒，补益肺气。百会、神庭、大椎为督脉穴，督脉主一身之阳，刺之可激发经气，温经散寒。印堂、迎香均为鼻周穴位，经脉所过，主治所及，取之可通鼻窍，祛风散寒。风池、风门均为祛风要穴，配合肺俞，温肺化饮。印堂、迎香及风池给予雷火灸，灸中的芳香开窍药物和局部的高温作用，能进一步开通鼻窍，改善局部微循环，减轻炎症反应。故治疗数次即控制症状。然而，过敏性鼻炎属于不易根除的病证，不可症状控制即收手，而应该继续巩固，防止复发。故本例在症状发作期给予针灸治疗，而选择三伏天症状缓解时进行三伏贴治疗。三伏贴疗法属于天灸疗法，因选择在每年的三伏天进行，又称三伏灸。根据《黄帝内经》天人相应、天人合一的整体观，三伏为一年中天气最热、阳气最旺的时候，此时人体皮肤腠理开泄，药物易于由皮肤渗入经络气血，直达病所，从而增强机体免疫力，对于一些慢性虚寒性顽固性疾病，正是最佳治疗时机。另外，阳气在三伏天也容易外泄，据《黄帝内经》"春夏养阳"的原则，也适宜在夏季三伏期间扶助人体正气。因而，三伏贴治疗是使人体正气得自然界阳气辅助，能最大限度地祛风散寒，祛除沉疴，而本例患者持续 3 年的疾病即告痊愈。患者此后每年三伏期间均来进行三伏贴治疗，随访无复发。

过敏性鼻炎，中医称之为"鼻鼽"，患者以过敏体质居多，常在季节交替或受凉后发作，缠绵难愈。其发病多由肺气虚弱或脾虚、肾亏使肺气受损，风寒乘虚而入，犯及鼻窍，津液停聚，遂致鼻窍阻塞而成。《素问·至真要大论》中记载"少阴司天，客胜则鼽嚏"，《素问·五常政大论》曰"少阳司天，火气下临，肺气上从，白起金用……大暑以行，咳嚏鼽衄鼻窒，曰疡寒热胕肿"，这些均表明季节气候的变化与过敏性鼻炎的发病密切相关。中医治疗以补益肺气、宣肺散寒通窍为主。有学者认为，寒邪在过敏性鼻炎的发病中占有重要的地位，从寒论治常获良效。另有学者应用"一气周流"理论治疗过敏性鼻炎，以运中利湿、疏通一气周流道路为法，自创"敏宁方"，也每获良效。西医也称过敏性鼻炎为变应性鼻炎，是特应性个体接触过敏原后由 IgE 介导的鼻黏膜炎症反应性疾病，其主要症状是反复喷嚏、流清涕、鼻塞和鼻痒，常伴眼痒、结膜充血和 / 或流泪。季节气候变化是本病发病的重要外在条件，过敏性体质是发病的内在依据，脏腑对外界环境适应能力的改变决定发病与否。因而，过敏性鼻炎的季节易感性是外因和内因共同作用，导致机体脏腑功能失衡的结果。西医的治疗方法主要包括避免接触过敏原，药物治疗，免疫治疗等等。笔者在临床工作中体验到，针灸治疗过敏性鼻炎，因其良好的疗效及安全无毒副作用的优势，被越来越多的患者所接受，对少数惧怕针刺治疗者，也可以采用灸法治疗，尤其是雷火灸疗法，疗效颇佳。另外除发作期控制症状外，一定不要忘记在其缓解期巩固效果，防止复发。对难治性病例，可采用中西医结合治疗，以优势互补，协同增效。

案例 3 腰椎间盘突出症

李某，男，49 岁，河北沧州人。就诊时间：2014 年 10 月 11 日。

主诉：腰痛伴左下肢疼痛 3 年加重 1 周。

现病史：3 年前患者无明显诱因出现腰痛，坠胀感，疼痛向左下肢放射，症状呈持续性，休息数日后缓解，之后常于劳累或受凉后出现上述症状，每次发作持续 1 周余，每年发作 1～2 次，服用抗炎镇痛药物并外贴"膏药"等病情好转。1 周前患者因劳累再次诱发腰痛，左下肢大腿后侧、小腿外侧至足背疼痛麻木，且左下肢痛较腰痛为著，遇寒加重，得热痛减，影响日常活动，经休息并外敷"伤湿止痛膏"无效，经人介绍来我科就诊。

既往史及其他病史：既往体健。

体格检查：T 36.2℃，BP 125/78mmHg，P 64 次 / 分，R 18 次 / 分。神清，表情痛苦，缓慢步入诊室。S_4、S_5 棘突左侧压痛，左直腿抬高实验（＋）。舌质紫暗，苔白，脉沉。

辅助检查：腰椎 CT 示 S_4—S_5，S_5—L_1 椎间盘突出。

中医诊断：痹症，寒凝血瘀证。

西医诊断：腰椎间盘突出症。

治疗：

针刺配合雷火灸治疗。针刺治疗取穴：双肾俞、气海俞、大肠俞、小肠俞、秩边；左环跳、殷门、委中、承山、昆仑、束骨。针刺操作：约患者 15 点后来诊，右侧卧位（患者不能耐受俯卧位），泻束骨，补肾俞，其余穴位平补平泻，留针 30 分钟。留针期间，肾俞、大肠俞、膀胱俞、左环跳施雷火灸治疗，先温和灸后给予雀啄灸，总施灸时间 30 分钟。针刺及雷火灸均每日 1 次，每周 5 次。治疗 2 次后，症状减轻。治疗 3 次后，患者腰痛缓解，仍左下肢疼痛。又治疗 1 周，腰痛及下肢痛基本缓解，能在俯卧位进行治疗。后仅予针刺治疗巩固效果，每周 3 次，取穴及治疗方法不变，又治疗 2 周，停止治疗。随访 2 年无复发。

按：该患者为青壮年，其疼痛部位为膀胱经所过，辨证为气滞血瘀，属实证，而膀胱经在每日 15 时至 17 时经气最旺，因而针刺取穴均选取膀胱经腧穴。另外，根据纳子法本经子母补泻法，实证泻本经子穴，即膀胱经木穴，故取束骨穴行泻法。另外下午时间正是阳气渐退之时，适宜泻法，对实证患者尤其适宜。而本例为寒证，故配合雷火灸治疗，温通经络，散寒祛瘀，诸法合用，迅速起效。笔者在临床上受窦默思想的影响，上午阳气上升，多安排虚证患者温补阳气，而下午阳气渐退，则安排实证患者以泻实邪。

腰椎间盘突出症是指腰椎间盘发生退行性改变以后，在外力作用下，纤维环部分或全部破裂，单独或者连同髓核、软骨终板向外突出，刺激或压迫脊神经脊膜支和神经根，导致相邻脊神经根遭受刺激或压迫，从而产生腰部疼痛及一侧下肢或双下肢麻木、疼痛等一系列临床症状，好发于青壮年，男性多于女性。腰椎间盘突出症是骨科、康复科、疼痛科的常见疾病，神经根受压是椎间盘突出最重要的诊断依据，临床工作中需注意与干性坐骨神经痛（如梨状肌综合征）、其他原因导致的腰痛等相鉴别。大部分患者可经保守治疗缓解或治愈。保守治疗手段主要有卧床休息、使用非甾体消炎药、物理因子治疗、腰椎牵引、硬膜外注射、运动疗法、中医疗法（如针灸、中药内服、推拿、热敷）等，若经保守治疗无效，可选择进行微创、腰椎人工椎间盘置换术等手术治疗。

在多年临床实践中，笔者发现，许多腰腿痛患者有被误诊为腰椎间盘突出症的情况，实际情况是病人影像学有腰椎间盘突出的证据，但没有神经根受累的体征，或病人的腰腿痛的根源不是腰椎间盘突出。因此，须注意对椎间盘、骶髂关节、神经根、椎管情况等进行综合评估，并结合影像学检查，方能做出正确的诊断。另外，要重视对患者的健康宣教，以下几个方面需要注意：①要维持活动，避免长时间卧床休息。卧床休息一直被认为是急性腰痛患者的标准治疗，然而近年来多项随机对照试验证实，不卧床休息，并不会影响患者疼痛的恢复速度和程度。②活动方式的调整对急性腰骶神经根病患者非常重要，患者应避免增加脊柱应力的高冲击性运动，避免反复旋转和弯腰的动作。③正确的姿势，床垫的选择，腰部护具的正确使用对于腰椎间盘突出症的恢复也有着重要的影响。在治疗方面，应向患者交代该病的治疗需要足够的疗程。腰椎间盘突出症是针灸的优势病种，但疗程较长，如果治疗数日就放弃，则达不到治疗效果。许多患者辗转治疗多个地方，疗效不满意，原因就在于此。

案例 4　头痛

王某，女，46 岁，河北正定人。就诊时间：2013 年 11 月 12 日。

主诉：间断头痛 2 年余加重 3 天。

现病史：患者 2 年前无明显诱因出现头痛，以后枕疼痛为主，呈发作性，每月发作 1 次，每次发作后自服脑宁片，约 2 ～ 3 个小时缓解，每次发病持续 3 天左右。3 天前，患者与家人生气后复感风寒，遂致头部胀痛难忍，头痛性质及部位同前，且逐渐加重，每于 15 点至 17 点之间症状出现，发作时头痛欲裂，其他时间患者头部不痛，但述有胀闷不适，自服止痛药无效，遂来诊。

既往史及其他病史：既往体健。

体格检查：T 36.2℃，BP 130/88mmHg，P 64 次 / 分，R 18 次 / 分。神清语利，表情焦虑，舌质暗，苔白，脉微弦。

辅助检查：无。

中医诊断：头痛，肝郁气滞证。

西医诊断：功能性头痛。

治疗：

针刺治疗。针刺取穴：双束骨、合谷、太冲、风池、列缺；百会、神庭、膻中。按子午流注纳子法 15 点至 17 点为申时，膀胱经当令，取双侧束骨穴泻法，留针 2 小时，其余穴位平补平泻，留针 20 分钟。一次治疗后，患者当日头痛未发作，仅有后枕部胀闷感。又巩固治疗 2 次，头痛痊愈。

按：每日定时发病的特点说明该病具有很强的时间节律性，与经脉气血日周期的变化是相应的，因此采用子午流注纳子法比较适用，用之常有显著疗效。该患者无其他相关症状，每次发作都在申时，有明显的时间性。申时为膀胱经当值，其病发部位又在头部，为膀胱经所过。因此，按子午流注纳子法进行分析和治疗。该患者头部疼痛剧烈如劈当按实证进行治疗，于申时刺膀胱经子穴束骨以泻邪气。患者舌脉等提示肝郁气滞，配合合谷、太冲，开四关行气活血，患者因受风致疼痛加重，加风池、列缺祛风散寒，遂迅速起效。

头痛是指因外感或内伤所导致脉络绌急或失养、清窍不利，以患者感觉头部疼痛为主要临床表现的一种内科常见病证，且为临床常见的主诉，已被世界卫生组织列为前十位失能性疾患。患者常因头痛干扰而无法正常工作和生活，对其身心造成巨大危害，且该病发病率极高，仅次于感冒，因此对头痛的规范化诊疗显得尤为重要。根据发作诱因，中医将其分为外感头痛、内伤头痛及真头痛三类。根据疾病类型，分为原发性头痛（包括偏头痛、丛集性头痛、紧张性头痛）和继发性头痛两种。该病的中医治疗方法主要有药物治疗和非药物治疗。非药物治疗则以针灸、推拿、刺络放血、穴位注射等为主。除上述运用子午流注取穴法治疗头痛外，笔者研究团队在传承窦默学术思想的基础上，创新发展出调督通络针法治疗头痛。先取百会、大椎进行针刺，得气后出针，不留针。随后根据触诊情况在头颈部的痛性筋结点进行合谷刺，亦不留针。之后根据患者头痛部位使用治疗头痛的经验穴治疗：侧头痛选择风池、丘墟；前额痛选择攒竹、解溪；后头痛选择天柱、昆仑；颠顶痛选择百会、涌泉。经验穴按照先针刺下肢穴位再针刺头部穴位的针刺顺序进行治疗。在多年临床实践中，笔者采用调督通络针法治疗各种类型头痛，每获良效。

案例 5　心悸

黄某，男，28 岁，河北石家庄人。就诊时间：2017 年 3 月 21 日。

主诉：阵发性心悸 2 年余加重 1 个月。

现病史：2 年前无明显诱因出现阵发性心悸，就诊于当地医院，诊断为频发室性早搏，常年服西药控制（药名及用药剂量不详）。因有生育任务，担心所服用的药物会对后代有影响，故自行停药。停药后，早搏频发不能正常工作，因而前来就诊。

既往史及其他病史：既往体健。

体格检查：T 36.2℃，BP 120/78mmHg，P 64 次 / 分，R 18 次 / 分。神清，面色萎黄，食欲减退。舌体胖，边有齿痕，质暗，苔白，脉有间歇。

辅助检查：无。

中医诊断：心悸，脾虚血瘀证。

西医诊断：心律失常（频发室早）。

治疗：

针刺治疗。针刺取学：双大陵、内关、公孙；双合谷、太冲、三阴交、足三里、脾俞。嘱患者次日上午 9 点来诊，足三里、三阴交、脾俞行补法，其余穴位平补平泻，留针 30 分钟，治疗 1 次后患者心悸消失，又依前法巩固治疗 1 次，未再复发。

按：此案是按穴取时的病例，按照子午流注纳甲法及灵龟八法开穴获得满意的效果。《灵枢·九针十二原》所言"知其往来，要与之期"就是这种"按穴取时，约期而治"的理论依据。"约期而治"乃人为造成了证、时、穴三者相合的局面，此点在子午流注纳甲法中较容易做到。该患者就诊的时间为丁巳时，按子午流注纳甲法推算为血归包络开大陵穴，按灵龟八法推算正值开内关穴，于是要求其次日上午 9 时来诊治，取双大陵、双内关并配双公孙治疗控制症状治其标，又依患者脉证知其为脾虚血瘀证，故开四关行气活血，加三阴交、足三里、脾俞健脾益气治其本，故治疗 2 次痊愈。

中医认为心悸包括心悸和怔忡，是指患者自觉心中悸动，惊惕不宁，脉率不齐，并伴有胸闷气短或胸闷心痛、喘憋肢冷等症状，严重时无法自主。在中医属于"惊悸""怔忡"的范畴，多为阵发性，可因过度劳累、情志波动而发作，常见于病毒性心肌炎、心律失常、心力衰竭、各种器质性心脏病及神经官能症等。中医认为该病的病理性质分为虚实两端，其中虚者因气血亏虚，心失所养所致，实者为水饮、痰火、瘀阻心脉所致。中医治疗遵循"虚则补之，实则泻之"的原则进行辨证论治。本病的诊疗首先要明确病因，建议通过心电图、心脏彩超，必要时进行冠脉造影等以明确有无器质性心脏病，以免贻误病情。治疗方法的选择则首先针对病因治疗，比如冠状动脉粥样硬化性心脏病的治疗，则可以在西医系统治疗的前提下，积极给予针灸、中药等治疗控制症状，并做好二级预防。既不能随意夸大中医的作用，又不可盲目排斥中医特色疗法。

五、注重针刺手法，配合针刺补泻

针灸学是知识与技术相结合的学科，针刺手法可以说是针灸技术中的灵魂。关于针刺手法的论述，早在内经时期就有详细的记载。窦默继承了《黄帝内经》和《难经》的针刺手法和理论，并将其发扬光大，提出"补泻施术，贵在手指"，将针刺补泻手法归纳为单式十四法，即动、摇、进、退、搓、盘、弹、捻、循、扪、摄、按、爪、切，堪称针刺手法的一代宗师，至今对针灸临床仍有着重要的影响。如今，我们在临床实践中依然重视针刺手法的应用，也深切体会到针刺手法的实施与针刺效果有着密切的关联。下面从进针、得气、行针、留针、出针等诸多角度探讨我们的体会。

1. 关于持针、进针

针刺前的揣穴，我们同样遵循窦默所言之"爪而下之，切而散之"，以宣散气血，准确取穴，减少疼痛，同时避开重要脏器、血管和神经。持针方法尽管有多种方式，包括两指、三指、四指持针，单手或双手持针，但笔者提倡用单手持针，1.5 寸（40mm）以内的毫针用拇指与食指夹持即可，长针则拇、食、中指三指持针，尽量减少手指接触针身的机会，从而减少针身被污染的可能。进针时 1 ～ 1.5 寸毫针可以单手直接刺入，2 寸（50mm）以上的毫针，单手持针时可将中指抵住针身末端（针身与针柄连接处）以控制针体避免弯针，先将针轻点刺入皮下，之后再逐步凭借指力刺入相应的深度和角度。上述持针进针法是应无菌操作的要求，现代的环境与古代已发生了巨大的变化，无菌操作的理念也对针灸操作提出了更高的要求，因此，持针要尽量减少中间环节，尽量做到无菌操作，避免针刺操作为病人带来不良影响。初学者指力较差，单手进针难以完成，确需反复练习指力才能胜任。对于双手持针、手持针尖等操作方法，由于需要手指严格消毒或手捏酒精棉球持针，实际导致针刺操作更加烦琐，所以已经不适应现代临床了。

2. 关于催气、得气及行气

进针之后，若针下如"闲处幽堂之深邃"，则需再行进退、提插、捻转、转换方向等，一般很快就能得气。至于行气，则常采用捻转、弹、刮等手法，并在经络循行路线上采用循、按等各种方法，不拘形式，促进经气运行。针刺后一般留针时间在 20 ～ 30 分钟，进针、起针时各行针 1 次，留针期间行针 1 次，大多都能起到很好的效果。

3. 关于补泻手法

目前临床上补泻手法众多，常用的有呼吸补泻、迎随补泻、提插补泻、捻转补泻、徐疾补泻、开阖补泻、五行生克补泻等，这些手法多源于《黄帝内经》，也是从古到今医家比较认可的手法。笔者团队在针灸临床操作时往往多种补泻手法并用，最常用的补泻手法是捻转补泻、提插补泻、呼吸补泻、迎随补泻及五输穴的五行生克补泻等，各种补泻手法的原理和特点不同，导致最佳适用情况亦不同。临床使用时要认真区分，有所侧重，不可乱用。在针刺病灶局部穴位进行补泻或穴位所在部位肌肉较为丰厚时以提插补泻为主，配合其他补泻手法为辅，因为肌肉丰厚的部位提插补泻操作较为方便，且提插补泻可使气血在局部浅深之间的分布发生变化，更适合局部治疗；在针刺局部肌肉组织较薄的穴位或远道取穴时，我们多以捻转补泻和迎随补泻为主，也可配合其他补泻手法，因为穴位肌肉组织较薄时，提插补泻法和呼吸补泻法等操作难度较大，而捻转补泻和迎随补泻更易产生气血在同一水平面上的扩散传播，因此适合治疗远道的疾患。复式补泻手法由于理论深奥、技术难点难以掌握，现代临床真正能够实施的已为数不多。

4. 关于出针

笔者研究团队传承窦默的学术思想，在多年临床实践中总结出一套完整的出针方法，包括一般出针法、补益出针法、清泻出针法、升提出针法及降逆出针法。一般出针法适用于大多数患者，对虚实不显著、不急不缓者，给予先上后下、先近后远的顺序出针。补益出针法适用于各种虚性患者及局部感觉迟钝、麻木及皮温低下、痿软无力而全身证候虚实不显著者。此类患者留针时间宜短（不超过 20 分钟），针刺、出针手法宜轻柔，出针时尽量让患者局部产生"后遗感"以增加疗效。清泻出针法适用于各种热证、实证，如高血压、高热、急性剧痛、急性痢疾等。此类患者留针时间宜长，针具宜粗，可施重手法强刺激，留针期间可反复施术，保持针感，出针时微提其针，如无沉紧涩之感，则可摇大针孔而出针。升提出针法适用于气虚下陷、清阳不升者，如低血压、子宫脱垂、胃下垂、脱肛等。针灸操作时，宜先足后头、先下后上。降逆出针法适用于各种气机不利、气逆失降的病证，如胃气上逆、肝气上逆及肺气上逆所致的呕吐呃逆、头痛眩晕及咳嗽气喘等。

案例1　中风后吞咽困难

王某，男，70岁，甘肃兰州人。就诊时间：2016年5月15日。

主诉：进食水呛咳1周。

现病史：患者因头晕、头沉走路偏斜就诊于我院，以脑梗死收入我院治疗，经治疗症状好转出院。住院期间，患者即出现进食水呛咳，开始未在意，后症状逐渐加重，呛咳频繁影响进食，于出院后再次来我科求治。

既往史及其他病史：既往体健。

体格检查：T 36.2℃，BP 130/88mmHg，P 54次/分，R 18次/分。神清，高级脑神经功能正常。言语基本清晰，双眼球活动自如，口角无歪斜，伸舌居中，咽反射减退，咳嗽反射（−）。左侧肢体肌力5⁻级，左侧巴氏征（＋）。舌质淡，苔白，脉微数。洼田饮水试验3级。

辅助检查：无。

中医诊断：中风病，中经络。

西医诊断：脑梗死，吞咽障碍（咽期吞咽障碍）。

治疗：

针刺治疗配合吞咽康复训练。针刺取穴：百会、神庭；双侧顶颞前斜线、双侧顶颞后斜线；双风池、完骨、翳风。针刺操作：风池、完骨、翳风用0.30mm×75mm毫针，其余用0.30mm×25mm。头皮针用单手进针，进针角度15°～30°，200次/分捻转行针，风池、完骨、翳风采用震颤进针法，针尖朝向喉结方向，即单手拇食指捏住针柄，中指消毒后抵住针尾靠近针柄处，控制针身不弯曲，轻轻点入皮下，然后针尖朝向喉结方向震颤着进针，直到进针深度达到中指下方，采用平补平泻捻转法行针，每10分钟1次，留针30分钟起针，采用一般出针法起针。针刺每日1次，每周5次。治疗1周后患者呛咳减轻，仅饮水呛咳，进固体食物没有症状，洼田饮水试验2级。依前法再巩固治疗1周，患者吞咽食物正常，洼田饮水试验1级停止治疗。

按：该患者虽属老年，但体质尚可，没有明显的虚实表现，故而未实行补泻手法。其吞咽障碍的治疗，重在提高口腔黏膜对刺激的敏感性，及提高咽喉部肌肉的协调性。针刺时头皮针的进针，为单手进针，进针角度为15°～30°。取百会、神庭是为调理督脉，以激发一身之阳。取顶颞前斜线及顶颞后斜线，是刺激大脑皮层的感觉区和运动区，提高大脑皮层对各种刺激的敏感性，增加各功能区之间的协调性，采用头皮针的行针方法，200次/分是为达到刺激阈值，以更好地发挥作用。颈项部风池、完骨、翳风穴，是为刺激咽部肌肉，提高其兴奋性和彼此之间的协调性，因而针刺方向须斜向喉结。进针时，因颈前部有较多的神经血管，故选择颈后部穴位针刺，且进针前先行揣穴，进针时先刺入皮下，震颤进针逐层深入以躲避神经血管，由于吞咽障碍涉及肌肉包括颈前部肌群及颈后部肌群，因而进针须达到一定的深度。治疗期间，由于事先爪、切、揣穴，进针不痛，进针后得气迅速，且患者反应强烈，常述有流泪、咳嗽等反应，留针期间一般无须再次行针，起针时缓慢出针，针后棉签按压，避免出血。为提高治疗效果，该患者在针刺后，由康复治疗师为其实施吞咽康复治疗，从而取得了显著的效果。

随着诊疗技术的不断发展，中风病的致死率不断降低，但吞咽障碍、偏瘫、失语、抑郁及尿失禁等并发症仍给患者及整个社会带来沉重负担。据统计，每年有 22% ～ 65% 的患者在脑卒中后出现吞咽障碍，轻者可出现饮水呛咳，重者可产生吸入性肺炎、脱水、电解质紊乱、营养不良甚至窒息等并发症，严重影响患者的生活质量。西医治疗吞咽困难是以代偿性治疗和物理治疗为主，在此基础上给予吞咽康复训练和药物治疗。中医认为，中风后吞咽困难属于"中风""暗痱""喉痹"等范畴，以气血亏虚为本，风、火、痰、气、瘀为标。中医基于辨证论治，采用针灸、中药及针药结合等方法进行治疗，取得了良好的疗效，其中针灸疗法在治疗该疾病方面具有明显优势。在具体针法方面较有代表性的有：项针，即位于项部的翳风、风池、供血穴，针尖向喉结方向刺入 25 ～ 40mm；咽针，即位于咽部的吞咽穴、发音穴、治返流穴等，直刺 10mm，速刺不留针。有报道采用项针结合咽针治疗中风后真性延髓性麻痹疗效确切。笔者在临证时，常采用中西医结合治疗，如针刺、理疗及吞咽功能训练，针刺多取舌三针（廉泉、旁廉泉）及双侧风池、完骨、翳风等为主穴（针向喉结方向），大多在 2 周之内取得明显的效果。

案例 2　胸痹

刘某，女，66 岁，河北石家庄人。就诊时间：2015 年 11 月 3 日。

主诉：发作性心慌胸闷 1 年余加重 1 周。

现病史：1 年前，患者与家人生气后出现心慌胸闷，呈阵发性，休息 2 ～ 5 分钟缓解，每日发作 0 ～ 1 次，就诊于当地医院，查心电图提示心肌缺血，诊断为冠心病心绞痛，之后规律服用复方丹参滴丸、肠溶阿司匹林及辛伐他汀等（具体用量不详），平日病情稳定。1 周前，因天气寒冷，加之劳累，患者再次出现发作性心前区不适，性质同前，每日发作 1 ～ 2 次，患者就诊于当地诊所，给予速效救心丸临时服用控制症状，并输液治疗 1 次（用药不详），仍有上述症状出现，经人介绍来我科就诊。纳差，夜寐易醒，大便干，每日 1 次。

既往史及其他病史：既往冠心病史。

体格检查：T 36.2℃，BP 130/88mmHg，P 64 次 / 分，R 18 次 / 分。神清，焦虑，声音低弱。双肺呼吸音清，心律齐，心音顿。舌质暗，苔薄白，脉细弱。

辅助检查：无。

中医诊断：胸痹，气虚血瘀证。

西医诊断：冠心病，不稳定型心绞痛。

治疗：

继续口服药物治疗同时给予针刺治疗。针刺取穴：膻中、中脘、气海、神道、心俞、厥阴俞；双侧天枢、内关、足三里。操作：俯卧位，取神道、心俞、厥阴俞，捻转得气使针感向前胸传导，1分钟起针。仰卧位，双内关穴施行温补手法，即随呼纳针，拇指向前，食指向后，轻轻捻转数次，动作缓慢柔和，使其轻微热感向胸部传导，嘱患者留针期间，平静呼吸，排除杂念，意念集中于左前胸部。气海、足三里行提插补法，先刺入浅层，再刺入深层，紧提慢按，反复数次。内关、气海、足三里留针30分钟，候吸引针，针毕按压针孔。膻中，针尖向下15°斜刺，行飞法，即拇、食指在针柄搓捻，一收一放，反复数次，如飞鸟展翅。其余穴位平补平泻，留针时间同前。治疗1次后，患者当日未再发作心绞痛，又依前法巩固治疗4次，患者病情稳定，随访半年未复发。

按：该患者为绝经期后女性，为心脑血管病易患人群。原有冠心病史1年，近期因天气寒冷加之劳累诱发病情加重，病证虚实夹杂，因而针刺操作也是补泻兼施。神道为督脉穴，可激发一身之阳，与心俞、厥阴俞相配，激发心经经气，促进经气流通。合谷、太冲开四关，行气活血，膻中为气会，三穴合用，调理全身气机。膻中又是病灶局部穴位，用飞法行气并加强针感，进一步促进冠脉气血运行。内关为心包经络穴，用补法益气通络，直接作用于病灶，改善冠脉供血。另外，患者声音低弱，食欲减退，大便干，为气虚推动无力之虚候，取气海、足三里补气健脾。六腑以通为用，取中脘、天枢促进胃肠动力。综上，本法兼顾整体与局部，攻补兼施，气血同调，标本兼治，故终获良效。

胸痹是以胸痛憋闷、心慌气短为主症的心系疾病，轻者仅有短暂的胸部隐痛或胸闷，重者可胸痛彻背，背痛彻心，痛至左肩或左臂内侧，喘息不得平卧，患者常常伴有呼吸不畅，甚至喘促，面色苍白，冷汗淋漓等症状，多因饱食、劳累、受凉或情绪激动引发，相当于西医的冠心病心绞痛。随着西医学的快速发展，尤其是心脏介入手术的广泛普及，西医在冠心病的诊治尤其在急性冠脉综合征的诊疗方面具有显著的优势。中医认为其主要病机为心脉痹阻，病理变化为虚实夹杂，本虚标实，病位在心，与脾、肝、肾均相关。治疗首先应注意预防调摄，如调情志、节饮食，改变不良生活习惯等。其次根据患者具体情况辨证用药，实证以瓜蒌薤白半夏汤加减、血府逐瘀汤加减、柴胡疏肝散加减等为主，虚证以保元汤加减、生脉散合天王补心丹加减、参附汤合桂枝甘草汤加减为主进行治疗。针灸作为冠心病的辅助治疗，其疗效早已被证实，应用也比较广泛，大多以恢复期为主。如有医者将电针与有氧运动相结合治疗冠心病，结果显示，与单纯有氧运动治疗或单纯电针治疗相比，二者结合的联合治疗方法可以更显著地改善患者的心率恢复情况和运动能力，同时患者的自主神经功能和氧化应激水平也得到了明显改善。有人将揿针结合运动训练用于治疗老年冠心病患者经皮冠状动脉介入治疗（PCI）术后，结果提示相比于单纯运动训练，揿针与运动疗法联合应用能够更好地改善中老年冠心病PCI术后患者的心肺功能和运动能力，对患者躯体疼痛、精力、情感职能、精神健康等方面的改善也优于单纯运动训练。笔者认为，在冠心病的诊治中，应根据患者所处的不同阶段的病变特点，选择中、西医治疗或二者联合治疗，发挥中西医结合优势，从而使患者获益。

案例3 咽痛

张某，男，43岁，河北沧州人。就诊时间：2019年12月29日。

主诉：咽喉肿痛3日。

现病史：3天前，患者受凉加之劳累出现咽部疼痛，自觉肿胀，伴颈前部疼痛，头痛，恶寒，无汗，口中热感，无发热，自服牛黄上清丸后，症状略减轻，但吞咽食物时痛感明显，遂来诊。食欲减退，睡眠差，大便干，2～3日1次，小便黄。

既往史及其他病史：既往冠心病史。

体格检查：T 36.2℃，BP 125/83mmHg，P 67次/分，R 18次/分。神清，面色微红，舌质干，咽部充血，扁桃体不大，苔黄，脉微数。

辅助检查：无。

中医诊断：感冒，外寒里热证。

西医诊断：上呼吸道感染。

治疗：

针刺治疗。针刺取穴：大椎；双侧风池、风门、列缺；双侧天枢、曲池、少商、商阳。针刺操作：大椎、少商、商阳放血，每穴出血7～8滴；天枢、曲池，行提插泻法，针入深层，慢按紧提，反复数次；风池、风门、列缺平补平泻。出针时天枢、曲池行清泻出针法，其余穴位为一般出针法。治疗1次后，患者头痛缓解，咽痛减轻，无身寒，大便正常。上方去少商、天枢、商阳，其余穴位大椎、曲池行捻转泻法，风池、风门、列缺平补平泻，再治疗1次痊愈。

按：该患者工作繁忙加受寒，出现上呼吸道症状，为外寒里热证候。大椎为督脉穴，督脉统领一身之阳，大椎放血可泻一身之阳热；少商泻肺经热，治疗咽喉肿痛；商阳为大肠经井穴，曲池为大肠经合穴，天枢为大肠经募穴，三穴合用可通腑泻热；风池、风门、列缺平补平泻，祛风散寒。本例为中年男性，平素体质强壮，在内热基础上受寒，故出现表寒加里热之实证，全方以泻法为主，兼用平补平泻解表，出针手法也采用清泻出针法与一般出针法结合，中病即止，故取得了满意的效果。

急性咽痛最多见于西医的上呼吸道感染、急性扁桃体炎，慢性起病者多见于慢性咽炎，另外，咽痛可作为一种非特异性症状见于多种疾病中，临床应注意鉴别。中医学中咽痛属于"感冒""喉痹"范畴。或因外邪侵袭肺窍，闭阻咽喉，咽部气血津液运行障碍，不通则痛而发为咽痛；或因脏腑损伤，邪客于咽致红肿疼痛，可伴咽干、咽痒、咽堵、溃烂生疮、异物感、发热恶寒、咳嗽咳痰、声嘶喑哑等症状。咽痛的治疗多以清热解毒为主，兼有虚证者则辅以益气扶正。也有学者认为，咽痛是因浊毒致病，是在内因饮食失节、情志不畅、水湿痰饮等无出路，加之外因如生活环境、生活方式的改变，"内外相引"，脾胃失健，内生水湿，积滞化热，蕴热入血而为毒，浊毒侵袭胃腑，上犯咽窍，而出现咽痛、咽堵等一系列症状。其治疗则从胃论证，化浊解毒，每获良效。笔者在临床中所见咽痛以外感实证居多，早期给予针刺、放血等治疗，解表清里，若能配合应用针刺补泻手法，常能迅速起效，立竿见影。

案例 4　慢性荨麻疹

王某，男，50 岁，河北沧州人。就诊时间：2015 年 5 月 13 日。

主诉：全身风团反复发作 4 年余。

现病史：4 年前患者无明显诱因皮肤表面出现红色大小不等的风团，腰腹部多见，四肢散在，持续发作，时轻时重，瘙痒剧烈，严重时寝食难安，遇劳累或进食海产品则症状加重，曾辗转就诊于当地医院、诊所，服用中药、西药治疗，症状缓解，停药后又复发。一般以每年春夏季节症状明显，每年至少发作 1 次，发作时均多方治疗控制症状，缓解期如常人。患者异常痛苦，为求进一步诊治，经人介绍来我科寻求针灸治疗。

既往史及其他病史：既往冠心病史。

体格检查：T 36.5℃，BP 128/78mmHg，P 64 次 / 分，R 18 次 / 分。神清焦虑，腰腹部、双下肢可见直径 0.5 ～ 1cm 大小不等突出于皮面的风团疹块，色红，皮疹区域可见大量抓痕。舌质紫暗，苔黄腻，脉缓。大便干，小便黄。

辅助检查：无。

中医诊断：瘾疹，湿热蕴结证。

西医诊断：慢性荨麻疹。

治疗：

针刺拔罐治疗。针刺取穴：百会、神庭、大椎、身柱；双风池、曲池、血海、阴陵泉、三阴交。拔罐取穴：大椎、膈俞、肺俞。操作：俯卧位，大椎透身柱，捻转 1 分钟后起针；仰卧位，从上到下依次进针，风池、曲池、血海、阴陵泉行捻转泻法；百会、神庭头皮针捻转，200 次 / 分；三阴交捻转补法，留针 25 分钟起针，采用清泻出针法。起针后神阙穴闪罐至局部皮肤出现红晕之后留罐 5 分钟，之后大椎、膈俞、肺俞刺络拔罐，留罐 10 分钟。针刺治疗，每周 3 次；刺络拔罐，每周 2 次。

治疗 1 次后，皮疹及瘙痒程度即有所减轻，治疗 4 周后，风疹团块间断出现，但皮疹散发，轻度瘙痒，不影响睡眠。针刺治疗改为每周 2 次，刺络拔罐改为每周 1 次，又巩固治疗 4 周，除下肢偶发 1 ～ 2 个玉米粒大小团块外，已基本不再有新发皮疹。患者满意，停止治疗。

按：慢性荨麻疹，有肝郁化火、湿热蕴结、血虚风燥、脾虚湿胜等多种证型，但大多为血分有热，又复感外邪。病久入络，久病必瘀，故治疗以清热祛风化瘀为主。本例为青壮年，实证，取百会、神庭，调整督脉，激发一身之阳；大椎、身柱，用透刺法意在清诸阳之瘀热；风池为祛风要穴，曲池为大肠经合穴，通腑泻热，阴陵泉清热利湿，三穴合用祛湿热之邪；三阴交补法健脾益气，祛邪不伤正；大椎、神阙、膈俞、肺俞等拔罐，进一步清热活血化瘀。全方特别强调针刺手法及补泻方法，大椎身柱用透刺，神阙闪罐至局部皮肤潮红，背俞穴用刺络拔罐，三阴交捻转补法，其余穴位捻转泻法，出针时摇大针孔，从而达到通经、活血、泻热、祛瘀等目的，并兼顾扶正，且中病即止，故获良效。

慢性荨麻疹是一种因皮肤、黏膜小血管扩张及渗透性增加而出现局限性水肿反应的皮肤病，其临床表现为大小不一的风团伴瘙痒，风团每周至少发作 2 次以上，持续 6 周以上，并可伴有血管性水肿，严重者可发生各系统严重过敏反应甚至危及生命，给患者的学习、生活、工作造成了很大困扰，危害其身心健康，造成巨大的社会经济负担。该病病因十分复杂，主要分为内源性及外源性两种，发病机制主要为肥大细胞的活化及介质释放，包括免疫性机制、非免疫性机制及特发性机制。慢性荨麻疹分为慢性自发性荨麻疹和诱导性荨麻疹，其治疗首选第二代抗组胺药。近年来，中医疗法对慢性荨麻疹的疗效评价逐步成为研究热点，检索近 10 年来针刺为主治疗慢性荨麻疹的随机对照试验并进行 Meta 分析，结果显示，以针刺为主治疗慢性荨麻疹的疗效明显优于单独使用抗组胺药物，并且复发率更低。除此之外，中药内服、自血穴位注射、灸法、拔罐等治疗慢性荨麻疹也均有良好的疗效。因此，笔者认为，对慢性荨麻疹的治疗，应积极使用中医特色疗法，尤其是针灸治疗，从而提高疗效，减少抗组胺药物的用量和疗程，减少复发。

第四章　心悟思考

　　窦默为金末元初著名针灸医家，自幼聪慧好学，饱读诗书，然其早年所处时期恰逢金元交战，于战乱中辗转学医，先后师从河南清流河医者王翁、山人宋子华、山东名医李浩，得授针灸之法，兼习宋儒理学，终在医道及儒学方面卓然成家，后受元太祖忽必烈礼遇，授以翰林侍讲学士，卒后追赠太师。其传世学术思想可考后人编集的《卫生宝鉴》《扁鹊神应针灸玉龙经》《济生拔粹》《针经指南》等著作，其中尤以《针经标幽赋》《流注通玄指要赋》等针灸歌赋名篇及《流注八穴》《针经直说》《真言补泻手法》等篇章最为著名。其著作及学术思想既受到中医典籍《黄帝内经》《难经》的影响，也有总结与摘录前人医书如《子午流注针经》《铜人腧穴针灸图经》的内容，加之总结师承老师的思想及自身临证经验汇总而成，后世医家对其著作亦有较多注解与发挥。金元以前，针灸临床施术治病多重灸而轻针，窦默洞察前史，感慨疾呼"拯救之法，妙用者针"，察其早年身处战乱，面对"设方有效，历市无求"之窘境，"立排疾势"的砭石之术成为其临床治疗疾病的最佳选择。窦默观其师李浩以针治疾"除疼痛于目前，愈瘵疾于指下"，而自己精习针术亦可达"除疼痛迅若手拈，破结聚涣如冰释"之境，故其对针刺之法推崇备至，其著作及学术理论亦围绕针法悉加论述，为后世针法的发展奠定了重要且坚实的基础，对元明时期的针灸学术发展起到了重要的推进作用，对现代医家而言更是兼具理论研究价值与临床应用价值。

　　本书从"尊崇《内》《难》，力倡针法""辨证施治，审证求因""选穴精当，重用特定穴""交经八穴，起危笃患""补泻施术，贵在手指""一十四法，针要所备""治神得气，神定效至""天人合一，按时取穴""针刺宜忌，谆谆告诫"等方面较为全面且详细地阐述了窦默的主要学术思想，悉察其理论思想，可见窦默著述对后世针灸理论及临床实践具有重要的指导意义和学术价值。

第一节　窦默学术思想对针灸学发展的贡献

一、编纂赋文歌诀，推动针灸发展

　　考针灸学专著可见，自《针灸甲乙经》以后，直至宋代，在针灸学理论及实践方面，众多医家及学者多注重穴位的考证和新穴的探索，载述某穴治疗某病，而对于针灸理论的阐述则无较大发展。正如《子午流注针经·序》所言"近世指病直刺，不务法者多矣"，而窦默饱读诗书具备了深厚的文学功底，业医多年累积了丰厚的学识及临证经验，故可将医理凝练成文，阐发创新，流传于世，以飨后人。

窦默彰《黄帝内经》《难经》之微，钩沉索引，结合自身心得体会及临证治验，加以阐发创新。尤其在针刺手法、补泻效应、选穴处方等方面作出详细阐释，并以歌赋形式记录，不仅便于临床应用，更有助于学习记诵。《针经指南》一书集窦默之主要学术思想，其中尤以《针经标幽赋》和《流注通玄指要赋》两篇赋文最为著名，流传最广。《针经标幽赋》之名意在将深奥、幽微之针灸医理阐述清晰明了，赋文以"拯救之法，妙用者针""观夫九针之法，毫针最微……可平五脏之寒热，能调六腑之虚实"阐述针法之重；以"原夫起自中焦，水初下漏……要识迎随，须明逆顺"解经络之运行；以"轻滑慢而未来，沉涩紧而已至……气之至也，如鱼吞钩饵之浮沉；气未至也，如闲处幽堂之深邃。气速至而速效，气迟至而不治"详候得气之精微；以"先审自意，次观肉分……取五穴用一穴而必端，取三经用一经而可正"述取穴之原则；以"八脉始终连八会，本是纪纲；十二经络十二原，是为枢要"彰特定穴之要义；以"一日刺六十六穴之法，方见幽微；一时取一十二经之原，始知要妙""推于十干十变，知孔穴之开阖；论其五行五脏，察日时之旺衰"悟按时取穴之妙；以"原夫补泻之法，非呼吸而在手指""循扪弹怒，留吸母而坚长……推内进搓，随济左而补暖"揭指法与补泻之关键；以"阴交阳别而定血晕……中风环跳而宜刺，虚损天枢而可取"明腧穴之主治；以"大凡危疾，色脉不顺而莫针""望不补而晦不泻，弦不夺而朔不济"了针刺之禁忌。《流注通玄指要赋》为窦默仿《流注指微赋》而作，意在解经穴之玄妙，举选穴之要领。先以"必欲治病，莫如用针……外取砭针，能蠲邪而扶正；中含水火，善回阳而倒阴"强调针法于治疾之独特疗效；继以"且如行步难移，太冲最奇……文伯泻死胎于阴交，应针而陨""抑又闻心胸病，求掌后之大陵……腰脚疼，在委中而已矣"详述四十三穴之主治疾患，通篇侧重针灸治病之选穴，对针灸临床具有重要的参考价值。

观乎两篇赋文，内容涵盖经络、腧穴、刺法、补泻、治疗、禁忌等针灸学各个层面，其行文层次分明，条理清晰，对仗工整，便于记诵，这种作赋以记载针灸理论、临床经验的方式，也以其朗朗上口易于诵读记忆而受到效仿，后世针灸歌赋也由此越来越多。窦默所作赋文为元明以后针灸医家广为重视，先后有《扁鹊神应针灸玉龙经》《针灸大全》《针灸大成》《针方六集》等著作对其转录作注，其赋文也被收录于现代针灸学教材之中，至今仍是后辈学习针灸的必读之作。窦默的针灸学术理论也为元明时期的针灸学术繁荣做出了不可磨灭的贡献，明清时期众多医家，如徐凤、高武、陈会、汪机、吴崑、杨继洲等，均受到其影响。

二、力倡流注八穴，推广特定腧穴

针灸选穴处方中，腧穴的选择尤为关键。人体经脉腧穴有其各自循行分布及特定位置，腧穴定位的准确性直接影响针灸治疗效果。《黄帝内经》即有骨度分寸定位法，窦默亦强调选穴定位的精准，"取穴之法，必有分寸，先审自意，次观肉分。或伸屈而得之，或平直而安定。在阳部筋骨之侧，陷下为真。在阴分郄腘之间，动脉相应"。窦默认为定穴还须结合患者身体形态之高矮胖瘦，并采取适宜体位，取穴才更为精准，其对现代针灸临床取穴仍具重要指导意义。

　　除定穴外，窦默蒙《铜人腧穴针灸图经》和《子午流注针经》之影响，继宋代医学由博返约之趋势，集其老师和自身的临证经验，确定十二原穴为"枢要"，流注八穴为"纲纪"。在《针经指南·流注通玄指要赋》中详列 43 个穴位的主治疾病及注意事项，用词精简。其处方配穴亦为精当，提倡选用特定穴和经验穴，强调治疗脏腑病以求"门、海、俞、募"为妙，经络阻滞而用"原、别、交、会"之穴，便于后世医者在选穴处方时提纲挈领，执简而驭繁。

　　交经八穴首见于《针经指南》，"乃少室隐者所传"，虽非窦默所创，然窦默据其所传内容，结合铜台碑字王氏家藏本，并融入自身多年运用流注八穴之临证经验，论述流注八穴。"交经八穴者，针道之要也。"窦默记述之。"交经八穴"是十二正经与奇经八脉连接的纽带，其主治病证多达 213 个病证，较《铜人腧穴针灸图经》等既往文献所载病证范围大为扩展。此八穴既可单独治疗各自相通的奇经病证，如后溪与督脉相通，可治督脉之脊柱强痛、角弓反张等症；亦可据病变部位取上下两穴合用，如后溪通于督脉，申脉通于阳跷脉，两穴合用可治疗目锐眦、颈项、耳、肩部疾患。元代王国瑞及明代徐凤亦在交经八穴基础上，配以天干、地支，将其发展为按时取穴的飞腾八法和灵龟八法，使八穴应用再度扩展。窦默所著交经八穴内容亦被《普济方》《针灸大全》《针灸大成》等所引录，其主治病证再为增加，也使针灸的治疗范围大为扩展。

三、传承针刺手法，创新补泻方法

　　针刺补泻自《黄帝内经》《难经》而始，但多为名称及治疗原则而无具体的操作方法。自秦汉以来至北宋时期，有关针刺手法的记载亦多囿于《黄帝内经》《难经》之说，仅唐代孙思邈《千金翼方·用针法》提及"重则为补，轻则为泻"，添加了"轻重"之成分。直至金元时期，窦默在继承《黄帝内经》《难经》刺法及阎明广、何若愚刺法的基础上，承经典之意，又依自身临证经验进行总结发挥，将针刺之法概括为"循扪弹怒，留吸母而坚长"（补法）、"爪下伸提，疾呼子而嘘短"（泻法），以及"动退空歇，迎夺右而泻凉"（泻法可退热）、"推内进搓，随济左而补暖"（补法可济暖）。

　　《针经指南》作《真言补泻手法》之篇，专论针刺法，详尽描述了针刺泻法、补法、春夏秋冬刺法、呼吸补泻、寒热补泻、方员补泻、迎随补泻、手指补泻等法。窦默所撰泻法之操作为"左手揝穴，右手置针于穴上，令病人咳嗽一声，针入腠理，复令病人吸气一口，随吸气入针至分寸，觉针沉紧，转针头向病所，觉气至病退，便转针头向下，以手循扪，觉针沉闷，令病人吹气一口，随吹气一口，徐出其针不闭其穴"；补法之操作为"左手揝穴，右手置针于穴上，令病人咳嗽一声，针入透于腠理，复令病人吹气一口，随吹分寸，待针头沉紧时，转针头向以手循扪，觉气至，却回针头向下，觉针沉紧，令病人吸气一口，随吸出针乃闭其穴"。由此可见，窦默之针刺补泻手法源于《素问·离合真邪论》中之补泻法，但其叙述较《黄帝内经》之文更加具体，且融入新的辅助方法，如进针以双手配合，在咳嗽时进针，据呼吸进退针至不同深度，并细化描述针下感觉，此皆为其前期医家未曾详述之内容。此外，其于补泻之中并用了以手循扪经络的行气手法，将补泻与行气之法并用，为后世综合手法的创用开辟了先河。

《素问·针解》载"刺虚则实之者，针下热也，气实乃热也。满则泄之者，针下寒也，气虚乃寒也"，"刺实须其虚者，留针阴气隆至，乃去针也。刺虚须其实者，阳气隆至，针下热乃去针也"，记述了针刺虚实之证时遵守的原则。窦默结合自身临证经验，总结并详述了寒热补泻法之具体操作，"假令补冷，先令病人咳嗽一声，得入腠理；复令病人吹气一口，随吹下针，至六七分，渐进肾肝之部，停针。徐徐良久，复退针一豆许，乃捻针，问病人觉热否？然后针至三四分，及心肺之部，又令病人吸气纳针，捻针，使气下行至病所。却外捻针，使气上行，直过所针穴一二寸，乃吸而外捻针出，以手速按其穴，此为补。"原文虽只描述了"补冷"而未载述"泻热"，然而后世医家在此基础上进行总结与发挥，创造了多种针刺补泻手法，其中"烧山火""透天凉"等复式补泻手法即源于窦默寒热补泻法。

《素问·离合真邪论》载："扪而循之，切而散之，推而按之，弹而怒之，抓而下之，通而取之，外引其门，以闭其神。"《难经·七十八难》亦述："当刺之时，必先以左手压按所针荥俞之处。弹而努之，爪而下之。"窦默蒙《黄帝内经》《难经》之所述，综临证施术之经验，将其整理归纳为"动、摇、进、退、搓、盘、弹、捻、循、扪、摄、按、爪、切"十四字之法，一一详述，并辅以"凡补泻，非必呼吸出纳，而在乎手指"，强调除呼吸配合外，指法操作对针刺补泻效果之影响亦为重要。此十四法不仅奠定了明清复式针刺手法的发展基础，亦成为后世医家针刺操作的基本手法和辅助手法，为针灸医家必备之针刺基本功。

四、发挥治神得气，确保施术疗效

窦默关于针刺操作时医者治神、守神及针刺时如何体察针下得气之感的描述承袭《黄帝内经》《难经》之经典，其行文更是脍炙人口，堪为经典。窦默临证倡用针法，施针前医者首要做到治神、守神。"凡刺者，使本神朝而后入；既刺也，使本神定而气随。神不朝而勿刺，神已定而可刺。定脚处，取气血为主意；下手处，认水火是根基。"此述亦彰《灵枢·本神》篇"凡刺之法，必先本于神"，《灵枢·官能》篇"用针之要，无忘其神"，以及《灵枢·针解》篇"必正其神者，欲瞻病人目，制其神，令气易行也"之治神理念，即强调针刺前医者要全神贯注"目无外视，手如握虎；心无内幕，如待贵人"，时刻掌握患者的神情状态与气血变化，待神气已聚方可施术进针，针入穴内仍要密切关注患者的反应，守其神而勿失，调其气血，和其阴阳，此为针刺治病之要领。

窦默认为针刺手法调补阴阳气血是为关键，而手法得效的关键是巧运气机，气机通达则阴阳气血可调，脏腑经络和顺，疾患可除，此亦合《灵枢·刺节真邪》篇"用针之类，在于调气"之意。而关乎针刺如何调气，《针经指南·针经标幽赋》阐述"先详多少之宜，次察应至之气"，即首要了解所刺经脉气血的多少，再详察针下气机的变化。窦默关乎得气之描述可堪经典，"轻滑慢而未来，沉涩紧而已至。既至也，量寒热而留疾；未至也，据虚实而候气。气之至也，如鱼吞钩饵之浮沉；气未至也，如闲处幽堂之深邃。"其将医者对针下气机体察的抽象化感受描绘得极为形象生动，易于理解。窦默对针刺得气与针刺取效之重要性的描述"气速至而速效，气迟至而不治"亦与《灵枢·九针十二原》所载"刺之要，气至而有效，效之信，若风之吹云，明乎若见苍天"有异曲同工之妙，为后世传颂之经典。

五、强调天人合一，启示时间医学

天人合一思想秉承了中国古代传统哲学思想，亦为传统中医的核心理念之一。《黄帝内经》即以"天人一体"探讨人体生命活动的规律，有"人与天地相参也，与日月相应也"，"与天地相应，与四时相副，人参天地"，"善言天者，必有验于人"等天人合一之整体观思想的描述。在有关针刺要领的阐述时，《素问·刺要论》篇提及"病有浮沉，刺有浅深，各至其理，无过其道，过之则内伤，不及则生外壅，壅则邪从之。浅深不得，反为大贼，内动五脏，后生大病"，即病有表里之分，针刺亦有浅深之别，唯针刺深浅适宜，既无不及，又不可太过，恰到病处，方可邪祛正复。窦默蒙经典之意，据四时时辰之变化对针刺之法详加发挥，在《针经指南·针经标幽赋》中关乎针法操作之原则的阐述指出"春夏瘦而刺浅，秋冬肥而刺深"，并于《针经指南·真言补泻手法》中详加论述："然春夏为阳，其气在外，人气亦浮，凡刺者，故浅取之。秋冬为阴，其气在内，人气在脏，凡刺者，故当深取之。又言：春夏各致一阴，秋冬各致一阳。秋冬各致一阳者，谓春夏为阳，谓阴所养，故刺之各致一阴；秋冬为阴，谓阳所养，故刺之各致一阳。春夏温，必致一阴者，谓下针至肾肝之部，得其气，针便出之，是以引持之，阴也；秋冬寒，必致一阳者，谓下针浅刺至心肺之部，得其气，推而内之，良久出之，是推内之，阳也。故《素问》曰：春夏养阳，秋冬养阴也。"此论阐明人体阴阳之气的变化与四时之气候变化相应，针刺治疾时须考虑不同季节气候特点及其对人体气机的影响，来决定针刺之操作方法。与此有类似之处的还有《针经指南·针经标幽赋》中，"由是午前卯后，太阴生而疾温；离左酉南，月朔死而速冷"，即针刺须法时辰之变，午前宜顺势行温补之法，午后宜顺势做凉泻之法；"望不补而晦不泻，弦不夺而朔不济"，即针刺须法月之盈亏，月满时不宜行补法，月晦时不宜行泻法，上弦月时不宜逆其势行泻法，下弦月时不宜逆其势行补法。此般论述皆为窦默对中医学天人合一之整体观的理解与思考，也为后世医家开阔了新的思路。

窦默对天人合一思想之重视体现之二在于倡导按时取穴。窦默所处年代为金末元初，应跃明、李鼎等撰文对其学术思想进行溯源，得出窦默受金代何若愚所撰《流注指微要赋》《子午流注针经》影响颇深，虽《医藏目录》所载窦文贞公六十六穴流注秘诀一卷已佚，"子午流注一卷未见"，然窦默《针经指南·针经标幽赋》述"推于十干、十变，知孔穴之开阖；论其五行、五脏，察日时之旺衰"，即为按时行针之体现，据天干与五行、五脏、经络配合演变，来推论气血流注的变化，以测知经穴的开闭；探讨五行与五脏的关系，审察十二时辰人体气血的盛衰；推断经穴之开阖，是故经穴经气应时则旺。此时针刺可达事半功倍之效，而经穴经气不应时则为衰，此时则不宜针刺。窦默又言："一日刺六十六穴之法，方见幽微；一时取十二经之原，始知要妙。"有今之学者解其意为阐释子午流注纳甲法及纳子法之奥妙，而子午流注针法即为何若愚所撰之以子午流注理论为基础，以五输穴配合阴阳五行，运用干支推算经气流注盛衰开阖，按时取穴的针刺治疗方法。明代徐凤所著《针灸大全》在何氏基础上进一步发挥，"子午流注逐日按时定穴诀"提出了具体的开穴使用方法，亦为子午流注的推广应用起到了重要的推动作用。子午流注针法作为辨证循经、按时取穴，协调人体与自然之节律，维持气血阴阳之平衡的针灸治疗方法，使其成为中医时间医学的典型代表疗法，也与《黄帝内经》"人与天地相参也，与日月相应也，故月满则海水西盛，人血气和，肌肉，皮肤致；月郭空，则海水东盛，人气血虚，其卫气去，形独居"之天人合一理念的描述一脉相承，同时对现代生物学研究热点之生物节律具有重要启发意义。

六、重视针刺禁忌，确保安全有效

窦默临证力倡针法，观其著述涉及针灸治病的各个方面，除前述选穴、刺法、补泻之法等，其另加强调针刺治疗的禁忌之处，其注意事项既包括施术之前的体察亦涉及补泻手法之禁忌，旨在确保针灸疗效的同时兼顾安全。《针经指南·针经标幽赋》载"且夫先令针耀而虑针损"，即医者在针刺前首先要检查针具是否完好无损，没有锈蚀、污损，再行下针。"空心恐怯，直立侧而多晕；背目深掐，坐卧平而没昏"，指出当患者处于饥饿、恐惧或直立体位时下针易致晕针的发生；而当患者卧位，勿视所刺之处，医者重按穴位而进针则不易导致晕针。"大凡危疾，色脉不顺而莫针；寒热风阴，饥饱醉劳而切忌"，再次强调针刺前体察患者之证候和气虚盛衰，凡急证、危证、重证，形色与脉象不相符的患者务必慎重考量，不可草率下针；同时大寒、大热、大风和阴晦的气候中，或过饥、过饱、酒醉、过劳的患者亦当审慎用针。关乎补泻禁忌，窦默强调"望不补而晦不泻，弦不夺而朔不济"，前文提及此亦为窦默天人合一思想之体现，故不在此赘述。腧穴的刺灸禁忌，窦默亦言"避灸处而加四肢，四十有九；禁刺处而除六俞，二十有二"，强调禁灸之穴有49个，禁针之穴除肺俞、心俞等6个穴位外还有22个腧穴，而前文提及窦默强调选穴定位的准确性，亦关乎针刺安全性的把控。

据窦默之载述可见，其于针刺避忌多承蒙经典所述，而其亦有灵活运用之处。《针经指南·杂忌法》云"经云：恶于针石者，不可与言于至巧；气血羸劣者，不可刺；久病笃危者，不可刺；大寒大热、大风大雨、大饥大饱、大醉大劳，皆不可刺。然大寒无刺，令病人于无风暖室中，啜以粥食，饮以醪酪，令病人无畏寒气，候气血调匀，然后可刺"，即虽《黄帝内经》言诸多针刺禁忌，然临证仍需灵活把控，如遇大寒之气候，并非决不可刺，可将患者置于暖室，给予热粥热饮，令其不畏寒气，待气血和调，亦可针刺。

七、重视医德修养，树立名医典范

窦默自幼习儒，19岁始学医，于学医之前，其对儒家经典的学习已达十余年，其后由"伊洛程张义理之学"又进于朱子理学，程朱理学贯穿窦默一生，其系统的为学之法、治学之方和细致的哲学思辨，为窦默解读针灸经典、总结师传经验并形成自身针灸理论体系起到了重要的指导作用，其道德修养与政治才能也得到了充实与提升，其医德、医术亦得到了塑造与锤炼。《昭文馆大学士正议大夫窦公神道碑》载"乡好学者来问经书，疾病者来求医药，率皆欣然应答。人无贫富贵贱，视之如一。针石所加，医药所施，病辄痊安，而未尝有一毫责报之心，久之道誉益重"，将窦默医技之高超、医德之高尚彰显无疑。窦默既为一代名臣，为官清廉，敢于谏言；又为一代名医，针技超群，医德高尚。作为我国针灸史上铮铮有声的学者之一，窦默为后世业医之人树立了大医之典范，吾辈当以其为指引，砥砺奋进。

第二节　窦默著述之思考

窦默作为金元时期著名的针灸医家，其学术思想不仅有力地推动了元明时期针灸学的发展，也为整个针灸学理论体系的发展和完善做出了不可磨灭的卓越贡献，其总结之针刺补泻手法、腧穴主治配伍等理论无不为后世医家所重视，亦有众多医家对其学术理论加以总结、传承与发挥，笔者就窦默之著述探讨一二。

李宝金、刘清国等全面检索记载窦默著述较为具体的相关书目 6 部（明代殷仲春著《医藏书目》、清代钱曾著《读书敏求记》、清代钱大昕著《补元史艺文志》、日本丹波元胤著《中国医籍考》、日本冈西为人著《宋以前医籍考》、中国中医研究院图书馆编《全国中医图书联合目录》），对其所载内容进行对比参照，并结合黄龙祥教授对窦默针灸著作之研究成果，整理出汇聚窦默学术思想相关著述主要篇目涉及《流注通玄指要赋》《针经标幽赋》《流注八穴》《铜人针经密语》《六十六穴流注秘诀》《窦太师针灸》《疮疡经验全书》7种。其中《流注通玄指要赋》《针经标幽赋》《流注八穴》等篇目被收录于《针经指南》单行本及窦桂芳《针灸四书》合编本。《铜人针经密语》《六十六穴流注秘诀》已佚。《窦太师针灸》经黄龙祥考证可能为《针灸集要》卷首的《窦太师秘传》。《疮疡经验全书》初见于明代殷仲春所著《医藏目录》，再见于清《四库全书提要》，《四库全书提要》描述其"或即梦麟私撰，托之乃祖也"。《四库全书提要》认为此书乃窦梦麟所写，托名窦默所著，而干祖望先生经多方考证论述此书为明末之作，非属窦默之作。综上，研究窦默之著述应从《针经指南》《针灸四书》及《针灸集要》等著作入手，而《针灸集要》已佚，故着眼《针经指南》《针灸四书》进行查考。

《针经指南》收录于元代窦桂芳所编之《针灸四书》中。本书序载"至元丙子以来，余挟父术游江淮，得遇至人授以针法，且以《子午流注》《针经》《窦汉卿指南》三书见遗"，可推窦桂芳将窦默《针经》《窦汉卿指南》两书参合汇成《针经指南》，并"与所遗《子午流注针经》及家世所藏《黄帝明堂灸经》，庄季裕所集《灸膏肓法穴》，四者之书，三复校正，一新板行，目是书曰《针灸四书》"。《针经指南》所载篇目含《针经标幽赋》《流注通玄指要赋》《针经直说》《络说》《交经辨》《气血问答》《手足三阴三阳表里支干配合》《流注八穴》《真言补泻手法》《夫妇配合》《古法流注》《杂忌法》《针灸避忌太一之图序》《冬至叶蛰宫说》《太一血忌之图》《附针灸杂说》等。黄龙祥经考证认为《针灸避忌太一之图序》及《冬至叶蛰宫说》乃抄自金大定五卷本《铜人腧穴针灸图经》，李宝金等全面探析相关著作认为《附针灸杂说》亦为窦桂芳摘录自《铜人腧穴针灸图经》，而非窦默所著述。故本书记述着眼之重点亦在其针灸二赋、交经八穴、补泻之法等内容，其余篇目涉及较少。

笔者察今之关于窦默学术思想之研究，以《针经指南》为最多，实则除《针经指南》外，元末针灸医家王国瑞所著之《扁鹊神应针灸玉龙经》于窦默针法之研究亦颇为重要。据史料载，王国瑞之父王开曾跟随窦默学习针术二十余载，尽得其传，王国瑞自幼从父学医，亦为窦默针法之主要传人。吴绍德、李鼎等学者考证认为王国瑞所著之《扁鹊神应针灸玉龙经》中部分篇目为其继承窦默学术思想，并加以发挥之作。黄龙祥亦认为该书主要内容系传述、发挥窦默之针术，提出该书可在一定程度上补充《针经指南》之缺漏。是故欲明窦默学术思想之传承脉络，仍需深入考证更多医籍史料以支撑。

参考文献

［1］刘红菊.窦汉卿的针灸二赋学术思想分析［J］.甘肃中医，2009，22（7）：42-43.

［2］李宝金，李桃花，刘清国.窦汉卿著作篇目考辨［J］.中国针灸，2008，28（4）：306-308.

［3］应跃明，李鼎.《标幽赋》学术思想溯源［J］.中国针灸，1992，（1）：45-46.

［4］康锁彬.诠新针经指南［M］.石家庄：河北科学技术出版社，2002：20.

［5］郑少祥，赵百孝.从《标幽赋》看窦汉卿针灸学术思想［J］.陕西中医函授，1990，（1）：33-34.

［6］吴绍德.金元时代著名针灸家窦默的学术思想和成就［J］.上海针灸杂志，1987，（1）：28-31.

［7］高忻洙.关于子午流注、灵龟八法的几个问题［J］.中医杂志，1983，（4）：45-47.

［8］李宝金.窦汉卿生平及其学术思想源流考辨［D］.北京：北京中医药大学，2007.

［9］曾纪伟，何扬子.窦汉卿《标幽赋》针灸学术理论探微［J］.四川中医，2007，（10）：38-39.

［10］张雅萍.浅谈子午流注与时间医学［J］.山西中医学院学报，2005，（2）：6-7.

［11］李宝金.窦汉卿腧穴、刺灸法研究［D］.北京：中国中医科学院，2018.

［12］黄龙祥.针灸名著集成［M］.北京：华夏出版社，1997.

［13］干祖望.《疮疡经验全书》——伪书话题之三［J］.江苏中医，2001，（6）：30.

［14］王惟一.铜人腧穴针灸图经［M］.北京：中国书店，1987.

［15］吴绍德.《扁鹊神应针灸玉龙经》简介——兼论王国瑞的学术思想及成就［J］.中医杂志，1984，（6）：59-62.

［16］李鼎.此法传从窦太师——王国瑞《针灸玉龙经》评析［J］.上海中医药杂志，1993，（5）：34-37.

［17］李宝金，黄龙祥.窦汉卿针灸理论与儒家理学关系初探［J］.中国针灸，2018，38（2）：203-207.

［18］薛智慧，李洪亮，陈果，等.从《标幽赋》浅析窦汉卿针刺学术思想［J］.中医药导报，2014，

20（14）：4-6.

［19］尚秀葵."烧山火""透天凉"手法源流、操作浅析［J］.上海针灸杂志，2015，34（8）：787-790.

［20］方晓丽，王芬，郑俊江.郑魁山教授创新针法"热补"法与"凉泻"法［J］.中国针灸，2012，32（1）：35-38.

［21］负晓艳，张缙.浅述张缙教二十四式单式手法之动、推二法［J］.黑龙江中医，2019，48（2）：205-206.

［22］朱世鹏，陈欢，李晓泓，等.针刺得气的特征及机制研究概述［J］.中医杂志，2015，56（19）：1700-1703.

［23］王文炎，陈瑞，梁凤霞.基于针灸"治神"理论探讨动气针法的理论基础与临床研究［J］.中华中医药杂志，2020，35（8）：4191-4194.

［24］陆瘦燕."烧山火"与"透天凉"手法的探讨［J］.中医杂志，1963，（9）：9-12，29.

［25］张永臣.《标幽赋》论得气［J］.辽宁中医药大学学报，2009，11（9）：16.

［26］王继."泻必用方""补必用圆"新解［J］.中国针灸，2000，（6）：62-63.

［27］孙孟章.窦汉卿师承与传人考略［J］.中华医史杂志，2011，（2）：115-120.

［28］李会敏，董尚朴，邓国兴.窦默医著内容与版本考［J］.河北中医，2002，（5）：392-393.

［29］刘沂潍，任玉兰，梁繁荣.针刺营卫补泻考辨［J］.针灸临床杂志，2014，30（8）：50-52.

［30］朱安宁，孟宪军，冯丹丹."出针贵缓"浅析［J］.中国针灸，2013，33（5）：419-421.